# 薬害とはなにか

## 新しい薬害の社会学

編著　本郷正武
Masatake Hongo
佐藤哲彦
Akihiko Sato

What is Drug-Induced Sufferings?

ミネルヴァ書房

# はじめに

## 本書の目的

『薬害とはなにか』と題する本書は，その言葉通り，薬害とはなにかということを主に社会学的な観点から論じたものである。薬害は，あまり知られていないものの，諸外国にはない日本独自の考え方である。その意味で本書は世界で初めて薬害とはなにかについて，ほぼ十全な形で社会学的に論じた一冊である。

では，薬害とはなにか。もちろんそれはこれからの各章で詳細に論じていくのだけれども，なによりもそれは一般的に考えられているような，単なる「医薬品による健康被害」ではないということをまず最初に理解しておくことが重要である。医薬系のテキストや啓蒙書を中心にそのような定義が知られているものの，それは薬害の一面しか捉えていないか，あるいはむしろ最も重要な局面を捉え損なっている。

というのも，薬害とは単なる医薬品による健康被害を越えて，生活や人生を壊される経験のことだからである。つまり，薬害を「医薬品による健康被害」とすることは，もちろん意図せざるものであると思われるが，薬害を身体の問題に切り詰めてしまう考え方をさまざまな議論の前提にするということなのである。

しかし薬害はそのような一面的なものではない。それは，心身の不調を治して健康的な社会生活を送るために，あるいはなんらかの持病を抑えたり治したりするために，薬局で購入したり医師に処方されたりした医薬品を使うことで，それまでの不調に加えてさらなる不具合が生じて死にいたることであったり，あるいは産まれてくる子どもへ影響を残したり，さらには不具合にもとづく社会的な差別や排除に突然巻き込まれるといった，理不尽としか言いようのない社会的経験のことである。しかも薬害は，これからの各章で明らかにしていくように誰にでも起こりうるものなのである。

とはいえ，研究書の一翼を担う本書は，危機感を煽ることを目的としているわけではない。そのような危機感が特定のストーリーを呼び込むことで「薬害とはなにか」について十分に考えることを妨げてきた歴史的な経験さえ，薬害という問題の一部をなすものとして本書は議論の対象としている。むしろそのような危機感やそれに喚起されたストーリーを含めて，これまでの薬害の被害やそれをめぐる経験がどのようなものであり，それによってなにが問われ，なにがなされてきたのか，さらにはなにがなされなかったのかについて明らかにする。そしてそれが一般的な意義を持つことをも明らかにするのである。このような物言いはいささかあいまいであるかのように感じられるかもしれないが，しかしそれが指し示す意味は，本書の各章，各コラムの議論によって，より明確な輪郭をもって立ち現れてくるだろう。そのような輪郭を浮かびあがらせることが本書の目的である。

**本書の構成**

そこでその目的のために，本書は3つの部分からなる12本の本論と10本のコラムから構成されている。

第Ⅰ部「基礎篇」は薬害を理解するための概念や制度，闘争史，そもそも医薬品に付随するリスクなど，基礎的な事項を論じている4つの章と2つのコラムからなっている。第1章「薬害の定義と薬害概念」は，薬害概念が成立する過程を論じるとともに，その概念がなにを問題にしてきたのかについて明らかにしている。その論点の1つは，薬害という1つの言葉が複数の社会事象を形作る働きをしてきたこと，さらに現在でもそうしているということである。第2章「薬害問題の構築プロセス」は，薬害を健康被害の補償を求める集合行為としたうえで，そのプロセスがどのようなものであり，そこでどのような問題が焦点化されたのかについて具体的に論じている。中心的な論点は，訴訟による薬害被害者の成立という，そのプロセスの主要な局面である。第3章「薬害被害と再発防止策」は，薬害の再発防止策の成立過程を薬事制度や保健政策との関係から論じたものである。とくに薬害事件後に制度や政策がどのような観点から事件を捉え，それにもとづいてどのように改革をおこなってきたのかについて具体的に論じている。第4章「医療の不確実性と薬害」は，医薬に必然的に伴う不確実性への対処という観点と，治療の選択主体としての患者という観点から，薬害の成立可能性について論じている。中心的な論点は，たとえ患者が治療を主体的に選択したとしても，現代医学薬学をめぐる制度的状況ゆえに薬害の成立可能性はなくならないということである。

第Ⅰ部にはこれら4つの本論に加えて2本のコラムがある。コラム1「繰り返された薬害——薬害エイズの衝撃」はサリドマイド薬害の被害者である著者が薬害エイズの衝撃について書いたもので，これ自体が薬害という概念の成立契機を垣間見せる貴重な証言である。コラム2「生まれ来る血友病患者たちへ」は薬害エイズの被害者である著者が被害が進行する当時の様子について書いたもので，マスメディアによって編成されたストーリーとは異なった当時の様子を伝えてくれる重要な証言である。

第Ⅱ部「各論篇」は具体的な薬害事件の概要と，それぞれの薬害を論じる際に重要な点について考察する5つの章と5つのコラムからなっている。第5章「サリドマイド薬害——被害は障害者に対する排除と差別から始まっている」は，サリドマイド薬害の概要を論じたうえで，薬害によって生じた障害に対する日本社会の差別と排除が，被害者の親と子いずれにとっても薬害経験の中心であったことについて明らかにしている。第6章「薬害スモン——「病んでいる社会」の発見」は，被害者が1万人を超える薬害スモンの概要を論じたうえで，とくにその道義的責任をめぐる医師の自省と活動を通して，薬害スモンが社会への信頼を突き崩す重大な問題であったことを明らかにしている。第7章「薬害エイズ (1) ——未知の病いの当事者となること」は，薬害エイズの概要とそれが生じた背景を血友病治療の観点から論じ，さらに被害者が，問題が進行中で問題の性質そのものが不明であった当時にそれをどのように経験したのかについて明らかにしている。第8章「薬害エイズ (2) ——薬害と医師の経験」は第7章と同じく薬害エイズについて論じている。ここでは，マスメディアを席巻し薬害エイズをめぐる象徴的な物語において非難された医師らが，実際にはその当時どのような経験をしたのか，その含意は何かについて論じている。第9章「薬害肝炎——感染と被害とは必ずしも同義ではない」は，薬害肝炎の概要を論じ，さらに薬害肝炎訴訟を成り立たせた原告要件という観点からすると，必ずしも感染そのものが被害として成立したわけではないという，薬害を考えるうえで重要な論点を明らかにしている。

第Ⅱ部にはこれらに加えて5本のコラムがある。いずれも具体的な薬害やそれに関連する事象について論じたものである。コラム3「ワクチンと薬害」はジフテリア予防接種禍事件やインフルエンザワクチン禍，MMR ワクチン薬害について，コラム4「売血と献血――血液提供をめぐって」は薬害エイズや薬害肝炎を理解するために必要な血液提供事業について，コラム5「陣痛促進剤と医療現場――安全で安心な出産をするために」は，出産の仕組みと陣痛促進剤の働きに加え，陣痛促進剤被害について，それぞれ論じている。コラム6「イレッサ薬害――国が薬害と認めない薬害」は，抗がん剤による薬害被害であるイレッサ薬害について，政府だけでなく関連学会もがそれを薬害と認めようとしない中で，被害者がどのようにそれに向き合ったのかを明らかにし，コラム7「「子宮頸がんワクチン」接種後の有害事象ないし健康被害」は，HPV ワクチン（いわゆる子宮頸がんワクチン）による健康被害がどのように生じ，どのように申し立てられ，そこではなにが問題であったのかについて論じている。

第Ⅲ部「応用篇」は薬害教育や薬害をめぐるメディア言説，関連問題との比較など，薬害をめぐる社会学的課題についての3つの章と3つのコラムからなる。第10章「薬害根絶への思いと薬害教育」は，薬害被害者や支援者による薬害教育を求める運動や訴訟の和解などを経て実現した薬害教育が，中等教育や専門教育，生涯学習等で実現されていく過程を明らかにし，それが社会の連帯を形作る道徳教育として機能することを論じている。第11章「薬害エイズ事件のメディア表象の分析」は，薬害エイズにおいて大きな影響力を持ったメディア表象が，社会学的には「流用」と呼ばれる表現として成り立ち，それによって当時の社会的文脈やローカルな実践の欠落が生じていた事態とそれが示す問題について論じている。第12章「制度化からみる薬害と食品公害」は，カネミ油症などの食品公害という薬害と類似の社会的被害と薬害とを，とくに被害救済をめぐる制度化過程の観点から比較することを通じて，両者の差異の要因とそれらの含意について論じている。

第Ⅲ部にはこれらに加えて3本のコラムがある。コラム8「薬剤師養成の日英比較と医療安全を支える薬剤師への期待」は薬剤師の関与が明確ではなかったこれまでの薬害への反省と，今後の薬剤師の教育と関与による薬害防止について論じている。コラム9「薬害アーカイブズ――記憶を伝え，教訓を活かす」は薬害をめぐるアーカイブズの特徴とその意義について論じている。コラム10「薬害調査研究を振り返って」はこれまでおこなわれてきた薬害調査研究をプロデュースした観点からの，過去に生じた問題やその特徴や意義について率直な証言である。

以上のような本論12章とコラム10編，薬害を社会的文脈の中で理解するための年表に加え，より広く個別的に薬害を理解するための重要な参考文献の紹介を巻末に配置した。このような資料の配置によって，各章各コラムの議論がより大きな図柄の中で理解可能になると考えられる。

すでに述べたように，薬害とはなにかという輪郭を浮かびあがらせることが本書の目的である。しかしそれはあくまで輪郭が見えるようにいくつかの限られた角度から光を当てるという工夫に過ぎない。ここでようやく見えてきた対象やものごとを，より精細に，より高い解像度で見えるようにするためには，さらなる光をさまざまな角度から当てる努力や工夫が必要であろう。本書を経た後に，この先にあるはずの光について少しでも思いを馳せてもらえるとしたら，執筆者一同たいへん嬉しく思う。

2022年6月

編者・執筆者を代表して　佐藤哲彦

薬害とはなにか

—新しい薬害の社会学—

**【目次】**

はじめに

## 第Ⅰ部　基礎篇

# 第Ⅱ部　各論篇

## 第Ⅲ部　応用篇

# 第Ⅰ部　基礎篇

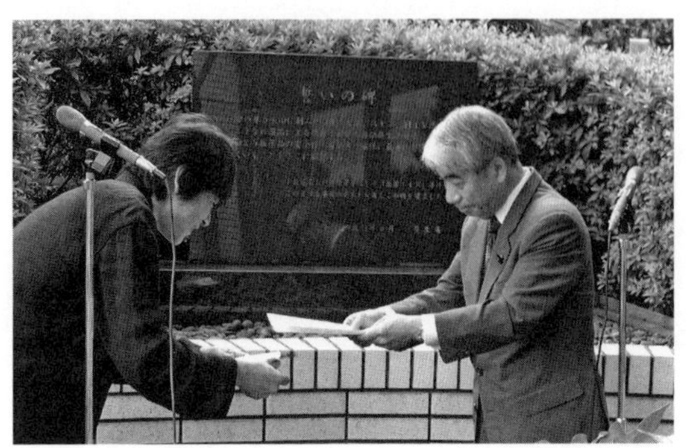

◀厚生労働省の「誓いの碑」の前で要望書を手渡す（2005年薬害根絶デー，8月24日撮影）

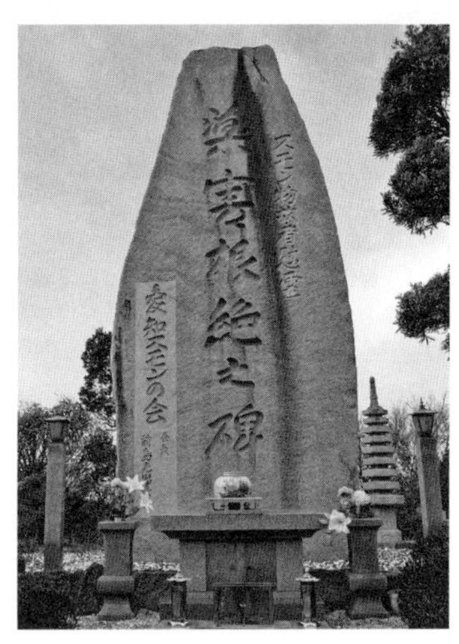


▶愛知スモンの会が1982年に建立した薬害根絶の碑（愛知県三ヶ根山，2022年撮影）

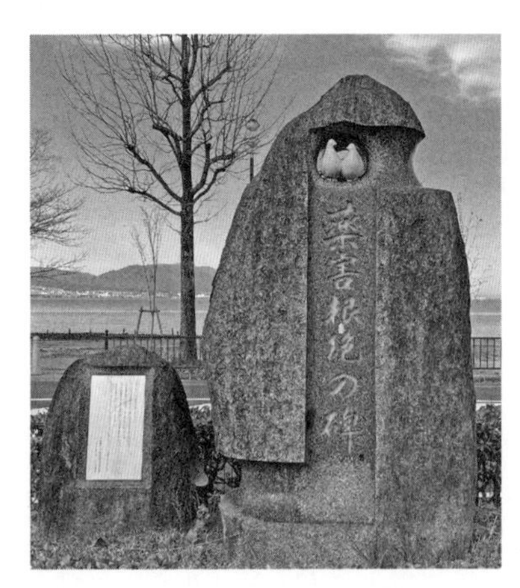


◀薬害ヤコブ病全国被害者の会が2003年に建立した薬害根絶の碑（滋賀県大津市琵琶湖畔，2022年撮影）

# 第1章

# 薬害の定義と薬害概念

佐藤哲彦

## 1　薬害をめぐる社会学的研究の意義

### 「医薬品による健康被害」という定義の問題

薬害はこんにち，とくに医薬産業従事者に向けては「医薬品による健康被害のうち，社会問題となったもの」と定義され説明されている（医療品医療機器レギュラトリーサイエンス財団 2012)。しかしこの定義は「どこからが社会問題なのか」という疑問を呼び起こすうえ，「社会問題にならなければ薬害にあたらない」といった誤解を与えかねない。

このような問題が生じるのは，この定義が「薬害とは副作用被害である」という医学薬学的発想から展開したものだからであり，その発想が不十分なものだからである。だが，こんにち，薬害は医療的問題に切り詰められない，被害者の生活や人生全般にわたる問題として一般的には捉えられている。ということは，医療的局面に限らず，さまざまな局面への問題の広がりに着目し，その意味を明らかにすることが重要であり，またそれこそが薬害をめぐる社会学的研究の意義と考えられる[(1)]。

そこでこの章では，薬害概念の歴史的展開をたどりながら，薬害を社会学的に考えるための基礎を示す。以下ではまず，かつて薬禍と呼ばれていた健康被害が薬害と呼ばれるようになった過程を明らかにする。そして薬害とは，「原因」「責任」「構造」に「連帯」を加えた４つの観点から理解する必要があるということを論じよう。さらに，それら４つの観点での説明により薬害概念が一般化したことで，その後に生じた薬害概念をめぐる新たな状況についても論じてみたい。

### 化学薬品による害としての薬害

サリドマイド薬害[(2)]や薬害スモン[(3)]など，こんにち代表的な健康被害が薬害という言葉で認識されるようになるのは1970年代である。それには全国各地で1万人を超える甚大な被害をもたらした薬害スモンの影響が大きい。とはいえ，それまで同様の事件がなかったわけではなく，のちに薬害と呼ばれることになる事件は，1948年のジフテリア予防接種禍事件（コラム3参照）から始まっている。では当時はこのような健康被害について，どう考えられたのか。

薬害という言葉は，そもそもは「化学薬品による害」という意味であり，主に農薬による農作物被害に対して用いられていた。これは農業の専門誌から新聞，国会会議録などまで広く見られた言葉の使用法である。薬害は，最初は健康被害を示す言葉ではなかったのである。

## 2　薬禍という考え方

### 薬禍概念の系譜

では，医薬品による健康被害は当初，どのように語られていたのかというと，実はそれらはこんにちとは異なり，しばしば薬禍という言葉で論じられた。

例えば，医薬品による健康被害として広く知られた事件に，戦後のペニシリンによるアレルギーショック死事件がある（ペニシリンショック事件，1956年）。これは東京大学法学部長だった尾高朝雄が，虫歯の治療で用いられたペニシリンによるアレルギー反応で死亡した事件であり，著名な学者の突然死ということで広く報じられた。信州大学医学部皮膚科教授（当時）であった谷奥喜平は，医薬品による健康被害に関する戦後最初の著書『薬禍』（谷奥 1960）で，まずこのペニシリンによるアレルギーの問題を取り上げている。その本で，アレルギーとは医薬品が自然に持っている副作用であると同時に，現代社会では人びとが知らぬ間に化学薬品を使用していることが多く，それらの化学物質が蓄積して生じる健康被害すなわち薬禍の1つとして論じられた。アレルギーは体質の問題ではなく薬禍とされたのである。そこでさまざまな事例をもとに，薬禍は，日本人の薬好きを利用してでっち上げられた特効薬，ペニシリンのアレルギーのような優れた新薬の副作用，ヒ素ミルクのような薬品の取り扱いの手抜かりによる中毒，さらには素人療法による問題などからなるものとされた。そしてその原因から，「①副作用管理の失敗の問題（医原病）」「②現代社会における化学物質の乱用や蓄積の問題」「③素人療法や偽薬など素人が騙される問題」として論じられた。さらに薬禍を引き起こした担い手という観点からは，それぞれに対応した「①専門家の失敗（医療者の責任）」「②化学物質の蓄積被害（製造者の責任，使用者の責任）」「③素人の乱用（使用者の責任）」が示唆された。

以上のような最初期の薬禍という考え方は，科学が発展途上だったため素人に十分な啓蒙がなされておらず，専門家にも気の緩みがあるが，やがてそれも克服されるものと，牧歌的に捉えられていた。一方，このような進歩史観に基づいた常識的推論は，薬害概念の発達を促すことはなかった。というのも，こんにちの薬害概念においてみられる，薬害事件の不可避性や深刻さが十分には浮かび上がらなかったからである。

### 商業主義批判と製造者責任

薬禍はその後の一時期，主に上記の「②現代社会における化学物質の乱用や蓄積の問題」として議論された。これは，必要のない医薬品を乱用する現代日本社会を問題視する見方であり，より具体的には保健薬問題をめぐる議論として展開された。保健薬とは，治療薬と異なり健康を維持するための栄養剤などの医薬品のことで，それが効果や安全性が不明瞭のまま広く売られていたことが問題とされ，効果や安全性の科学的根拠の欠如がその問題の原因とされた。

そこで当時国立療養所東京病院長をつとめていた砂原茂一が，公害に対比させる意味で薬害という言葉を用いて，薬害とは副作用被害であり，被害の原因は治療実験が不十分であることとした。そのうえで薬害の責任は医師，製薬会社，行政，さらには国民のいずれにもあるとした。すでにサリドマイド薬害（第 5 章参照）が生じていたにもかかわらず，いまだこのように使用者にも責任があるという，牧歌的でパターナリスティックな議論がなされていた（砂原 1967）。

一方，砂原による治療実験の必要性の議論を踏まえつつ，当時東京大学医学部講師であった高橋晄正らは，1950 年代以降を医薬品があふれる「薬の爆発の時代」と位置づけ，製薬会社やそれを支える研究者が，効果の疑わしい，しかし商品としては価値のある大衆医薬品を大量に消費させていることを問題視した（高橋ほか 1968）。高橋らは，サリドマイド薬害事件もそのような時代の商業主義的傾向における安全性をめぐる問題の一例であるとした。さらにこの当時問題となったアンプル事件やキセナラミン事件も同一の問題であるとした。

アンプル事件とは，1965 年 2 月に千葉県で発生したアンプルに入った液状風邪薬が原因とされるアレルギー・ショック死事件のことである。この事件が報道され（朝日新聞 1965.2.20），その後の調べでそれが他県でも発生しており，1959 年から 65 年の間に 38 名の死亡が判明した（土井 2015）。これは解熱鎮痛成分であるピリン系薬剤による被害としてピリン・ショック，ないしはアンプル禍とも呼ばれた（平沢 1965：36）。この事件では，製薬産業という業界の育成が優先されて，認可後には薬剤の悪影響が野放しになっている現状が問題とされたものの，同時に消費者の態度も問題であるとされた（朝日新聞 1965.2.26）。先にも述べた，使用者責任への言及である。とはいえ，問題の核心はあくまで営業中心の製薬会社の態度とされた。風邪薬は市場が大きく，厚生省によるピリン系薬剤配合市販薬回収の呼びかけに反発した製薬会社もあったからである。のちに，ほぼ同成分の薬を「二日酔いの頭痛薬」として売り出した製薬会社の存在さえ判明した（朝日新聞 1965.10.30）。

一方，キセナラミン事件とは，現在はコルゲンコーワなどで知られる興和株式会社が起こした事件である。1963 年に新開発の風邪薬キセナラミンを社員 100 名ほどに内服させて人体実験を行い，その副作用で 17 人が入院，1 人が死亡していたことが 1965 年になって発覚した（朝日新聞 1965.3.25）。このような製薬会社による社員を対象にした人体実験（臨床実験）は当時は普通に行われていたが，事件が発覚すると製薬会社の利潤追求と人権軽視が問題にされた（高橋 1970：235-248）。

これらはいずれも，薬禍を問題とする当時の文脈では，薬の安全性を軽視する商業主義の問題として位置づけられたものである。すなわち，製造者の責任を問題化するという形で薬禍が論じられたのである。とはいえ，すでに薬務行政と製薬会社の馴れ合いや天下りがこの問題を生んだとも指摘されており（朝日新聞 1965.2.26, 1965.3.25），製薬会社だけでなく行政にも問題があるとされる下地が出来つつあったといえるだろう。

## 行政責任という問題

1960年代にはサリドマイド薬害事件が発生している。この薬害事件が論じられる中で出てきた重要な論点に行政責任がある。

ルポライターの平沢正夫は，サリドマイド薬害事件の原告の一人である中森黎悟（1964年に国と製薬会社を提訴）の活動を事例として薬禍問題を論じた（平沢 1965)。平沢は先のアンプル事件などにも言及しつつ，サリドマイド薬害事件の文脈や被害者らのその後の困難や裁判への道などを，薬事上のさまざまな問題を織り込みながら論じた。平沢の議論でとくに重要なのは，薬禍に対する行政責任について言及したことである。先に述べたように，それまで薬禍は主に製薬会社の商業主義の問題とされてきたが，原因となった薬の製造販売を許可した厚生省の責任が論じられ始めたのである。こんにちの薬害概念に一歩近づく状況が生じたといえる。

とはいえ，薬禍とは重篤な副作用，医薬品による健康被害という意味であり，いまだ医療的な問題に限定されていた。薬禍にはサリドマイドによる催奇性の発現だけでなく，保健薬による副作用，睡眠薬や劇薬による自殺なども含まれるとされた。薬禍（＝副作用）という問題があって，そのうえで責任が問われる形で，薬禍のなかに責任の観点は含まれていなかったのである。

## 薬害における責任という論点

責任という点について大きな変化が見られるのは薬害スモンの後である。薬害スモン事件の帰結として，1979年に医薬品副作用被害救済基金法（基金法）が成立し，同時期の薬事法改正との2つにより（以上が薬事二法），前者にもとづく被害者救済と，後者にもとづく再発防止という形で，薬害への対処が制度化された。これはこんにちではスモンをめぐる闘争の成果ともいわれるものである。しかしこの基金法に対しては制度設計時点から批判が相次ぎ，運用開始後も廃止すべきであると，一部の被害者団体から批判された[(4)]。視覚障害などを起こした抗マラリア薬クロロキン薬害の被害者の会も基金法に対する反対署名を提出した（朝日新聞 1976.12.12）。それは基金法が，薬害とは副作用被害であるとする医学薬学的な因果的理解によってのみつくられた法律だったからである。平沢正夫は当時，薬害に対する責任がうやむやにされている問題を指摘し，次のように述べている。

> いったい，救済とはなんであろうか。この言葉には，加害者の被害者に対する責任の意識が見られない。救済とは，恵まれた人が気の毒な人に示す慈悲をにおわせる。医薬品副作用被害救済基金法という名称自体を返上すべきだ。（平沢 1979）（注（4）参照）

このように，制度的には問題が医学薬学的に限定されつつあることに対して，薬害被害者やその支援者は裁判闘争などを通じて，薬害を副作用被害という因果論とともに，それを引き起こした主体の責任という観点を通して理解してきた。つまり，基金法や当時話題になった副作用モニタリング・システムでは，医学薬学的な因果論による薬害の理解が中心であり，薬害は医学薬学的な意味での有害性コントロールの失敗と位置づけられた。しかし被害者からすれば，その失敗を引き起こした主体の責任を薬害概念に含めないことは，薬害という問題全体を理解するには不十分であると考えられたのである。

## 3　薬禍から薬害へ

### 薬害概念の一般化

以上のように，医薬品による健康被害は，サリドマイド事件の際には薬禍と呼ばれ，副作用被害という意味，つまり「医学薬学的な因果論」で用いられた。その後，薬害スモンが問題になり薬害という言葉が定着した。これらの問題の展開過程で，健康被害は単なる身体上の問題ではなく，製薬会社や行政の問題などさまざまな問題の現れとして論じられるようになった。とはいえ，薬害という言葉自体はいまだ副作用被害という意味に限定されていた。

例えば朝日新聞では，1971 年のスモン事件の第三次訴訟に関する記事の見出しにおいて，初めて医薬品による健康被害という意味で薬害という言葉が使用された（朝日新聞 1971.11.6）。ただしその見出しでは，副作用という言葉を使う代わりに薬の害という意味で薬害という言葉が用いられており，いまだ薬害と副作用とは同義であった。そのため，サリドマイド事件やスモン事件のような重篤な被害だけでなく，副作用を生みやすい「薬漬け医療」批判のさいにも，同じ薬害という言葉が使われた（朝日新聞 1972.4.6）。このように薬害という言葉は，まずは副作用のセンセーショナルな言い換えとして一般化したのであって，当初は副作用に伴う生活上の困難やそれらを含む被害経験全般を意味するものではなかったのである。

**産業災害の被害としての薬害**

では，どのようにして，薬害という言葉のこんにちのような使い方が生じたのか。それには，個々の事件をより一般的な問題における個別事例とする考え方や認識が必要である。つまり，サリドマイド事件やスモン事件を「原因が別々でそれぞれ別の事件」としてではなく，「同じ問題の個別事例」としてみる見方が必要とされる[(5)]。そして，私たちはこんにち，この2つの事件が同時に含まれる社会現象のカテゴリーを，薬害と呼んでいる。このカテゴリーを可能にしたそもそもの考え方は医薬品による健康被害だが，薬害という概念が一般化しはじめた当時の資料からは，この「被害」が，こんにち考えられているような企業や行政による「加害」の対概念ではなく，現代産業資本主義における「産業災害」の対概念であったことがわかる。産業災害の対概念であることは薬害概念の展開にとって重要な契機であった。

例えば，厚生省スモン研究班に参加した飯島伸子は，後に環境社会学者として知られることになるが，当時は東京大学医学部保健社会学教室の助手としてスモン被害の調査を行い，スモン裁判の原告側証人もつとめた。飯島の研究では，労働災害，薬害，公害が比較可能なもの，つまり同じカテゴリーに属するものとして論じられている。このような見方を可能にしたのは，飯島も参加した現代技術史研究会（現技研[(6)]）によって1960年代半ばに展開された「産業災害」という考え方である。その見方は，飯島が構成したことで知られる，被害の構造的図式化としての「被害構造論」という枠組みを支える認識でもあるが，そもそもはスモン被害の研究の中で考えられたものであった。[7]

つまり，薬害という被害は産業災害によるものであり，したがって，サリドマイドやキノホルムといった個々の原因医薬品を越えて，同一の問題による被害として認識可能であるし，またそうする必要があると考えられたのである。

## 産業資本主義問題としての薬害

健康被害を生む産業災害は産業資本主義に伴う問題と現技研によって捉えられたが，1970年代にはそれ以外でも，同様の論じられ方が見られた。その代表的な例として高野哲夫による研究があげられる。薬害に限るのであれば，むしろ高野の著作こそが健康被害を資本主義による問題として定式化した。

高野の研究では薬害は2つの契機から論じられた。1つは，資本主義的生産様式による合理化と労働強化の結果として，慢性疲労などに代表される薬を飲まざるをえない客観的情勢が生まれたことである。もう1つは，国民皆保険制度を最大限活かした製薬産業の急成長が，医薬品の大量生産・大量消費を促したことである。この2つが，資本主義体制にある現代社会において，薬害を生じさせるそもそもの原因とされた（高野 1972；高野 1979a）。

さらに，60年代から70年代にかけては，有志による研究会や勉強会が各地で組織された。そうした時代的で集合的な活動の一部は，公害や薬害への問題意識によって組織された。[8] 高野が世話人を務めた，現技研のような勉強会として定期的に開催された新薬学研究者技術者集団もその1つである。

このグループが編纂した『薬学概論』（新薬学研究者技術者集団 1973）は，薬学の発達と医薬品の生産・販売を歴史的に検討しながら，現代に登場した薬害を「資本主義的生産様式にもとづく医薬品による災害」と定義した。さらにそれが登場した状況について，彼らは次のように述べている。

> 薬害の多発もまた公害と同様主要な根源を独占資本の利潤のためなら何ものをも犠牲にしてはばからない「資本の論理」と，それを擁護する行政の姿勢に見出さざるをえない。（新薬学研究者技術者集団 1973：77）

ここにいたって，薬害とは，身体上の副作用被害を越えて，社会的な現象を指し示す言葉となったことが確認できる。そしてそれは災害とされたのである。

### 社会科学的認識の働きと市民運動

このように薬害を資本主義社会における産業災害として説明する，その説明の仕方は，生産様式に言及したり独占資本という言葉を使用したりすることからも明らかなように，マルクス主義的社会科学の影響によるものである。言い換えると，この当時一般的かつ共通のものとしてあった社会科学的認識が，薬害概念の構成の基礎になったということである。そしてその認識を基にして公害や薬害が定義されるとともに，公害や薬害に反対する運動も組織された。この歴史的事実が示唆するのは，薬害は「加害 - 被害図式」のみで理解されてきたわけではないということである。

ただしのちに論じるが，薬害という言葉のこのような意味は，こんにちではあまり省みられない。それは現代社会の問題を資本主義との関係で理解しようとする見方の退潮に伴う変化である。しかし当時このような見方があったからこそ，薬害概念が公害と同じように一般化し，個別的でバラバラなものと認識されかねないそれぞれの健康被害事件が薬害として認識可能になった。つまり，医薬品による健康被害が生じた際に「同じ問題が繰り返された」と認識することが可能になったのである。

## 4　被害者の声から明らかになる薬害

### 被害と排除の経験

ここまでの議論以上に重要であるにもかかわらず見逃されがちなことに，薬害の被害者自身の経験から明らかになる薬害の意味がある。このことについて考えてみたい。

これまで述べてきた薬害概念の意味は，医学的薬学的な副作用問題，裁判で明らかにされる責任問題，さらに社会科学的な枠組みによる社会問題と三通りあるが，いずれも被害者の外部に位置する現象を出発点としたものである。しかしそれらの現象の中心に位置する被害者は，薬害を自分自身の生活や人生の一部として経験する。それは被害者特有の経験であり，先の3つの意味と重なる部分もあれば，重ならない部分もある。とくに，被害のために差別や排除を受けた経験は，３つのどの意味にも還元できない苦しみである。そのような薬害の被害経験が，被害者の語りや手記などでは頻繁に示されている。

例えば，当初は，スモンは伝染性であるという誤った研究報告もあったため，被害者は地域社会から排除され差別された。そのせいで多数の自殺者が出たという。あるいは差別感情が被害者の業務に支障を来すために仕事を辞めざるをえなくなったり，結婚して子どもがいても被害のために離婚に追い込まれたりした。このように被害は制度的に想定された医療的問題を越えてさまざまな形で被害者に経験された。のちの薬害エイズ（第７章・第８章参照）でも同様の社会的被害が繰り返されることになる[(9)]。

## 被害と社会規範

このように，薬害に遭うとは身体の不調や困難を経験することだけでは済まない，それ特有の経験である。そしてその被害経験には，被害者が置かれた個々の社会的状況が必ずあり，それらの社会的状況の最も外側に位置する制度的状況として，病人や障害者の人権を尊重しない日本社会特有の問題がある。

以下は障害者の共同生活施設で暮らす，薬害スモン被害者の女性へのインタビューからの抜粋である。彼女はごく普通の主婦であったが，体調を崩して入院した先でのキノホルム投与によりスモンを発症し，下半身まひとなり失明した。

> お腹が痛くて，……入院するほどではなかったんです。……子どもが小さいし，家族のために早く治したいという一心から，まあ入院させてもらったんですね，……一週間くらい目に足がだんだんなんか，足の先がシビれるんですね。それで……はじめなんともない元気な患者が，あら，あの人今度は急に腰を曲げて歩いてるわって言われるような状態になったんです。それで十日目に，……もう歩けなくなったんですよ。……四，五日前から熱が出始めたんですよ。その熱が一向にひかない，……で医者の方からこの患者さんはもう今日明日のうちに命がなくなるよって言われてしまって，翌朝目がさめたら目が見えなくなっていました。……他の病院に移されて

……だんだんと今の状態に戻ってきたと。……病気するときは子どもがまだ七ヶ月か八ヶ月で，やっとよちよち立ち歩きができはじめたんですよね。……今はもうかなり大きくなってますけども，……でも私は今はもう子どもとは全然縁のないものとして，再出発しようとして私はもうここで一人で生活してますけど。（離婚なされたんですか？）やはりそうなって家族を犠牲にし，やはり病気を抱えて，ねえ，夫だってまだ若いし，そんな三人が三人で破局になるよりも，離婚した方がそれぞれの出発をまた新たに考えた方がいいんじゃないかって。私はそれを言うのはとても苦しかったですね。辛かったですよね。（映画『人間の権利――スモンの場合』冒頭インタビューの書き起こし）

ここでは妻として期待された役割が果たせないと自分を責め，自ら進んで離婚した苦しさが語られている。それも薬害の一部として経験されたのである。このように，健康被害の経験は身体の問題だけでなく，その経験が置かれる社会的文脈やそこにあるなんらかの規範（上の場合は，家族をめぐる規範や性別役割規範）に大きく左右される。薬害とは，健康被害を契機として社会的排除や差別を同時に経験することであり，被害者にとってはそれらも薬害の一部なのである。

**被害の経験を訴えるということ**

このような被害経験は裁判でも，またそれ以外の機会でも語られる。とはいえ，被害経験の語りは，必ずしも裁判における加害責任の追及を意味するものではない。というのも，裁判が勝訴に終わっても経験の語りは止まないからである。では彼らの語りは，それ自体としてなにをしているのだろうか。

例えば，大学入学直後にスモンを発症し，弱視となって下半身には障害が残った渡辺理恵子は，当初スモンという言葉で自分を表現することにためらっていたが，やがて決意して訴訟希望者の会に出席した。彼女はこう書いている。

私達は薬害の被害者として，サリドマイド訴訟に続き，世の中に対して大きな問いかけをするのだ。その答えが出されるのはいつの日になるかわからないが，その答えは日本の興廃を意味するものではないかと思う。水俣病，イタイイタイ病，食品公害などの社会問題が頻発する最近，スモン訴訟も単なる被害者のみの問題ではなく，健康な人も自分の健康を守るための闘いととらえるべきものと思う。(渡辺 1975：209)

この文章は，裁判を呼びかけと位置づけ，それを通して薬害が「健康な人」にも共通の問題であることを知って欲しいと訴えている。自分たちは同じ問題を抱えた日本社会の一員として，人びとに呼びかけをおこなっていると訴えかけている。同様に，スモンで失明した音楽評論家の志鳥栄八郎は次のように書いた。

わたしの身に降りかかったキノホルム薬害のような悲運が，あなたの上に降りかからないという保証はどこにもないのだ。……この問題の根本にある堕落腐敗した現在の日本の医療制度，薬事行政が改善されない限り，この悲劇は何回も繰り返されるであろう。(志鳥 1976：370)

志鳥は，薬害の社会的原因に言及しつつも，その原因は日本においては一般的であるがゆえに「あなた」すなわち「誰にでも」起こるものと捉え，人びとにある種の連帯を求めている。さらに，失明と下半身まひ，自力排泄困難にまでいたった重度のスモン患者の星三枝子も，提訴について次のように書いている。

この病気が自分の身から出た病気ではなく，信じて飲んだ薬が原因だなんて許せなかった。……そして二度とこの苦しみを誰にも味わわせたくなかったので提訴を新たな気持ちで決意した。(星［1977］1997：61)

この「二度とこの苦しみを誰にも味わわせたくなかった」という表現には，その前提として，大勢の人たちがある種の同朋や仲間として想定されている。さらにそれは，自分にとってより身近な人たちを通して具体的に語られる。

ただ賠償金をもらうためにだけやっているのではない。薬害スモンの生き

> 証人がこの私なのだ。好樹の世代が二度とスモンに苦しまないために，恥をしのんでこうして生きているのだ。(星 1977(1997)：173)(「好樹」は星の甥)

誰に頼まれたわけでもないのに，自ら進んで他人のために語り，提訴し，生き残ることが，彼ら被害者の振る舞いなのである。このように，被害者は典型的には「この苦しみを誰にも味わわせたくない」「二度と薬害を繰り返さない」と語る。そしてこれらの意見を補強するエピソードに言及する。その一連の言葉の意味は，すでに触れたように，被害を受けていない人びとへの連帯や共感の呼びかけである。被害者は，呼びかけることを通じて，自分たちを一度は排除した社会との結びつきを回復しようと試みているのである（佐藤 2016)。

## 5　薬害概念の現在

### 4つの薬害ディスコース

以上見てきたように，薬害は「医薬品による健康被害のうち社会問題になったもの」と一義的に定義できるわけではない。薬害概念がどのように使われてきたのかという歴史，つまり薬害が実際にどのようなものであったのかという歴史から明らかになるのは，この概念は使われる文脈や状況によって，以下の4つの意味を示しながら使用されてきたという経験的事実である（佐藤 2017)。

A：医学薬学的な因果関係による副作用問題としての薬害
B：医薬品製造・管理主体の責任問題としての薬害
C：現代産業資本主義や社会構造に起因する産業災害としての薬害
D：社会的排除からの回復と連帯を求めるべき問題としての薬害

同じ薬害という言葉が文脈や状況によって4つの異なった意味で用いられ，そうすることで逆にそれらの状況がどのような状況であるのかを指し示すことができるようになる。例えば，B「責任問題としての薬害」を用いた説明は，まさにその説明を用いることにより，当該状況が薬害を責任問題として論じる必要のある状況（例えば裁判）だということを提起しているのである。そのように，なんらかの健康被害が生じた状況では，これら4つの説明を用いた薬害概念とどう関係するかにより，その状況を意味づけることが可能になるのである。

### 補完する薬害ディスコース

とはいえ，1980年代に発生した薬害エイズ以降はC「産業災害としての薬害」が想起されることはほとんどない。現代社会の問題を資本主義との関係から論じる社会科学的認識が衰退したからである。問題の説明を支える知識それ自体もまた，時代状況や社会状況の一部なのである。では薬害エイズ以降，なにがその衰退を補完しているのか。

薬害エイズでは，それがどのような社会問題であるのかを示す語り方が，それまでとは違った形で見られた。見られたのは「政官業」や「産官学」による「癒着」構造や「利権」といった説明の仕方である。ことに「産官学の癒着」という説明は，90年代後半に総合研究開発機構が設置した「薬害等再発防止システムに関する研究会」による報告などが用いたこともあり，半ば制度化し一般化した。

> すなわち，産官学医はそれぞれ独自の論理と行動性向をもっている。このような固有の行動性向が，相互作用のパターン化（いわゆる癒着の形成）の中で増幅され，行動特性として学習強化される。その結果，固定化された利害関係の中で身動きがとれなくなり，行動陥穽に陥る。この帰結が，患者不在であり，薬害の発生に他ならない。（研究総合開発機構 1999：19）

実はこのような因果説明もまた時代的なものである。というのも，1993年に宮城県を舞台に大手総合建設会社と自治体首長や政治家との癒着が明るみに出たゼネコン汚職事件は，当時「政官業」の癒着という観点から説明されたが，薬害エイズもまた同様の構造で発生し，それに「学」が加わったものと説明されたからである。そしてなかでも血友病研究者の利権が問題とされた。

> 今の日本は，その社会経済構造の骨格をなす「政官業」に「学」も加わり，己の利潤のみを追求する文字通りの利権社会になってしまったかの感がある。（朝日新聞 1997.10.27）

とはいえ，このときはじめて癒着が論じられたわけではない。第 2 節で指摘したように，アンプル事件の際にも，業界育成を優先する薬務行政と製薬会社の馴れ合いや天下りが指摘されており，その意味でかつての観点が回帰しつつ，新たな構造的問題として補完的に説明されるようになったといえる。

**薬害ストーリー**

以上を踏まえて，現在の薬害理解について検証してみよう。

実は後発の薬害である薬害エイズ，薬害ヤコブ，薬害肝炎などの事件はその原因を考えると汚染による被害であって，それまでのような副作用被害ではない。それにもかかわらず，薬害という同じ概念で対象化され認識されてきたことは，このような利権や利益をめぐる社会構造上の問題に加えて，それが物語ないしストーリーを持つという観点からこそ理解可能である。

1960 年代のサリドマイド事件の被害者の一人は，1980 年代の薬害エイズ事件の報道に触れ，「全く同じことがまた起きてしまった」と大きなショックを受けたという（コラム 1 参照）。これは，こんにちであれば，同じ薬害に対する感想としてなんの不思議もない話のように聞こえるかもしれない。しかしこの感想を医学薬学的な因果説明の観点から捉えることは困難である。というのも，サリドマイド薬害と薬害エイズでは，前者がサリドマイドという薬剤の催奇性という副作用による薬害であるのに対して，後者が血液製剤の汚染による HIV 感染という事件であり，その意味からすると必ずしも「同じこと」ではないからである。

しかしその一方で，薬害が製造・管理主体の責任の問題であり，社会構造上の問題でもあるという観点からは，これらは「同じこと」の別の現れ方と捉えられる。さらに薬害概念そのものが，裁判闘争を闘ってきたことによる成果も含めて，副作用被害以上に一般化したことも確かである。むしろ，薬害概念が一般化したことを，その様式も含めて 1 つの社会状況として考える必要がある。

例えば，麻生みことの『そこをなんとか』という新人弁護士を描いたコミックの最終巻（2018年12月刊）では，健康食品によるアレルギー症状が薬害として取り上げられている。これは健康食品による問題であって，もはや医薬品の副作用被害でさえないが，集団訴訟を起こして製造会社による賠償を勝ち取るという形で和解するストーリーは，医薬品によるアレルギー反応というごく初期の薬害事例（第2節）を想起させ，訴訟の描写にも既視感がある。

この例が示しているのは，まず1つに，すでにこんにち薬害の「被害」とは製薬会社などによる「加害」の対概念を意味するということである。薬害エイズは，それまでの薬害が基礎としてきた産業災害による被害と説明されるよりもむしろ，薬害概念発達過程のいくつかの説明の仕方を反復する形で説明されてきた。製薬会社の利益であり，薬務行政と製薬会社の癒着である。前者は，いわゆる被告企業（産）の問題として，後者は厚生省（官）を含めた社会構造上の問題として，説明された。しかしそれだけでなく，より重要なのは，厚生省の意志決定に関与する大物研究者（学）という登場人物や，HIV感染をカミングアウトして彼らに立ち向かう原告（被害者）という登場人物があり，薬害エイズを説明するときには必ず登場人物の動向に言及せざるをえないという事態である。つまり，登場人物全員の動向の記述そのもの，すなわちストーリーへの言及そのものが，薬害という社会現象の一部をなしているのである。薬害は単なる身体的被害ではなく，すでに社会的なストーリーである。それはすなわち，被害者にとっても薬害は単なる健康被害としてではなく，このようなストーリーに巻き込まれた困難として経験されるということをも意味している。

これらのことが示唆するのは，かつての社会科学的知識に代わって私たちの世界を明らかにしているという感覚を呼び起こすのが，人びとが共通に認識し，それによって社会現象を理解可能にするある種のストーリーであり，それに対するリテラシーだということである。それは，場合によってはヒーローが悪を駆逐する勧善懲悪のドラマであったり，あるいは主人公が成長していく教養小説的なドラマであったりと，メディアにしばしば現れるような，いくつかの典型的なストーリーと共通の型としてある。そのため，こんにち薬害概念は，それを語る語り方の方法としてメディア・リテラシーを必要とし，また同時にメディア・リテラシーをその一部とするものと考えられる。

したがって，薬害概念の一般化により，すでに薬害にふさわしいストーリーをある種の範型として，上に示した4つの薬害を現実的に認識可能なものとして支えると同時に，それら4つの薬害を活用しながら形作られる薬害ストーリーが産出されている。そのようなストーリーはこんにち，「製薬会社の利益第一主義」「行政の癒着と不作為」「二度と戻らない人生」「大切な人との別れの苦しみ」といった，いくつかの典型的なトピックによって構成される薬害ストーリーとして立ち現れているのである。

## 薬害概念の可能性

これまでみてきたように，薬害は単なる医薬品の副作用による健康被害以上のふくらみを持ち，その被害のあった人びとの生活と人生を大きく変える問題である。しかしそのような認識それ自体は最初から可能だったわけでなく，被害に巻き込まれた人びとや，彼らを支援する人びとが，それと闘い，苦しみを説明しようとした結果として可能になったものである。薬害はそのような独自の歴史的過程を経ているからこそ可能になった概念なのである。そのためであろうか，日本以外の諸外国には，健康被害のことを薬害と同様に1つのカテゴリーとして認める概念は見当たらない。不幸にも薬害を数多く経験したからこそ生み出された日本製の薬害という概念は，今度は，例えばヒバクなどとともに他の国の被害者との連帯を可能にするかもしれない。

### 注

(1)　わが国で医療社会学が発達したきっかけの1つが，薬害に代表される健康被害であった（佐藤 2020）。

(2)　妊娠初期に服用したサリドマイド配合の睡眠薬イソミンなどにより障害児が誕生するなどの健康被害と社会的困難（第5章参照）。

(3)　胃腸薬などに含まれていたキノホルムによる失明や歩行困難など神経障害が生じた健康被害と社会的困難（第6章参照）。

(4)　平沢正夫，1979，「スモン全面解決と薬事二法」（論壇），朝日新聞1979年9月9日。片平洌彦，1980，「薬害根絶，さらに努力を」，朝日新聞1979年9月18日。平沢正夫，1981，「薬害救済基金を廃止せよ」（論壇），朝日新聞1981年10月29日。

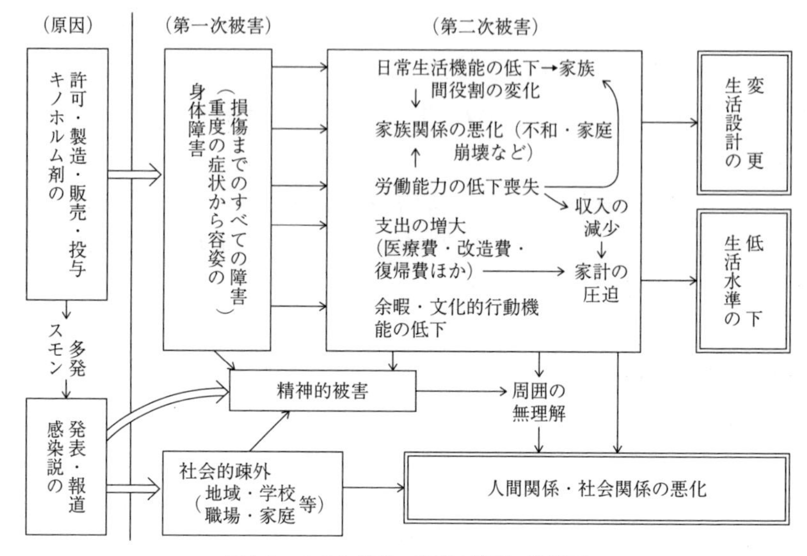


**図 1-1**　スモン患者・家族の損害の関連図
出典：飯島ほか（1976：280）

(5)　例えば英国ではサリドマイド事件はサリドマイド事件，薬害エイズ事件はエイズ事件と，別々の事件であって，それらを包括する概念はない（2016 年の筆者らの調査による）。薬害という概念は日本独自のものと考えられる。

(6)　現代技術史研究会は「初めは東大や都立大の連合サークルのような形で」（星野 1957：342-343），技術評論家の星野芳郎が 1951 年に自宅で始めた「技術史ゼミナール」に起源を持ち，現在も活動を継続している研究会である（友澤 2014）。そもそもは 1949 年に技術者たちによって発足した民主主義科学者協会技術部会が，政府による共産主義者排斥施策（いわゆるレッドパージ）を経て政治色を脱色する形で活動を再開した系譜に位置づけられるものであり（高橋 1957），1960 年代から 70 年代にかけては，労働運動や学生運動に共鳴する技術者運動の拠点であった。

(7)　スモン調査研究班の研究業績に収録されている，最初期の被害構造図（図 1-1）は，「損害の関連図」と題されている。

(8)　例えば，連合赤軍の最高指導者だった永田洋子（共立薬科大学卒業）の獄中手記にも，1960 年代に薬禍の問題に関心を持って研究会（薬学問題研究会）を組織したと記されている。キセナラミン事件を告発した同大学出身の中村晴子の活動に関心を寄せていたという（永田 1982）。当時はこのような自主的な勉強会・研究会が各地で組織された。

(9)　薬害エイズの被害経験に関しては，（輸入血液製剤による HIV 感染問題調査研究委員会 2009c）などがあげられる。

# 第2章

# 薬害問題の構築プロセス

本郷正武

## 1 薬害とは

第1章で確認した薬害概念の成立とその変化を踏まえ，本章では薬害問題の内実により深く迫っていこう。すなわち，薬害ではなにが問題とされているのか。言い換えれば，誰がどのような問題の渦中におかれ，誰がその問題の責任を問われ，どのような解決策が採られるのかという「薬害問題の構築プロセス」とでも言うべき問いである。これらの問いに答えていくには，薬害問題とされるさまざまな医薬品による健康被害を概観し，なにが問われ，なにをめぐって論争が展開されたのかを検証する必要がある。論争では，原因と責任の所在を明らかにすることや，被害者への補償のあり方の検討など，主に法廷が舞台となってきた。そのため本章では，薬害を「医薬品等を介して不可逆的に健康が損なわれたときに，その健康被害を補償するようはたらきかける集合行為」，すなわち問題の発生から裁判へのプロセス，さらに被害者の救済までの一連の社会的過程として（暫定的に）定義する。そのうえで，薬害概念を日本に定着させたと同時に，薬害概念が広がるきっかけを提供したと考えられる薬害エイズ問題を中心事例として，その他の薬害問題との対比を通して薬害概念が持つ問題構成を見ていく。

### 薬害は「社会的」な概念である

一口に「薬害」と言っても，第Ⅱ部の各章で紹介されるように，健康被害の

**表 2-1** 薬害とされる問題群の対照表

| 医薬品医療機器レギュラトリーサイエンス財団（2013）による定義 ＝計 15問題 |
| --- |
| ジフテリア予防接種／ペニシリンショック／サリドマイド／アンプル入り風邪薬／スモン／筋短縮症／ダイアライザーによる眼障害／HIV／フィブリノゲン製剤によるC型肝炎感染／陣痛促進剤／MMRワクチン／ソリブジン／ヒト乾燥硬膜によるプリオン感染／ウシ心嚢膜抗酸菌様感染／ゲフィチニブ（イレッサ®） |
| 全国薬害被害者団体連絡協議会（薬被連）加盟団体 ＝計 12団体（10問題）<br>（薬被連HPから作成。http://hkr.o.oo7.jp/yakugai/（2022年1月28日取得）） |
| いしずえ（サリドマイド福祉センター）／イレッサ薬害被害者の会／MMR被害児を救援する会／大阪HIV薬害訴訟原告団／東京HIV訴訟原告団／スモンの会全国連絡協議会／京都スモン基金／薬害ヤコブ病被害者・弁護団全国連絡会議／陣痛促進剤による被害を考える会／薬害筋短縮症の会／薬害肝炎訴訟原告団／HPVワクチン薬害訴訟全国原告団 |

原因や要因となった医薬品の有効性や処方のされ方はさまざまで，統一見解はない（表2-1）。このことは，薬害概念はあらかじめ枠が定まった概念ではなく，分野や立場によって定義や範囲が決められ，変わってきたことを意味する。別の言い方をすれば，薬害とは，医薬品による健康被害を受けた人びとの救済のために都度，制度や考え方が改変されるという経過をたどり，後から形作られた概念である。

さらに，第1章で見たように，健康被害の捉えられ方は問題発生時の社会背景にも大きく左右される。急速に進展していた産業資本主義や生物医学，血液行政，さらには障害者差別，ワクチン政策など薬害被害者たちが対峙するものも問題によってさまざまである。いわゆる「加害者」側が強大であれば，被害を訴えようにも泣き寝入りさせられたり，問題や過失が隠蔽されたりということがあった。個々の薬害問題にはそれぞれの原因や歴史的文脈，訴訟の帰結があり，一様とは言いがたい。

だからと言って，薬害概念はあいまいで，誤解を招くような言葉であるということを言いたいのではない。なぜなら，原因となる医薬品がまったく異なることや，その健康被害のあり方，多様な健康被害を抱えた人びと，改定され続ける医療制度などにもかかわらず，薬害概念はいまを生きるわたしたちがそれらを「薬害問題」として容易に把握可能にする言葉であり続けているからである。さらには，公害や食品公害などと並び称される問題にもなっている（第12章参照）。このことは，日本では薬害問題として一括りにできる問題群であって

**表 2-2**　おもな薬害における健康被害

| 薬害問題 | 原因となった医薬品等（商品名） | 健康被害 |
|---|---|---|
| ジフテリア予防接種 | ジフテリアワクチン | 後麻痺（こうまひ）による脳麻痺，心筋麻痺，合併症による死 |
| サリドマイド | サリドマイド剤（プロバン M） | 胎児の上肢・下肢の欠損，耳・内臓などの奇形 |
| スモン | キノホルム整腸薬 | 下痢・腹痛，末梢神経障害，麻痺による歩行障害，視神経障害 |
| 筋短縮症 | 筋肉注射 | 大腿四頭筋拘縮（だいたいしとうきんこうしゅく）症による痛み，障害 |
| クロロキン | 抗マラリア薬クロロキン | 目のかすみ，視野狭窄を経て失明にいたる網膜症 |
| エイズ | 非加熱濃縮製剤 | 無症状から徐々に免疫力が低下しエイズ指標疾患（23 種類）を発症 |
| C 型肝炎 | フィブリノゲン製剤 | 無症状から徐々に肝硬変，肝がんへ移行 |
| 陣痛促進剤 | 陣痛促進剤（子宮収縮剤） | 子宮破裂，胎児壊死 |
| MMR ワクチン | 薬事法違反のおたふくかぜ，はしか，風疹の 3 種混合ワクチン | 無菌性髄膜炎による頭痛，高熱，嘔吐，死亡 |
| ヤコブ病 | ヒト乾燥硬膜 | プリオン病によるふらつき，認知症の進行，無動無言に至り死亡 |
| イレッサ® | 抗がん剤（分子標的薬）ゲフィチニブ | 急性肺障害，間質性肺炎，死亡 |
| HPV ワクチン | 子宮頸がん予防のためのヒトパピローマウィルスワクチン | 接種部位の腫れ，発熱，全身の痛み，記憶力低下，月経障害，光・音・嗅覚過敏，神経障害 |

出典：川西・小野・賀川（2017），医薬品医療機器レギュラトリーサイエンス財団（2012）

も，海外では薬害という用語自体が存在しないため，別の理解のされ方をする可能性があることを示している（例えば「生物学的市民（biological citizenship）[(1)]」(Petryna 2003=2016）など)。このような点から薬害概念は，日本という社会の住人であるわたしたちによって意図的にもしくは意図せずに作り上げられる，きわめて「社会的」な言葉であることがわかるであろう。

## 薬害による健康被害

被害者やその家族の人生を一変させるほどの薬害による健康被害とはどのようなものなのか。一言で表現すれば，（当時の）医療では回復不可能で，元に戻

**表 2-3**　薬害被害の原因別一覧

| 被害の原因 | | 薬害問題 | 本書の該当章 |
|---|---|---|---|
| 医薬品の副作用 | | サリドマイド，イレッサ® | 第5章，コラム6 |
| 過剰投与・不適正使用 | | スモン，クロロキン，陣痛促進剤，筋短縮症 | 第6章，コラム5 |
| 製造工程の不備 | 生物由来製品 | エイズ，C型肝炎，ヤコブ病 | 第7章，第8章，第9章 |
| | ワクチン | ジフテリア，MMR | コラム3 |
| ワクチンの副反応 | | HPVワクチン | コラム7 |

らない不可逆的な健康上の問題である（表2-2）。たとえば，妊娠初期につわり止めとしてサリドマイド剤を服用した妊婦が出産した胎児には，上肢や下肢などに障害が生じた。慢性腎炎患者に長期に渡り投与されたクロロキン剤は，視野狭窄や失明などの視力障害を引き起こした。これら不可逆な健康被害の一方で，死の病いとまでいわれたエイズは，数種類の抗HIV薬を服用するHAART（Highly Active Anti-Retroviral Therapy：多剤併用療法）が登場した1996年以降は発症が激減し，いわばコントロール可能な慢性疾患の位置づけとなっている。C型肝炎も，強い副作用を伴うインターフェロン治療に代わって，2014年には直接作用型抗ウイルス剤の飲み薬が著効を示し，治療環境は数年ごとで劇的に改善している（第9章参照）。

表2-2にあるさまざまな健康被害は，多くの被害者のそれまでの日常生活を一変させ，将来の人生設計を破壊した。法的にはこれを「逸失利益」と呼ぶ。そのうえ，薬害による健康被害は，医療過誤といった事故に比べて一時に多数の被害者を生み出している。これは，薬害による健康被害とは医薬品が本来有する副作用や副反応であるというよりも，医薬品等の有効性を検証する治験の過程（第3章参照），製造過程や販売承認の過程，科学的根拠のない適用範囲の拡大といった，人を介したいわば「人災」であるためであり，この点で医療現場での単なる人為的ミスによる医療事故とは区別される（表2-3）。

表2-3の整理から，薬害被害の原因が単に医薬品によるものではなく，より広がりのあるものだとわかると思う。その中でも薬害エイズ（および薬害C型肝炎）の場合，被害の原因となったのが「特定生物由来製品」である点に注意したい。薬害エイズの原因となったのは，人間の血漿（けっしょう）を原料とする非加熱濃縮

製剤であり，化学的に製造される一般の医薬品とはカテゴリーが異なる。同様に，各種ワクチンには動物由来の細胞や遺伝子組み換えにより製造された生物由来製品もある。（特定）生物由来製品という名称は，2002年に改正された旧薬事法で決められた名称であり，その意味で薬害エイズは，薬害が「医薬品」による健康被害であるとする従来の考え方が拡張した事例である。

## 薬害の歴史・法律の歴史

薬害被害者たちは，問題の起こった当時の法制度では十分に補償・救済され得ない状態に置かれているケースがほとんどであった。それゆえ後述する訴訟プロセスで自らが身体を張って被害のありようを社会に知らしめ，補償・救済の必要性を訴えることなしには，被害の存在自体も闇に葬り去られる可能性すらあった（片平 1995：11-12）。それゆえ，薬害概念には，こうした「クレイム申し立て活動」（Best 2017=2020：29）をきっかけとする裁判活動も含まれていると考えるべきであろう。

薬害訴訟での訴えにより得られた経験や教訓は，後の世にどのように活かされているであろうか。確かに，21世紀になった現在も薬害問題は起こっている。しかし，政府・行政側はなにもただ手をこまねいているわけではなく，さまざまな法改正をおこない，薬害再発防止に向けた前進を続けている（図2-1）。

図2-1からわかるのは，薬害問題あるいは訴訟を機に，薬害再発防止のために各種法律が改正・整備されていく過程である。例えば，2014年から「医薬品，医療機器等の品質，有効性及び安全性の確保等に関する法律（薬機法）」となった旧薬事法は，薬害問題のたびに改正されている。医薬品副作用被害救済基金法（1979年）の成立は薬害スモン訴訟の成果の1つに数えられ，薬害被害の補償の道筋をつけた最初の法律である。薬害エイズ訴訟の和解後は，旧薬事法で決められた感染症報告が義務化され，医療機関と薬局は感染症等が発生した場合，その情報を厚労省に報告している。薬害肝炎訴訟後の2010年には「薬害肝炎事件の検証及び再発防止のための医薬品行政のあり方検討委員会」による最終提言が出されている。このことから，薬害の歴史は，薬事法をはじめとした関連する法律の改定の歴史でもある（第3章参照）。

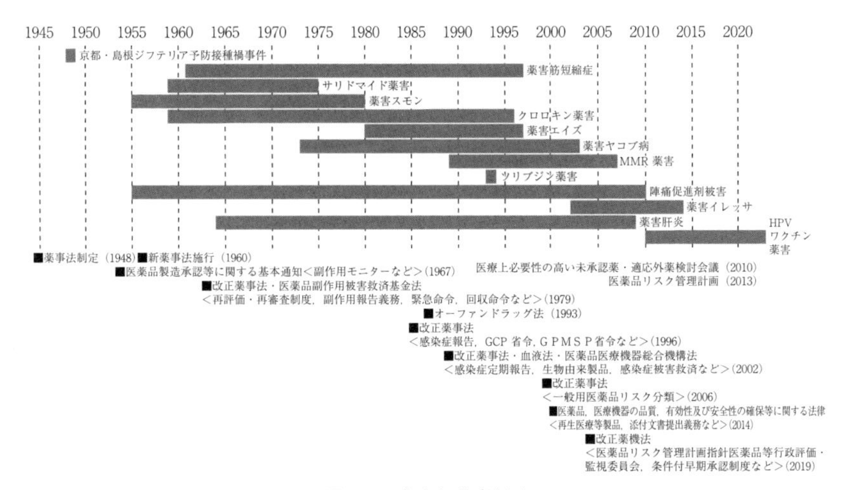


**図 2-1**　薬害と薬事行政

注：線の長さは問題発生から訴訟終了までをあらわす。法律の名称／項目には■を付けた。
出典：花井（2012：58）を改変。

## 2　薬害被害とは

### 薬害であるとわかるまで

わたしたちが頭痛や悪心（おしん）など心身に異変を感じたときに「この症状はきのう飲んだ薬によるものだ」とか「これは薬害に違いない」といった理解に達するのは容易ではない。なぜなら，医薬品は症状の改善を期待して使用するものであるという前提を，投薬する医師や薬剤師の側も患者の側も共有しているからである。しかし，だからこそ薬害であると認識された場合，被害者感情は加害者を責めるものとして時に先鋭化する。

しかし，およそ薬害問題は，なんらかの異常があっても，最初から「この症状は薬害ですよ」，「これは昨日飲んだ医薬品によって出た痛みですよ」などと親切に教えてくれるものではない。まして，医薬品による健康被害が大量に発生していること（アウトブレイク）については，最初から事の全容がわかっているわけではない（津田 2003：82）。エイズやＣ型肝炎のように，十数年以上にわたる長い無症状期があるため長らく薬害被害者であることを認識できない例や，感染告知が先送りされた例もある。確かに健康被害は，実際に生じた心身の不調により認識されるものではある。しかし，すでに感染している（不顕性感染）ことが検査などで医学的に判明すれば，その時点で自覚症状がなくても薬害被害者に「なる」ことが可能である。

以上から，自身に生じた健康問題が薬害であると認識し，自分が薬害被害者であると自覚するまでには，いくつかのハードルを越える必要があることがわかる。すなわち，単純に健康被害＝薬害とできない理由がここにある。このような過程を「被害者になる（becoming victims）[(2)]」プロセスとして一般化して，例えば，水俣病被害者たちは，水俣病が公害病として認定されてから公害の「被害者」となったという問題と比較することもできるであろう。

### 生活上の被害

第1節では健康被害が薬害の主要な構成要素であるとして，多岐にわたる健康被害を紹介した。しかし，薬害被害は単に身体に及ぶ不調だけにとどまらないことを本節では理解してもらいたい。すなわち，健康被害に上乗せされた生活全般にわたる被害の存在に目を向ける必要性である。

ここでは，薬害スモンの被害者にはじめてインタビュー調査をおこなった東京大学医学部保健社会学研究室の助手（当時）であった飯島伸子の調査研究を導きの糸として，生活上の被害について考えていこう。飯島は薬害スモンの調査研究に参加する前は，産業資本主義を突き進む当時の日本が落とした暗い影である公害問題を調査研究していた。水俣病被害（熊本県水俣市）ならびに三池炭鉱爆発事故（福岡県大牟田市）により一酸化炭素中毒となった被害者へのインタビュー調査から，飯島は健康被害と生活被害の関連を整理している（飯島・舩橋 2006：196）（第1章の図1-1参照）。

飯島は健康被害がいったん生じると，そこに端を発して被害者本人以外の家族まで巻き込んだ生活全般にわたる多大な影響が生じることを指摘する（飯島・舩橋 2006：196-197）。そのプロセスとは，医薬品による健康被害が発生すると（被害の発端），仕事や学業に支障が生じ，経済面にも悪影響が及ぶ。加えて，被害者本人の身体的・精神的被害と同時に家族の役割分担や家族関係への影響が生じる。これが第一次的派生被害である。被害者にとって一番身近な存在であるはずの家族が被害に対して無理解であると，ネグレクト（監護放棄）

や果ては離婚など家族関係の崩壊が起こりかねない。さらに，周囲の人びとや学校，職場，地域社会からの誤解を伴った差別的な対応へと発展しうる。これを第二次的派生被害と呼ぶ。

それまでのスモン調査は，主に患者の健康状況を尋ねるもので，調査対象者は担当医であり，患者本人に質問を投げかけるインタビュー調査ではなかった。飯島らのチームは薬害スモン被害者を一軒一軒訪ね歩き，その生活状況をつぶさに聞き取ることで，必要な支援策を検討し，提言した。このような生活者の側に立った視点は，後の環境社会学や医療社会学へと引き継がれていった（友澤 2014）。

### 薬害＝健康被害＋生活上の被害

ここまでの説明で薬害概念の全体像が見えてきたのではないか。薬害とはすなわち，医薬品等による身体上の被害のみならず，失職や身近な他者からの冷遇，さらには差別など生活全般にわたる被害である。多岐にわたる被害は，被害者自身の心身のみならず，経済面や将来設計，身近な家族も含めた人間関係にまで及ぶ。過去の薬害問題の例では，サリドマイド薬害被害者たちは身体障害を被ることに加え，障害者差別により家族関係を破砕された（第５章参照）。薬害スモン問題では，キノホルムが健康被害の原因であることが確定する以前，スモンは他人に感染するとのウイルス説が流布し，被害者は深刻な差別を受けた（第６章参照）。薬害エイズでは，非加熱濃縮製剤によりHIV感染した血友病者がエイズ・パニック（1986〜1987年）——新型コロナウイルス感染症（COVID-19）によるマスクの買い占めなど，各種パニック行動を想像してみてほしい——を境に差別にさらされ，頼りたい医療機関の一部からは診療拒否まで受けた（第７章，第８章参照）。このように，薬害被害とは医薬品そのものによる健康被害に上乗せされた周囲からの無理解や差別も重大な被害であり，実はこのような生活全般にわたる被害こそが，多種多様な薬害問題に共通する被害であり，薬害被害者として声を上げるきっかけにもなっている。

薬害被害者は，心身の不具合により薬害被害を認識する段階から，訴訟を通して公的に「被害」を認定され，加害者の責任を追求し，さらに被害者の補償を求めるプロセスへと進む。この各ステージは，単なる個々人の健康問題の次元を超えたきわめて社会的な営みであることを，薬害概念は指し示している。被害者にとってみれば，健康問題に一人で苦しみ孤立するのではなく，同じように被害を受けた同志と出会うだけでも生きる力が得られるであろう。さらに，薬害被害者の１つ１つの出会いの積み重ねは，現行の薬事行政や，被害者を鞭打ち差別を助長する社会のあり方を変える壮大なプロジェクトにまでつながっている。このような被害と社会との接点に気づかせるのは同じ薬害被害者であり，弁護士であり，訴訟運動の存在である。

## 3　現代型訴訟

### 訴訟運動にできること

医薬品の服用による自身の体の不具合が健康被害，すなわち「加害者」が存在する薬害であるという理解に結びつくことは，大多数の人にとって健康被害を受けた時点では想像が及ばないことである。まして，自分と同じような境遇に幾人もの人が置かれていると知るには，報道や SNS などを介したとしてもすぐには到達しえない。薬害エイズの場合，HIV 感染の原因となった血液（凝固因子）製剤を使用する人びとは，遺伝性疾患である血友病を原疾患として持っていたため，「血友病友の会」と呼ばれる治療情報の交換や交流を目的とした患者会組織に属していた。日本の場合，この友の会を基盤にした薬害訴訟が展開されることはなく[(3)]，当時のエイズに対する差別状況から自身の HIV 感染について多くの薬害被害者は打ち明けることができず，友の会の中で孤立し，離れていった人もいた。そのため，薬害被害当事者たちに「自分が薬害被害者である」と認識してもらうためには，弁護士の助力が不可欠であり，訴訟のプロセスを経ることではじめて薬害被害者は「被害者」になっていった。

不可逆的な健康被害と生活全般にわたる被害を補償し，救済，謝罪してもらうために医療機関や医師を相手取った裁判を起こそうにも，被告側が強大であるため莫大な時間と費用と労力がかかる。さらに，薬害スモンや薬害エイズのように訴訟期間中に原告である被害者が数多く病いに倒れることを耳目にすると，心身への負担を懸念して原告団への参加に踏み切れない被害者もいる。しかし，裁判を経由しなければ，多くの患者や遺族が泣き寝入りさせられるばかりか，現行の薬事行政のあり方まで問い直し，改変する段階には進めないことは，これまでの薬害問題に共通している。

薬害にまつわる紛争解決では，事の真相を詳らかにすること（①検証），薬害の根絶（②再発防止），事実関係を認めて謝罪すること（③責任の明確化と謝罪），健康被害ならびに生活上の被害の回復（④恒久対策と補償・賠償），行政処分や刑事裁判（⑤社会的制裁）が課題となる（鈴木 2015：348-349）。とくに，加害者が薬害被害者に誠実な対応をしないことが多いため，訴訟では③と④を盾として押し出し，加害責任を明確にすることを目標とする。ここで裁判官の法的判断による「判決」か，原告と被告との合意による「和解」かに道は分岐する。判決の場合，上訴権が留保されているため，控訴により裁判が長期化し，原告の健康がさらに悪化する可能性がある。和解はある程度の譲歩が必要とされるが，相互の歩み寄りにより，不毛な争いを短縮するという利点もある。さらに①と②は，金銭的賠償はもとより，訴訟後にも定期協議の場を設けることで医療体制の充実を図ることにつながる（鈴木 2015：358-359）。

### 声を上げる

薬害と名指される健康上の不可逆的な被害を加害者に補償させるために，なぜ提訴が必要なのか。提訴したからといって，強大な国や製薬企業，医療機関に必ず勝訴できるのか。近年，セクシュアル・ハラスメントやいじめ，自然災害の被災者など損害を受けた人びとにも「落ち度」があるとして鞭を打つような，「犠牲者非難（victim-blaming）」と呼ばれる風潮があり，提訴への足かせとなっている。もちろん，訴訟費用は手続き料をはじめ，弁護士や証人の旅費や日当など決して無視できない額にのぼる。まずは，提訴という方法自体が暗闇にレールを引いていくようなきわめて不確かで苦痛を伴う手段であることを理解しておきたい。

訴訟の困難さを理解したうえで，それでもなぜ裁判に訴えないといけないのであろうか。例えば，なんらかの健康上の損害を被っても，社会保険などその被害を埋め合わせる救済制度がすでに存在している，あるいは迅速に救済されれば提訴は不要なはずである。しかし，被害を与えた加害者の責任を問わないまま，被害が発生した構図を残存させておくことがはたしてできるであろうか。

ここに，被害を受けた人びとと，国や製薬企業など社会との間の大きな「断絶」をみてとることができる。この断絶を超えるために数多くの裁判（損害賠償請求訴訟）と，それに付随する法廷外での訴訟運動が引き起こされてきた。

裁判には，被害者を原告，加害者を被告と区分することで「加害－被害図式」という対立の構図をつくることが埋め込まれている。裁判過程に限らず，薬害問題では，誰が被害者であり，誰が加害者であるのかが鋭く問われる。例えば，被害の程度によっては被害者認定されないことがあるかもしれない。あるいは，医薬品を処方するとき添付文書を見落とし，付随する副作用のリスクを知らずに処方した医師や薬剤師は罪に問えるのか。このような被害者，あるいは加害者の定義づけをめぐるせめぎ合いをポリティクス（政治）と呼ぶ。薬害の社会学は，このポリティクスを読み解く分析視角を研ぎ澄ますために，さまざまな当事者の立場を「鳥の目」で上から眺めて問題状況を把握するとともに，「虫の目」で一人一人の当事者の語りに耳を傾ける。

このポリティクスに大きく関与しているのは弁護士である。弁護士は裁判のエキスパートであり，先の見えない訴訟を闘う原告，あるいは被告にとっても水先案内人であり，彼ら／彼女らには犠牲者非難による周囲の冷たい視線の矢面に立ってくれる代理人としての役割もある。とくに薬害問題では，公害裁判や医療過誤訴訟など長年の訴訟経験から，原告を勝訴や和解に導くための戦術を蓄えている。一方，被害者（あるいは加害者）は，被害を受ける前から社会の現状に対して批判的であったり，社会変革志向が強かったりしたので国や製薬メーカーを訴えることにしたという人は少数派である。薬害被害者の多くは元から変革志向を持った社会運動の強い主体ではなく，「たまたま運動の担い手になった人たち（accidental activists）」と呼ばれる（Arrington 2016）。被害を受けた人の多くは，自分に生じた健康問題を弁護士の導きにより「加害者」が存在する被害と理解してはじめて薬害被害者に「なる」と言い換えてもよいであろう。

### 法廷での問題開示

前節でたどったように，個々人の身体の不具合だけでは，健康問題は薬害という集合的な社会現象にはならない。しかし，いま抱えている問題は，医薬品を開発し販売している製薬企業，さらには薬を認可した国，処方した医療機関の責任によるものであると弁護士に説明され，被害者はそのように理解する，あるいは説明によって当初の推測が確信に変わることで，薬害被害者が誕生する。このような弁護士を介した「原告開拓」と称される被害者の掘り起こしにより，被害を受けた人びとは偶発的に薬害被害者となると同時に，責めを負うべき「加害者」の存在を認識する。加害者の存在は，被害者にとって自分の置かれた状況を把握する際に重要な役割を占めている。なぜなら，こんにちでは，医薬品によって被害を与えた加害者を想定しない場合，特定の医薬品で被害を受けたことを自分の体質や服用の仕方のせいにしたり，ただ不運を嘆いたり，あるいは泣き寝入りしてしまうことでしか，状況を理解・解釈できないからである。しかし，いったん加害者の存在が明るみに出て，薬害という問題理解にいたれば，怒りや責めの矛先は自分や運命ではなく，実体をともなった他者に向けることができる。このような問題理解の様式こそが「加害－被害図式」である。

自分を薬害被害者と認識しても，被告側は強大な組織のために個人が長い裁判闘争を勝ち抜ける保障はないと長らく考えられてきた。とりわけ国を相手取った裁判は，四大公害裁判などのように，判決にいたるまでに原告間で意見が対立し，分派して弱体化してしまうこともあった。例えば，薬害スモン訴訟では立場の違いから，原告が三派に分かれている。さらに，再発防止などの恒久対策や約束された制度改革が勝訴や和解とセットでないと，薬害被害者たちの被害救済は進まない。しかし，日本の制度的な問題解決の回路として行政と立法のアリーナが閉鎖的であるために，相対的に司法の判断への期待から，現状の被害を社会的に訴える場として法廷が位置づけられてきた（長谷川 1989：68）。このような「社会問題開示型訴訟」（長谷川 1989：67-68）とでも言うべき戦術を「現代型訴訟」と呼ぶ。2節で見たように，①検証，②再発防止，③責任の明確化と謝罪，④恒久対策と補償・賠償，⑤社会的制裁の5つに薬害訴訟の課題はわたるが，③と④（あるいは⑤）を法廷で争うことで，①と②の道筋をつけていこうとする戦略が現代型訴訟に該当する。

前節で紹介した飯島伸子は1976年に薬害スモン裁判で原告側証人として証言台に立ち，スモンウイルス説により患者および家族が被った生活全般に渡る被害について証言している。そのときの担当弁護士は飯島を証言台に立てた理由を「先生は社会学の専門家として，公害被害の実態調査等に多くの実績を有する」（スモンの会全国連絡協議会の会報「曙光」42号（1964年4月））からであるとしている。この発言には，四大公害裁判での勝訴の経験に学ぶ戦略が採られていることが示されている（友澤 2014：128)。すなわち，救済の必要性と緊急性を社会に訴え，正統性という資源を獲得する場として法廷を位置づける現代型訴訟という位相において公害問題と「薬害」問題とが接続している。こうして薬害スモンから現代型訴訟としての薬害訴訟の歴史が始まった。

## *4*　薬害概念の普及がもたらすもの

本章は，薬害の定義を「医薬品等を介して不可逆的に健康が損なわれたときに，その健康被害を補償するようはたらきかける集合行為」とひとまず定義したうえで，薬害の被害とは心身の不具合に加えて，経済面での悪影響や人間関係の破壊，差別体験など生活全般にわたるものとして論じてきた。さらに心身に生じた問題を被害と認識するための手段として現代型訴訟による法廷での問題開示が補償や救済，さらには再発防止のための施策の形成に不可欠であることを示してきた。このような薬害定義により，多種多様なイシューが薬害問題として一括りにして把握可能となるであろう。

最後に本節では，薬害概念がさらに普及，拡散していく過程をみることで，薬害の再発防止という願いがどのような道筋で可能となるのかを考える。

### 全国薬害被害者団体連絡協議会の結成

第1節で薬害にはさまざまな原因や健康被害，社会背景があるにもかかわらず，わたしたちは「薬害」として統一的に，一連の問題として把握できると指摘した。これは，薬害スモン訴訟がはじめて「薬害」という旗を掲げたことに由来するが，薬害スモン訴訟の和解後にも薬害という用語は1つの被害者アイデンティティのよりどころとして機能してきた。例えば，あるサリドマイド被害者の一人は，薬害エイズの報道を目にしたとき「また自分たちと同じ薬害が起こってしまった」，「薬害は過去のものになっていない」（本郷編 2020：255)

と感じたという（コラム3参照）。このように薬害被害者が個別に抱く再発防止への願いは，時代や原因，被害の相違にもかかわらず，薬害被害者の連帯を呼び起こした。こうした連帯の動きは薬害エイズ訴訟期にはじまり，1999年の「全国薬害被害者団体連絡協議会（薬被連）」の結成へとつながった。

個別のイシューを超えた薬害被害者の連帯は，薬害エイズ訴訟が始まった時期から模索されていた。薬被連の事務局を務めていた薬害スモン被害者によると，スモン裁判で鑑定医を引き受けた医師の退官記念講演会を1994年11月に開催したのを機に，当時進行中の薬害エイズ訴訟にも支援金を送ろうという支援活動が始まった（本郷編 2020：58-60）。もともと薬害スモン原告の中には「全国公害被害者総行動」で中心的に活動している人がいた（本郷編 2020：83-84）こともあり，社会運動への志向性は高い人が多かった。その後，1997年には，スモンの会全国連絡協議会から独自に活動していた京都スモン基金の提案で，8月9日を薬害根絶デー（8（ヤ）と9（ク）の語呂から）にしようと，サリドマイド薬害，薬害エイズ，MMRワクチン薬害の被害者・家族がそれぞれ演者として登壇する会が催された（本郷編 2020：60）。これらが示すことは，薬害エイズ訴訟（およびその和解）が，過去の薬害被害の記憶を呼び起こし，他の薬害被害者との連帯を後押ししたということである。

薬被連は活動目標として多種多様な団体を束ねる看板に「薬害再発防止」を掲げる。その願いを看板倒れにさせないための取り組みの1つに，薬被連結成後の薬害C型肝炎訴訟への支援があった。訴訟は2002年に始まり，2008年には薬害肝炎救済法が制定され，さらに2010年の「薬害肝炎事件の検証及び再発防止のための医薬品行政のあり方検討委員会」による最終提言に，医療系大学の学部生や中学3年生などを対象とする「薬害教育」の必要性が盛り込まれた。これに先だって2002年に調印がされた薬害ヤコブ病訴訟の和解確認書にも薬害教育の推進が謳われており，2010年以降になると薬害教育が各方面で展開されていく（第10章参照）。

## 薬害問題の今後

薬害被害者たちが偏見や差別の渦中に身命を賭して裁判の原告になることで積み上げてきた薬害というリアリティは現在，厚労省が後押しする薬害教育の実施という形で制度化するまでにいたった。こうして薬害概念が一般に普及・伝播することで，医薬品による健康被害に対する考え方も変化することが予想できる。例えば，心身に不具合が生じたときに「薬害なのでは？」と疑うことができる。薬害という言葉を知っていれば，自身と同じような被害を受けた人の存在に想像をめぐらせたり，被害者を組織化する動きを調べてみたりすることもできる。これまでの薬害訴訟の事例から，裁判はどのようなプロセスを経るのかや，提訴に必要な準備も理解しやすい。マスメディアは薬害というワードを用いることで，加害者と被害者の存在を印象づけることが容易になる。薬害はいわば「鋳型」のようなものとして，後続の薬害問題やその理解に強い影響を及ぼす。そのことは，薬害スモン，サリドマイド薬害，薬害エイズ以後の健康被害が数多く薬害問題として定義され，補償や問題解決へと進んだことからもわかる。

ところが，このような薬害概念の普及は，問題理解や解決を促進するばかりではないことも明らかになってきた。すなわち，薬害問題であれば補償や解決に向けたレールに乗せることができるが，薬害問題でなければそもそも問題として取り上げない，という態度をうんだ。そもそも薬害なのかどうかで論争を繰り広げることは早急な救済を求める被害者を立ち往生させ，「薬害被害者ではない」と名指しされることは当人を傷つけてしまう（コラム７参照）。ここには，薬害が社会的に作られる言葉であることの負の側面が現れている。薬害問題として浮上しない健康被害についても，わたしたちは薬害であるかどうかを問うこととは別問題として切り離したうえで手を差し伸べることはできる。

本章では，薬害問題の構築プロセスとして，健康被害に上乗せした形で生じる生活全般にわたる被害の経験，訴訟原告団の立ち上げ，あるいは加入（＝クレイム申し立て活動），法廷での薬害被害など問題開示（＝現代型訴訟）による補償要求，などの要素があることを示した。以降の章では，これら薬害のリアリティを踏まえることで，個々の薬害問題への理解を深めてもらいたい。

**注**

(1)　生物学的市民とは「生物学的損傷を認知し補償するための医学的，科学的，法的基準に基づいて遂行される社会福祉の一形態に対する巨大な要求であり，またそれに対する選別的なアクセス」(Petryna 2003=2016）を行使する人びとを意味し，チョルノービリ（チェルノブイリ）原発事故（1986年）の被爆者たちが，ロシアから独立したばかりのウクライナ共和国に対して補償を求めるプロセスを描いた概念である。このような同じ健康被害をもとに連帯する姿は，薬害概念によって結びつく被害者たちと共通点が多い。

(2)　セクシュアル・マイノリティが自身のセクシュアリティを他人に打ち明けることで，何者かになる（be-coming out）という「カミングアウト（カムアウト）」の議論になぞらえた表現である。

(3)　海外でも日本の薬害エイズに対応する訴訟運動は存在する。しかし，日本のような血友病友の会とは独立した薬害被害者としての運動ではなく，血友病友の会自体の危機としてエイズが受け止められている点に特徴がある。

第3章

# 薬害被害と再発防止策

花井十伍

## 1 薬害被害者の誕生

現代の医療において，医薬品が必要不可欠であることは誰もが認めるところである。不治と考えられていた疾病が，新たな医薬品によって治療可能となるなど，人びとの健康に医薬品が果たしてきた役割は計り知れない。しかしながら，医薬品が必ず諸疾病の治癒につながる良好な結果をもたらすとは限らない。医薬品は疾病の治癒を補助するものであり，また多くの医薬品には期待される効能や効果だけではなく副作用（副次的害作用）が存在する。

かつては伝染病と称された感染症は医薬品が治療に最も貢献した領域の1つであるが，世界初の抗生物質であるペニシリンによるアナフィラキシー・ショック「ペニシリンショック事件（1956年）」は，マスコミが大きく報道し，国民に医薬品がもたらす害作用の恐ろしさを知らしめることとなった（土井 2016）。ペニシリンショック事件は，医薬品の副作用が社会問題として大きく取り上げられた事案ではあったが，医師や製薬企業・行政の責任を問うものではなかった。これに対して，サリドマイドの内服によって先天性障害児を出産した親たちは，地方法務局に人権侵害事件として救済を申し立てるとともに，製薬企業に対して直接補償を要求した（1962年）。その後，国と製薬企業を相手取って損害賠償訴訟を提起し（1964年），サリドマイドによる催奇形性の問題は，加害者と被害者の存在する医薬品による社会問題として，サリドマイドの後に提訴されたスモン裁判（1971年）とともに薬害と認知されてゆくこととなった（第1

章)。また，被害者らの裁判闘争は単に被害からの回復を求めただけではなく薬害再発防止＝薬害根絶をも求めるものであり，裁判の結果も単に損害賠償による被害者救済だけにとどまらない。サリドマイドおよびスモン訴訟の和解確認書にも，国の再発防止策として医薬品の安全対策に関する責務等が盛り込まれた（スモンの会全国連絡協議会 1981，全国サリドマイド訴訟統一原告団・サリドマイド訴訟弁護団 1976a)。

その後，HIV が混入した血液製剤による HIV 感染や異常プリオンが混入したヒト乾燥硬膜によるクロイツフェルト・ヤコブ病（CJD）罹患もそれぞれ薬害エイズ・薬害ヤコブ病と称し，薬害という文脈に配置され，それぞれの被害者たちは繰り返される薬害の再発防止を求めるという使命も共有踏襲してゆくことになった。

全国薬害被害者団体連絡協議会（薬被連）は，京都スモン基金の呼びかけに応じる形で6薬害8団体の薬害被害当事者団体によって1999年に結成され，2022年現在では10薬害12団体が加盟している。薬被連のミッションは薬害根絶である。上述の通り薬害被害者は薬被連が結成される以前から再発防止策を国に対して求めてきたが，国も社会問題化した薬害を契機として薬事行政を見直すことによってこれに応えてきた。それでも現在にいたるまで薬害は繰り返されているし，被害者らの再発防止活動も継続している。本章では，薬害の歴史と国の医薬品に関する統制の変遷を振り返り，相互の関係と今後の課題を明らかにしたい。

## 2　医薬品とはなにか

医薬品の定義は，「医薬品，医療機器等の品質，有効性及び安全性の確保等に関する法律」（以下，薬機法）に規定されている。薬機法は，医薬品製造販売業者（製薬企業など）や卸売り業者，薬局開設者などの責務や許可要件を規定するとともに医薬品・再生医療等製品・医薬部外品などの承認要件を規定している。医薬品の定義に関しては，すでに医薬品として幅広く使用されている基本的な物質について日本薬局方と呼ばれる公定書に名称や規格等が記載されており，日本薬局方に掲載されているものが医薬品とされる（薬機法2条1項)。その他,「人又は動物の疾病の診断・治療又は予防に使用されることが目的」のものも医薬品とされている（薬機法2条2）。

薬機法は，医薬品の他にも，医薬部外品，化粧品，再生医療等製品，医療機器というカテゴリーを設けて，医薬品と横並びの概念で規定している。薬機法においては，血液など生物由来細胞やたんぱく質も生物由来製品の医薬品としているが，細胞を培養して製造する細胞治療薬や患者に遺伝子を導入するベクターなど[(1)]は，再生医療等製品という別のカテゴリーで規定している（薬機法2条9）。

日本薬局方に掲載されていない新たな物質が医薬品あるいは再生医療等製品（以下，再生医療等製品も含め医薬品と称する）として販売されるためには，医薬品製造販売業者が有効性・安全性を証明する資料を作成し，規制当局に対して承認申請をおこなわなければならない。日本の場合であれば，この承認申請書を独立行政法人医薬品医療機器総合機構（PMDA）が審査し，厚生労働大臣が薬事食品衛生審議会という諮問機関の意見を聞いたうえで医薬品として承認することになっている。つまりここで重要なことは，医薬品という客観的物質があらかじめ存在するのではなく，医薬品となることが期待される物質Xを，医薬品の販売主体である製薬企業が国の承認を受けることによって医薬品という商品として誕生させるということである。すなわち医薬品とは国が医療における商品価値を認めた物質であるという言い方が可能だということである。

それでは具体的には，国はどのような基準で医薬品としての承認を与えているのであろうか。疾病の治療という観点で考えると，例えば，ある疾病を有する患者が物質Xを使用することによって疾病が治癒あるいは症状が緩和されるのであれば，物質Xは医薬品として承認しても差し支えないだろう。これを患者の視点で考えれば，使用前より使用後の方が健康状態がより好ましい状態となれば，それは価値ある商品すなわち医薬品ということになる。医薬品以外の商品であれば，その商品を購入使用することによって，自分にどのような利益があるのかの判断は個々の消費者に委ねられているし，購入使用で失敗しても自己責任という言葉で片づけられるかもしれない。しかしながら，医薬品の場合にはその判断に高度な専門性を必要とする。判断ミスは場合によっては命に関わる結果をもたらす可能性があるためで，だからこそ医薬品販売には国の承認が求められているのであって，使用にあたっても高度な専門教育を受けた医師・薬剤師の介在を求めているのである。であるならば果たして国は，この私の健康状態が当該医薬品の使用後に好ましい状態になるかどうかを常に正確に判断できるのであろうか。残念ながら答えは否である。言うまでもなく，人間の体は千差万別であって，人種・性別・年齢・身長体重や食生活・生活環境，合併症等の状態によって，同じ医薬品を同じ量使用しても決して同じ結果にはいたらない。ある患者の疾病を治癒に導いた医薬品が別の患者に死をもたらす場合さえ存在する。

そこで薬機法は，医薬品のうち厚生労働大臣が指定した医薬品を医師の処方箋が必要な処方箋医薬品（薬機法49条）とし，処方箋がなくとも販売できる医薬品を一般用医薬品（すなわち市販薬）とすることによって，よりリスクの高い医薬品は市販を許さず，処方箋を交付する医師と調剤を行う薬剤師による専門的取り扱いによって患者が使用できるように制度を設計している。承認したからと言っても，実際に医薬品が患者の利益になるように使われるために専門家の関与を求めているのである。とは言え，医師であってもさまざまな医薬品が生体内でどのように振る舞うかをすべて把握することは不可能である。承認申請された医薬品の性質がどの程度明らかになっているかを確認する国の役割の重要性は，新しい作用機序を持つ医薬品が開発されるたびに増していっている。医師が目前の患者に対して，どのような処方箋を交付するかを判断するためには，承認された医薬品の説明書（添付文書）や関連情報が正確かつ信頼に価することは必須であるからである。

製薬企業が承認申請時に提出する資料作成には，科学的手法が用いられる。例えば，あるたんぱく質ががん細胞の成長を促すのではないかと推定され，もしそうなら当該たんぱく質だけに結合して作用をおさえる物質ががん細胞の増殖を抑えることができるのではないかという仮説があったとする。この仮説にもとづいて医薬品開発を試みるならば，まず膨大な数の化合物リストの中から，候補となる化合物をふるい分けて，さらに合成しやすさなどから絞り込んでゆく。その後，候補物質を一定の規格で合成する。次に，この試薬を動物に投与して生体内での振る舞いや代謝・毒性などを調べる。ここまでの過程で5年から8年かかると言われている（日本製薬工業協会 2022）。この段階までは，純粋に化学的，生物学的研究手法で進めることができるが，これ以降はヒトを対象とする臨床試験の領域に入ることになる。臨床試験（新薬の臨床試験を「治験」と呼ぶ）にいたる前の段階で，試験薬が予想通りの作用のメカニズム（これを「作用機序」と呼ぶ）を発揮することが観察され，安全な投与量の目安が明らかになったとしても，ヒトに対する安全な投与量やその安全な投与量によって実際にがん細胞の増殖を抑えて延命効果があるか，その場合であっても副作用は受忍可能な範囲か，というような疑問は，最終的には治療目的となる疾病に罹患した実際の患者で試してみる他ない。この臨床試験の段階では，主に統計を用いた疫学的手法に拠ることになる（これを「薬剤疫学」と呼ぶ）。

薬剤疫学の考え方として，個々の患者で薬の効果が明らかなときや，記述的研究によって薬の効果が明らかな場合（肺炎球菌肺炎に対してペニシリンが治療に用いられた当初の効果は後者にあたる）は，介入試験や比較対照を必要としない場合があるが（景山・久保田編 2016），最終的に標準的治療と比較した効果や試験薬の効果をより科学的に証明するためには，ランダム化比較試験（RCT）を実施することが基本とされている（豊島・黒川編 2014）。実際に試験薬を投与する群と偽薬（プラセボ）あるいは比較薬を投与する群に無作為に被験者を割り付けて，比較する方法である（詳しくは第4章）。この場合被験者と試験薬を投与する医師の両者に試験薬か偽薬（または比較薬）かがわからないようにしておこなう二重盲検法（DBT）を用いることがより信頼性の高いデータを得る方法であると考えられている。自分に試験薬が割り付けられたことを患者が知ってしまうと，実際より治療効果が高い結果となる可能性などがあるからである。医薬品の治療効果を明らかにする方法としては現在のところ RCT は合理的な選択肢であることは間違いない。しかしながら，副作用については発生頻度が高く観察期間の比較的短いものしか調べられないなどの欠点がある。発生頻度の低い副作用を確認するためには被験者数を増やす必要があるが，RCT のデザインでは，対象疾病に対する試験薬の効果をより明らかにする目的の為に，合併症など複雑な要因を有する被験者は除かれる。また，被験者を均一にするために高齢者や年齢の低い被験者も除かれることから，被験者を増やすことは困難である。小児や高齢者への効果を調べる目的で試験を行う場合は，別の機会に小児や高齢者から被験者を募集することになるが，とくに小児の場合は被験者の募集がより困難である。また，被験者が増えれば増えるほど治験に要する時間と費用は増加する。

試験薬を最終的に医薬品として承認するか否かの判断は，調べられた治療効果と副作用との比較衡量によって判断されるが，報告された副作用が受忍可能か否かの判断を一律に下すことはできず，対象となる疾病の重篤性や予後などを勘案して相対的に判断せざるを得ない。結局のところ，試験薬を医薬品として承認するか否かは，治験データによる科学性を基礎としつつも，医療現場や患者の状況など綜合的判断によってなされている。

## 3　薬事二法改正とサリドマイド薬害，薬害スモン

### サリドマイド薬害と行政通知

現行薬機法の前身は，1961年に施行された新薬事法である。それ以前の旧薬事法は，主に大衆薬の販売に関する規制に主眼が置かれており，1961年施行の新薬事法も基本的には贋薬や不良医薬品の取り締まりに主眼を置いたものであった。しかしながら，新薬事法施行の年に発生したサリドマイド薬害は日本国内のみならず，欧米の規制当局に対しても，医薬品の安全対策が薬事行政の重要な柱たるべきことを知らしめるのに十分な衝撃的できごとであった。日本では，薬事行政当局によるサリドマイド剤の回収指示がドイツにおける製造企業のグリュネンタール社による回収の報がもたらされてから9ヶ月も遅滞したことで，被害児の数が倍増したことは致命的な不作為であった（第5章）。こうした国の責任について，サリドマイド裁判の和解確認書は「厚生大臣及び大日本製薬株式会社は，前記製造から回収に至る一連の過程において，催奇形性の有無についての安全性の確認，レンツ博士の警告後の処置等につき，落ち度があったことに鑑み，右悲惨なサリドマイド禍を生ぜしめたことにつき，薬務行政所管官庁として及び医薬品製造業者として，それぞれ責任を認める」と国の落ち度を全面的に認めたうえで，「厚生大臣は，本確認書成立にともない，国民の健康を積極的に増進し，心身障害者の福祉向上に尽力する基本的使命と任務をあらためて自覚し，今後，新医薬品承認の厳格化，副作用情報システム，医薬品の宣伝広告の監視など，医薬品安全性強化の実効をあげるとともに，国民

の健康保持のため必要な場合，承認認可の取消，販売の中止，市場からの回収等の措置をすみやかに講じ，サリドマイド事件にみられるごとき悲惨な薬害が再び生じないよう最善の努力をすることを確約する」として，薬事行政の役割を具体的に明示している。この確認書において「実効をあげる」という表現が使われているのは，和解に先立つ1967年に出された厚生省薬務局長通知「医薬品の製造承認等の基本方針について」や医薬品再評価制度などの通知にもとづいて実施された行政指導による施策が，サリドマイド薬害の発生を受けて実施されつつあったことを前提としている。1967年薬務局長通知は，サリドマイド薬害によって欧米各国が薬事法制の見直しを余儀なくされた当時の動きに呼応した日本なりの対応であるとともに，現行制度のひな形であり，その後30年にわたって薬事行政の憲法のように運用されることになった（医薬品医療機器レギュラトリーサイエンス財団 2012）。しかしながら，この局長通知による薬事行政の方針転換を立法によるものにするためには薬害スモン被害者の運動を必要とした。

## 薬害スモンと薬事二法

スモンウイルス原因説（第6章）による差別と偏見は，疾病に苦しむ被害者に二重の苦しみをもたらしていた。しかし，1970年8月6日の椿忠雄による疫学調査結果報告がキノホルム使用量とスモン発生率の相関関係を示したことを受け，9月にキノホルムの販売中止を通知して以降，新規患者の発生が止まった。この結果を受けてスモンキノホルム原因説が大勢を占めるようになり，1971年スモンは薬害訴訟として提起された。また，1969年9月2日にそれまでの研究班を再編して設置されたスモン調査研究協議会（会長は甲野礼作）が1972年3月13日にスモンの原因がキノホルム剤であることを報告し，ウイルス説を退けたことはスモンが薬害であることを決定づけることとなった（実川編 1990）。こうして，原因不明の難病に苦しんできた患者集団は薬害被害者集団となり，被害者救済・薬害根絶を求める運動主体ともなっていくようになった。

ところでスモン訴訟和解成立に向けた運動の最終局面で重要な意味を持つことになった薬事二法とは医薬品副作用被害救済基金法と改正薬事法のことであ

る。そこには特段の事情があった。医薬品副作用被害救済基金法は，被告企業である武田製薬の社長の武田長兵衛が1971年に発案したことに端を発している。発案を受けて厚生省は研究会を発足し検討に入ったが，片平洌彦が法律成立後に指摘しているように（朝日新聞夕刊 1979.9.18），この法律が企業の加害責任を明確にするのではなく恩恵的救済の性質を持つところに，スモン被害者や支援者は警戒と批判を強めていた。つまり，そもそもこの制度は薬害被害救済制度ではなく副作用被害救済制度であることが問題視されていたのである。一方で，和解の最終局面において国と原告団にとっての共通の障壁として，被告企業の1つである田辺製薬株式会社が和解に応じようとしないという問題があった。そうしたなかで，国は田辺製薬への資金援助をおこなうために救済基金を活用する枠組みを案出した（実川編 1990）。そして同時に救済基金をスモン被害者への補償にも利用することによって，田辺製薬の企業存続への懸念と薬害被害者の救済への主張は形式的整合を見ることとなった。また，この枠組みで企業責任があいまいになるとの批判については，薬事法の改正によって国と企業の責務が明確になることをもって一定程度緩和されることとなり，薬事二法を和解局面での運動目的として位置づけることが可能となった。最終的には，こうして「薬害根絶とスモン全面解決が国会の法案との関係で進行するというたたかいの状況は，これまでの公害闘争が経験したことのない『立法闘争』を抱えたたたかいとして新しい峰への運動となってゆくのである」（スモンの会全国連絡協議会 1981b：104）と述べられている通り，薬害被害者組織が薬害根絶のための具体的政策を動かしたとの自己認識を獲得するにいたった。サリドマイド薬害によって転換した薬事行政の抜本的転換は，東京訴訟スモン判決文において，「新たな行政需用に対応してより積極的な薬務行政を展開するためには，まず，それに適した薬事法の改正が必須とされるのである」（スモンの会全国連絡協議会 1981b：103）との裁判所の指摘通り，薬事二法の成立をもって1つの完結をみることとなった。

## *4*　薬害エイズ・薬害ヤコブ病と生物由来製品・血液行政

### 血友病患者と血液供給システムの危機

1970年代末ごろから1980年代末ごろにかけて，当時は未知のウイルス感染症であったエイズ（後天性免疫不全症候群）の原因ウイルスであるHIV（ヒト免疫不全ウイルス）がアメリカ合衆国から輸入された血漿分画製剤や原料血漿に混入し日本にもたらされた。当時，輸血用血液製剤（これには全血製剤，赤血球製剤，血小板製剤，血漿製剤が含まれる）は，国内での献血によって日本赤十字社が供給していたが，血漿分画製剤は90％を輸入に依存していたため日本の医療機関で使用されていた血漿分画製剤の原料はほとんどがアメリカから輸入されているものであった。アメリカから輸入されていた血漿は，プラズマ・センターと呼ばれる民間事業者による有償採血（買血）によるもので，感染症リスクの高い供血者が多いと言われていた（青木 1999）。輸血用の血液製剤（コラム4参照）は，一人の献血者ごとに採血バッグがそのまま医療機関に供給されるものであることから，患者が大量に輸血をおこなったとしても供血者の数はせいぜい数人に限られる。一方，血漿分画製剤は，数千人分以上から採血した血漿をプールして，必要なたんぱく質を取り出すことによって製造されていた。そのためにウイルス感染が拡がりやすかったのである。HIVを例にとると，供血者の一人だけがHIVに感染していただけで，同じプールで製造された最終製品すべてにHIVが混入してしまうという問題が存在していた。血漿分画製剤には幾つかの種類があったが，HIVというウイルスの性質上，感染力を維持したウイルス粒子は，主に血友病患者が治療に使用する血液凝固因子製剤のみに残存していた。結果として，血友病患者等1433人（同じ製剤を使用する類縁疾病患者20人を含む）がHIVに感染した。2021年5月31日までにこれら1433人のHIV感染者のうち，412人がエイズ関連疾患で亡くなっており，同様にアメリカから輸入された血液製剤で感染したHCV（C型肝炎ウイルス）による肝疾患や出血などで316人が亡くなっている（血液凝固異常症全国調査運営委員会 2022）。HIVに感染した血友病患者らは，血液製剤の安全対策を怠ったとして，国と製薬企業5社を相手取って民事裁判を提起した。これが薬害エイズ裁判である。

薬害エイズ裁判は，1989年5月8日に大阪地裁に提訴されたが（東京訴訟は東京地裁に10月27日提訴），同年11月に財団法人献血供給事業団の青木繁之（当時）は，大阪HIV訴訟原告番号1番で原告団長の赤瀬範保から手紙を受け取っている。

> （前略）私のよりどころは，血液行政の無策を突く事なのです。昭和50年の報告書に始まった血液行政の改善が，何らの手もうたずに終わった，厚生省，日赤，委員に連なる先生方の責任を，法廷の場で明らかにしたいの一念であります。
> 一億円を手にする事が目的ではなく，血液行政の改革をいかに促すかに私の命を投げ出しているのであります。
> 私は使えない金などもらってもどうしようもありません。
> 男一匹死ぬのです。個人的な夢を求めるのか，社会的に役立つ事に夢を持つのか求めるのか，後者を選ぶのが普通の男の夢であろうと考えています。
> 極端な表現を許して頂くならば，自分の裁判が勝つ事よりも血液行政の本当の改革が行われるのならば，裁判の勝敗など私はどちらでもいいのです。
> （後略）（青木 1999：139）

大阪原告団の初代団長である赤瀬は，四代目である筆者よりも26歳年長で，親分肌の人物であった。原告団の代表が裁判に勝って救済されることよりも，血液行政の改善が重要であるとする主張をした理由は，決して赤瀬の個人的資質によるものだけではない。それは，当時裁判に向かった被害者たちが持つ自らの死に対する不安と，被害をもたらしたと考えられる者たちへの怒りの表出であり，自身を鼓舞する決意表明であったと思われる。

赤瀬は提訴時の声明文で，「血液由来のエイズ感染者に『黙って死ね』『文句言わずに死ね』と言わんばかりの厚生省のやり方，私は納得がいかないのである。我々の仲間には，死んでも何らの救済の道もない，言わば犬死に同様の者がいることを知って頂きたい。葬式すら密かに行われ，カルテに別の病名が記載される状況は悲惨としか言いようがない」（池田 1992：263）とストレートに怒りを表している。薬被連加盟団体は，被害者が再発防止を求める理由として，二度とこのような悲惨な被害を繰り返して欲しくないという思いがあるからだと主張しているが，赤瀬同様にその原点には怒りの情念が存在している。

## 買血から献血へ

薬害エイズの被害は，化学物質の害作用によるものではなく血液に混入した病原体によるものであるために，被害者の求める再発防止策の矛先は必然的に血液行政に向かうことになる。赤瀬が青木への手紙で，「血液行政の改善が，何ら手を打たずに終わったと」評価を下した昭和 50 年の報告書とは，厚生大臣の私的諮問機関である血液問題研究会の 1975 年の意見具申のことを指している。この意見具申は「医療に必要な血液は，すべて献血によって確保されるべきである」と述べており，これが実現されていれば血友病患者等の HIV 感染は避けることができたのではないかと考えられたのである。同年には，世界保健機関（WHO）も「無償献血を基本として各国の血液事業を推進するべき」と勧告している。

日本の血液事業は，1950 年に，GHQ の指示で設置された民間の血液銀行による買血から始まる。1952 年には日本赤十字社の血液銀行も開設されるが，献血は増えずに買血が主流となり，頻回採血による供血者の健康問題と血液の品質低下が問題となっていた。1964 年には，駐日アメリカ大使が輸血後に肝炎に感染した事件を契機として閣議決定による献血推進が進められ，1974 年にはようやく輸血用血液製剤の献血による供給体制が確立する。しかし，血漿分画製剤に関しては輸入買血由来の製品が占めたままであった（コラム 4 参照）。血液問題研究会の意見具申は供給体制確立の翌年に出されたものであった。しかしその後もアルブミンを中心とした血漿分画製剤や原料の輸入量は増加の一途をたどることになる。アメリカの防疫センター（CDC）が週報（MMWR）で三人の血友病患者に免疫抑制性の疾患が認められたことを報告したのは 1982 年 7 月 16 日（IOM 1995=1998）だが，この年のアルブミン使用量は，原料血漿ベースで 267 万リットルに達していた（厚生省薬務局生物製剤課 1990）。2020 年時点でみると，日本国内で必要な血漿分画製剤を製造するために使う血漿量は約 124 万リットル（厚生労働省 2019b）であるから，1982 年にはその 2 倍の量が消費されていたことになる。ちなみに1985年には384万リットル（厚生省薬務局生物製剤課 1990）に達し，世界全体の消費量の3分の1の量に匹敵するにいたった。

## 血液行政の改革に向けて

こうした当時の状況を踏まえ，1996年の裁判和解成立直後から大阪HIV訴訟原告団・弁護団と東京HIV訴訟原告団・弁護団は合同で，血液事業プロジェクトを組織し，血液事業法の成立に向けた活動を開始した。買血が多かった時代の「採血及び供血あつせん業取締法」は，主に供血者の保護を目的とした法律であったが，薬害エイズ被害者にとっても血液行政担当者にとっても，血液の安全性確保が急務であるとの認識は一致しており，新たな法整備に安全性確保という目的が掲げられることは必然であった。

中央薬事審議会（現在は薬事食品衛生審議会と改称）は，先述の薬事法（現在の薬機法）にもとづいて設置される厚生大臣の諮問機関である。1998年3月9日に，この中央薬事審議会の部会である中央薬事審議会企画・制度改正特別部会に臨時委員として，東京と大阪のHIV訴訟原告団からそれぞれ一名が参加した。現在では政策決定などに専門家以外が参加することはあたりまえになってきているが，当時は日本初の出来事であった。それまで薬害被害者は薬事行政の批判者として運動を展開してきたが，国の意思決定機関に直接関与するとは，その判断を誤れば加害者として指弾される立場に足を踏み入れることにもなる。こうした意味においてこの出来事は，被害者による再発防止活動の1つの転換点であったと思われる。これ以後は多くの薬害被害者が公的審議会の委員として活動するようになった。

薬害エイズ被害者が求める主な血液事業改革は，①血液製剤の国内献血による自給体制の確立，②安全対策の要として遡及調査体制(2)の整備，③大臣直下の血液事業安全監視委員会の設置，④患者の参加，⑤救済制度の確立である。ここでは詳しい論点にまでは立ち入らないが，結果として2002年7月25日に「安全な血液製剤の安定供給の確保等に関する法律（血液法）」と「改正薬事法」が，同年12月20日には「独立行政法人医薬品医療機器総合機構法（機構法）」が成立し，改正薬事法においては生物由来製品に関する安全基準が規定され，生物由来原料のドナー管理はより厳格なものとなり，遡及調査の体制も整備された。また血液法には，有償採血（買血）の禁止や国内自給原則が盛り込まれるとともに，機構法改正によってスモン和解時に成立した医薬品副作用被害救済制度が生物由来製品に拡張されることとなった。血液事業安全監視委員会は，薬事食品衛生審議会血液事業部会の一委員会である運営委員会として設置されるにとどまったものの，この委員会においても薬害エイズ被害者は当事者委員として血液製剤の安全性・安定供給確保に関する責任の一端を担うこととなった。

## *5*　薬害根絶は可能か

上述の通り，薬事行政はサリドマイド薬害を転機として，偽薬や不良品を取り締まるものから現実の医療行為に則した有効性と安全性を確保する役割を担う方向に大きく舵を切った。こうした流れは世界的であったが，製薬産業の大規模化・国際化の進捗は，国家の枠組みを超えて，各国規制当局間の国際標準化を要請してゆくこととなる。1990年には，欧州，アメリカ，日本の3地域の規制当局によって医薬品規制調和国際会議（ICH3）が創設され，三極の規制当局の医薬品に関する規制制度の調和がめざされるようになり，2015年には，よりグローバルな枠組みとして，スイスで医薬品規制調和国際会議（International Council for Harmonization of Technical Requirements for Pharmaceuticals for human use：ICH）の名称で法人化された。

また，日本で使用される医療用医薬品の日本企業シェアは，57～61％程だが（林 2012），新薬候補物質の創出企業で見てみると世界でのシェアは，2006年～2011年の分析で15.1％に過ぎない（源田 2012）。また，国内企業も売り上げ高に占める海外市場の比率が増加しており，医薬品の開発環境や市場環境のグローバル化が進んでいる。その一方で，人類にとっての疾病リスクは，感染症が主たるリスクであった開発途上国も含め，高齢化や生活習慣の変化に伴って生活習慣病領域にシフトし，この領域においては画期的新薬が開発しにくくなっている。これは，企業にとってみれば，大きな投資を必要とする割には成功率が低いハイリスク・ハイリターン化であり，より巨額な研究開発費とプロモーション費用が必要になることを意味する。その結果，製薬企業はグローバル化・巨大化し，売り上げ高3兆円を越える規模の企業が上位を占め，これら企業活動の医療に与える影響はより増している。日本の国民医療費は，2021年度で，44兆2000億円であり，その約25%を医薬品が占めていると推計されている（厚生労働省 2022f）。この，約11兆円市場をめぐる企業活動は，さまざまな形で医療に影響を及ぼしている。具体的には，医師がある医薬品の使用の可否を判断するとき，医薬品規制当局の評価の下で作成される添付文書等だけを参照するわけではなく，その医薬品に関する論文や企業の提供する情報，治療ガイドラインなども参考にしながら総合的に判断するが，情報の多くが製薬企業の資金に依存している。行き過ぎた企業活動は，研究不正という形で問題化することもあるが，明らかな不正ではなくとも企業の期待する結果をもたらす研究に資金が集中することにより，結果として特定の医薬品の有効性に着目した論文数が増加するという現象（いわゆる出版バイアス）も生じている。

こうした状況の下で薬害の再発防止を実現するためには，単に製品単位で企業を規制する枠組みを基本とする薬事行政のみに着目するだけでは十分とは言えない。医薬品使用の現場である医療システム全体を統制する複数の枠組みによっても，薬害防止の責任配分をする必要がある。具体的には，保険療養の中身を規定する保険行政や，医師の行為や医療機関を統制する医政行政の役割が重要となる。

日本の医療制度は国民皆保険による現物給付を基本としており，被保険者（主に患者）は自由に保険医療機関を選択し，保険療養の範囲内の治療を一部負担で受けることができる。保健医療機関はおこなった治療費を保険者（健康保険組合など）に請求し，保険者から医療機関に直接医療費が支払われる仕組みとなっており，被保険者は保険者に医療費を請求する必要がない。このとき支払われる医療費の単価は，公定価格として診療報酬点数表という公文書に定められており，2年に一度改定することになっている。こうした制度の下，医薬品価格も公定価格（これを「薬価」と呼ぶ）として定められており，医療の単価も薬価も全国一律となっている。診療報酬点数表には，医療行為のさまざまな要件も定められており，これら要件を満たさない請求は審査・査定を通じて支払いがおこなわれない場合もある。薬害防止の観点からは，こうした仕組みを利用して，特定の薬剤についてはその薬剤使用に関する専門的知識と経験を有した医師だけが処方し，同じく専門的知識と経験を有した薬剤師とともに使用した場合だけ，保険で支払われるようにすれば，薬事行政をはるかに越える強力な規制となる。だが，日本の医師は保険療養においてかなり自由な裁量権を有してきた経緯から，医師の裁量権を狭める規制はおこないにくいという事情がある。そこで，これまでは薬事行政側が企業に販売先を限定する条件を付与するなどして，間接的に処方医を絞る規制をおこなってきた。近年やっと高額な薬剤について，薬事行政側が作成するガイドラインに沿って使用することを処方の条件にする例（保医発0221第3号 令和2年2月21日ほか）が生じていることは，こうした現状を打破するきっかけとして期待される。

また医政行政は，医師の医療行為や処方に対する規制を強めることには消極的である。これは，1889年の薬品営業並薬品取扱規則（薬律）制定時に医薬分業の法制化をめざしながらも，結局医師の調剤を禁止することは叶わなかった当時の政府と医師と薬剤師との政治的力関係（天野 2000）が，現在にいたるまでさほど変わっていないことも理由となっているのかも知れない。今後は，医薬品を安全に使用することができる施設要件の強化や専門医制度の整備によって，専門領域の医師のみ処方可能な医薬品承認のあり方が検討されることを期待したい。

医薬品が国による承認によって医薬品として販売されることは冒頭に述べた通りだが，再生医療等製品や条件付き早期承認制度など，原則通りのRCTに基づいた有効性・副作用の確認手続きを省略して医薬品を承認する制度が拡大しつつある。わたしたち被害者団体は，こうした制度に強い警戒感を抱いているものの，こうした制度を社会が求めているとも言うことができるし，制度拡大の理由は不当なものであるとは言いきれない現実がある。進行がんのように治療法が他に存在しない予後不良の病態であれば，たとえリスクが高くても治療効果が期待される薬を使ってみたいと考えるのは，自然なことであるし，早期承認のための条件緩和制度は医薬品承認時における綜合判断の拡張制度と言うこともできる。また，新型コロナウイルス感染症（COVID-19）のパンデミック時においては，政府が公衆衛生上の政治判断にもとづきワクチンや治療薬をできるだけ早期に確保するために，別途特例承認制度や緊急承認制度によって承認条件の緩和がおこなわれる。これらは，より広く社会全体の利益となるための承認条件の緩和制度であって，個々の医療行為の実情にもとづく早期承認とは異なる文脈のものである。しかしながら，そうであっても医薬品が最終的に使用されるのは臨床現場であることには変わりないし，つまるところ限られたデータにもとづく処方や投与の決断に帰結する。そしてこの決断は，パンデミック下であれば，社会全体への感染症蔓延を防ぐという大義と個人のリスクや損失が交錯する領域でおこなわれることになる。こうした決断をいかに適切におこなうことができるかは，医療制度にも大きく依存すると言わざるを得ない。ゆえに薬害再発防止を構想するためには，予防領域を含むヘルスケア・システム全体を俯瞰・評価することがより重要な課題となる。

**注**

(1)　細胞自体が生着し患者の組織を修復することをめざす医療を再生医療と呼ぶ(臓器移植や骨髄移植もその意味では再生医療だが，一般的には移植医療は再生医療には含まない)。再生医療の場合，元になる細胞を加工・培養して患者に投与するが，この培養された細胞を細胞治療薬として販売するときには再生医療等製品としての承認を受けることになる。また，細胞の生着をめざさず，その細胞から産生されるたんぱく質の治療効果を期待する細胞治療薬も再生医療等製品とされている。

元になる細胞には，患者自身の細胞由来の場合と細胞提供者（ドナー）由来の場合があり，前者を自家細胞，後者を他家細胞と呼ぶ。人工多能性幹細胞（iPS細胞）には自家由来と他家由来があり，胚性幹細胞（ES細胞）は他家由来細胞である。

細胞を加工するにあたって，とくに遺伝子の工学的改変には，遺伝子加工ツールを細胞内に導入するためにウイルスやDNA分子が利用される，これらをベクターと呼ぶ。患者にベクターを直接投与して，生体内体細胞に遺伝子を導入し疾病治療をめざす遺伝子治療薬も薬機法上においては再生医療等製品のカテゴリーに入れられている。

(2)　ある供血者の血液に含まれる病原体を調べる検査で陽性反応があった場合，過去の供血時点で陰性だったとしても，陰性時点においては検査で検出できなかった病原体が存在する可能性がある。そこで，その供血者すべての血液を回収するとともに，すでに使用された場合は患者への感染が無いかどうか調べる一連の手続きを供血者発の遡及調査（ルック・バック）と言う。血液製剤使用後に患者が献血由来の病原体に感染していることが確認された場合，その使用された血液製剤の供血者に遡って，当該供血者由来の血液製剤を回収する一連の手続きを受血者発の遡及調査（トレース・バック）と言う。なお，対象とされる病原体はHIV，HCV（C型肝炎ウイルス），HBV（B型肝炎ウイルス）である。ただし，血漿分画製剤原料の場合は，2003年11月7日付の通知によって，50検体の核酸増幅検査（PCR）で陰性の場合でかつウイルスを10の9乗分の1に減らすことができるレベルの不活化処理（ウイルスの病原性を排除する処理）をおこなっている場合，製品になった血漿分画製剤は回収を要しないこととされた（薬食審査発第1107001号，薬食安発第1107001号，薬食監発第1107001号，薬食血発第1107001号，（社）日本血液製剤協会理事長あて厚生労働省医薬食品局審査管理課長，安全対策課長，監視指導・麻薬対策課長，血液対策課長通知）。

第4章

# 医療の不確実性と薬害

中川輝彦

## 1　薬害と医療

### 薬害と「加害－被害図式」

薬害とはなにか。薬害を社会内のできごとと見なして，先の問いを規範的な問い（＝なにが薬害と見なされるべきか）ではなく記述的な問い（＝なにが薬害と見なされているのか）と解するなら，その答は次のようなものになろう。

薬害は，あらゆる社会内のできごとと同じく，人間の意味付与によって成り立つ。医薬品による健康被害が「薬害被害」と意味付けられて薬害になる。その意味で薬害は「生じる」というより「成立する」または「構築される」。医薬品による健康被害のすべてが薬害被害になるわけではない。薬害被害の「被害」は，こんにちでは患者という「被害者」と対置される「加害者」の存在を含意している。誰かの落ち度があったから，すなわち誰かがおこなうべきことをおこなわなかったから，またはおこなうべきではないことをおこなったから被害は生じた，つまりその「誰か」が十分に良心的ならば被害は避けられたという含みが，そこにはある。こうした「加害－被害図式」（本郷 2017：19）による解釈を人びとが受け入れるところに，こんにちの薬害は成立する(1)。

薬害の多くは，紛争を通じて成立する。紛争は，特定の医薬品の投与後に健康を害した患者らが，その原因を当該医薬品に求め，その医薬品の承認・製造・販売・使用に関与した個人や組織（製薬企業や政府など）の道義的・法的責任を追及する，つまり「加害者」として告発するところに始まる。「加害者」とされた側が，告発をそのまま受け入れることはまずない。ここに紛争が発生する。法廷での争いになることもある。そこでは「加害者」の過失の有無や軽重が主要な争点となるだろう。加えて医薬品の投与と患者の健康状態の悪化の因果関係の有無，健康被害の予見可能性などさまざまな論点が争われるだろう。マスメディアを通じて，紛争の存在が広く知られ，さらに患者たちの主張が人びとの支持を得て正当性を獲得すると，そこに薬害が成立する（本郷 2017：18-20）。

本章では，現在，実施されている医療を医薬品による健康被害のリスクを伴う営みとして捉えて検討し，現代日本における薬害の成立の可能性および条件を考察する。焦点となるのは，医薬品による健康被害に対する「加害－被害図式」の適用可能性である。

## 患者の選択としての医療

本章執筆時点の2022年6月において，日本で健康被害または薬害が懸念されている医薬品の1つは，おそらく新型コロナウイルス感染症（＝COVID-19）の病原体である新型コロナウイルス（＝SARS-CoV-2）に対するワクチン（以下，「新型コロナワクチン」）であろう。2021年2月以来，日本政府は国民（実際には住民）を対象とする接種事業を，予防接種法（2020年12月9日に改正・施行）を根拠に進めてきた。その結果2022年6月末時点で2回接種を受けた人が人口の8割，3回が6割を越えているが，これら接種を受けた人びとがワクチンの安全性を必ずしも確信して接種を受けたわけではない。ワクチンの安全性に，いくばくかの不安を抱えつつ接種を選んだ人も少なくないだろう[(2)]。

日本政府もまた新型コロナワクチンによる健康被害のリスクを認めている。ワクチンの接種により健康被害が発生した場合，その人は予防接種健康被害救済制度の対象となる。ワクチンの接種による健康被害は避けようがなく，「救済」の対象だが賠償の対象ではない。これが政府の見解または主張である。これは暗に「加害－被害図式」の適用可能性を否定している。ではこのような「加害－被害図式」の否定は，どのように可能になっているのか。

新型コロナワクチンの接種事業は，政府と自治体により進められており，各自治体は，接種会場を設置するとともに，接種対象者の住民に「新型コロナワクチン接種の予診票」(以下，「予診票」)（厚生労働省 2022c）や「新型コロナワクチン予防接種についての説明書」（以下，「説明書」）（厚生労働省 2022d）などを送付し，接種を呼びかけている(3)。「説明書」は，ワクチンごとに用意されているが，ワクチンの特性以外の部分はほぼ同じ内容である。本章では，ファイザー社製のワクチン「コミナティ筋注」の「説明書」を検討する。この説明書は「新型コロナウイルスワクチン接種について」「ワクチンの効果と投与方法」「予防接種を受けることができない人」「予防接種を受けるに当たり注意が必要な人」「接種を受けた後の注意点」「副反応について」「予防接種健康被害救済制度について」「新型コロナウイルス感染症について」「今回接種する新型コロナウイルスワクチン（ファイザー社製のワクチン）の特徴」の各項目からなる。「予診票」は，接種に際して，一部内容を，原則として被接種者本人による記入のうえで提出しなければならない。

「説明書」は，ワクチンの接種により見込まれる患者の利益とリスクを提示している。「ワクチンの効果と投与方法」の項では，ワクチンの接種により被接種者に見込まれる利益が示される。同項は2回接種者の「発症予防効果は約95％と報告されています」(接種していない人々に比べて発症する可能性が20分の1であると述べている）とあり，ワクチンの有効性を数値化された蓋然性で提示している。

「説明書」の提示するリスクは，次の通りである。「副反応について」では「注射した部分の痛み，頭痛，関節や筋肉の痛み，疲労，寒気，発熱等」に加えて「稀に起こる重大な副反応として，ショックやアナフィラキシー」があげられている。また「ごく稀ではあるものの」と断ったうえで「ワクチン接種後に心筋炎や心膜炎を疑う事例」や「mRNA ワクチン接種後にギラン・バレー症候群」の発症(4)が報告されていることが記載されている（「予防接種を受けるに当たり注意が必要な人」の項では，誰が副反応のリスクが高いかも示されている)。また「新しい種類のワクチンのため，これまで明らかになっていない症状が出る可能性があります」と，未知の副反応のリスクも示されている。「予防接種健康被害救済制度について」の項では，リスクの深刻さについても言及されている。死のリスクこそ明示されていないものの「極めて稀」だが「健康被害（病気になったり障害が残ったりすること）が起こること」が指摘されている。どのような副反応が発生するかは蓋然的にしか予測できないのであり，可能性は小さいものの深刻な結果を招きうること，また副反応に関する知見は暫定的なものであるというメッセージが，ここには見られる。

このように「説明書」は，新型コロナワクチンの接種を，リスクを伴う選択として描いている。ワクチン接種には，被接種者の健康さらには生が賭けられている。ワクチンは被接種者の健康を守るかもしれないが，必ずしもすべての被接種者を守るわけではない。しかも副反応とそれに伴う健康被害（死にいたったり，その後の生活に支障をきたす深刻なものかもしれない）のリスクもある。

そこで問題となるのが，誰がワクチンの接種という選択をおこなうのか，である。ここで選択者と見なされるのは，通常，接種の対象となる個人である。「予診票」は，「医師記入欄」と通常は被接種者が記入すべき欄とに分かれている。被接種者による記入欄には「質問事項」とそれに対応する「回答欄」および「新型コロナワクチン接種希望書」（以下，「希望書」）がある。「希望書」には「医師の診察・説明を受け，接種の効果や副反応などについて理解した上で，接種を希望しますか」とあり，「接種を希望します」と「接種を希望しません」のいずれかにチェックを入れるようになっており，記入日と「被接種者または保護者自著」と記された署名欄がある。ここでは（16歳未満の人や成年被後見人を除き）ワクチンの接種は被接種者の希望により行われる行為として位置付けられている[(5)]。接種事業では，接種対象者はすべて接種で見込まれる利益とリスクを理解して接種を受けるか否かを選択した人として通常扱われる。被接種者は自らの「希望」で接種を受けたと見なされるのである。

以上のように接種事業では「国民」一人一人が新型コロナワクチンの接種の選択者であることが強調されている。

先の問いに戻ろう。「加害－被害図式」の適用可能性の否定は，ワクチンの接種に関して被接種者を選択者として描くことで果たされている。ワクチン接種による健康被害が生じたとしても，接種が被接種者の選択であり，また健康被害が選択に際してあらかじめ提示されていたリスクの現実化である限り，そこに「加害－被害図式」を適用することは難しい。ここに成立するのは，被接種者はリスクを承知で接種を受けることを選び，不運にも健康被害が生じたという説明だからである。この説明に「加害者」が存在する余地はない。

以上の分析を一般化するなら，医薬品による健康被害は，被害を生じさせた投薬が患者自身によるリスクを伴う選択の結果として了解されている限り，「加害－被害図式」は適用できない，という命題になろう。健康被害を生じさせた医薬品の投与が，リスクを承知したうえでの患者の選択であり，かつ健康被害が（患者の承知している）リスクの現実化である限り，そこに「加害者」が介在する余地はない。ここでは健康被害は患者の選択の結果なのである。

こんにち，薬害成立の必要条件は，医薬品による健康被害に「加害－被害図式」が適用されることである。「加害－被害図式」の適用可能性は，患者の選択としての医療という図式のリアリティにより左右される。この図式が確固たるリアリティを有している限り，薬害は成立しないということである。では「患者の選択としての医療」という図式のリアリティを支えているものはなにか。次にこの問いを考えよう。

## 2　現代医療の構造

### 医療の不確実性

患者によるリスクを伴う選択としての医療という図式は，2つの要素からなる。1つは「リスクを伴う選択としての医療」という図式であり，もう1つは「医療の選択主体としての患者」という図式である。これらのリアリティは，それぞれなにが支えているのか。

1つめの要素から考えよう。「リスクを伴う選択としての医療」という図式の前提には，医療には「不確実性（uncertainty）」（Parsons 1951=1974：444，外国語文献からの引用にさいしては訳書を参照しつつ訳し直している）が付きまとう，つまり個々の患者の経過や転帰（outcome）を確実に見通すことはできないという了解がある。医療は，通常，患者の心身に望ましい変化を促すこと，または望ましくない変化を抑えることを意図しておこなわれるが，意図した結果が得られるとは限らないし，意図しない望ましくない結果が生じることもある。そうである限り，医療はリスクを伴う選択として立ち現れざるを得ない。

なぜ医療に不確実性が付きまとうと了解されているのか。医療は「科学的知識の応用」として制度化されている（Parsons 1951=1974：427）。現代医学・薬学の大前提は，科学的知識は不完全であり，人間の身体の仕組みや医薬品（として使われる物質）の作用はすべて解明されたわけではなく「未知の要素」（Parsons 1951=1974：444）が残されているというものである（仮に完全なら，それ以上の探求は不要である）。こうした大前提からは，診療に際して「未知の要素」が個々の患者の経過や転帰の確実な予測を妨げるという了解も導かれる。

医療の不確実性の了解は，現代医療の構成要素である。医療の制度的枠組みは，この了解を前提に組み立てられている。診療契約（一般に医師が患者を診療している場合，法的には，医師（または医療機関）と患者の間には「診療契約」といわれる契約が成立していると見なされる）を例にとろう。この契約で医師・医療機関に課されるのは「その有する専門的知識と技術を駆使して，患者の診断・治療を行」い「治癒の結果達成に努力する」責務であって，「治癒結果を達成すること」ではない。その理由は「人体が完全に解明され尽くした存在ではないこと」，したがってどれほど高度な技術と強い熱意によっても意図した結果が得られない可能性や意図しない望ましくない結果が生じる可能性を排除できないこと，つまり医療には不確実性が付きまとうことにある（手嶋 2016：219）。

### インフォームド・コンセントの手続き

もう1つの要素，つまり「医療の選択者としての患者」という図式はどうか。この図式のリアリティを支えるのは「インフォームド・コンセント（informed consent，以下 IC）」の手続きである。患者の同意（consent）を得ない限り，医療上の処置を始めてはならないという「同意原則」は，古くからの医療の規範である。近年ここに加わったのが「説明原則」である。これは，患者から同意を得る際には，推奨する医療の内容や見込まれる患者の利益およびリスク，代替的なオプション（についての同様の情報）などを伝えなければならないというものである。医師側が説明原則に則った説明をおこない患者の同意の有無を尋ねる手続きが「IC の手続き」であり，そこで得られる同意が「IC」である。

アメリカ司法への説明原則導入の嚆矢となった1957年のいわゆる「サルゴ判決」は，「医師らは」患者に対して「提案した治療への患者の知的な同意のために必要なあらゆる事実を開示する義務があった」と指摘している（Faden and

Beauchamp 1986=1994：103-104)。日本の司法への説明原則の導入は1970年代以後である。当初，説明すべき事項とされたのは，医療の内容とその実施に伴うリスクであった。その後，1980年代には代替的なオプションを説明すべき事項とする判決が出るなど，説明原則において説明すべき事項は拡張された（新見 2001：98-103)。

同意原則に説明原則が加わったことを受けて医療機関にICの手続きは普及していく。この手続きは「説明と同意」または「インフォームド・コンセント」の名で人口に膾炙していく。こうした普及の具体的な年代・プロセスは明らかではないが，おそらく1980年代後半から1990年代前半以後のことと推測される。日本医師会が第二次生命倫理懇談会を開き，ICについて検討したのが，1988年から1990年にかけてである。また日本で「説明と同意」や「インフォームド・コンセント」を冠する図書が刊行されるのは，1990年以後である。厚生省は1993年から1995年にかけて「インフォームド・コンセントのあり方に関する検討会」を開いている。

ICの手続きでは，患者は医療の選択主体として扱われる。確かに説明原則抜きの同意原則のみでの同意取得の手続きでも，患者は医療を受けるか否かを選択する主体である。しかしそこでは患者は，医療の内容やリスクなどについて詳しくは知らないままに選択する，つまりある医師または医療機関に自分の身を委ねるか否かだけを選択するにとどまる。これに対してICの手続きでは，患者は，見込まれるリスクと利益を踏まえて医療を受けるか否かを，また複数のオプションのある場合はどのような内容の医療を受けるのかを選択する。

実際に患者が説明された情報を踏まえて選択するとは限らない。医師に言われるままに同意する患者も少なくないといわれる。アメリカにおけるICの手続きの導入による変化について，実態としては「なにも変わらなかった」（Faden and Beauchamp 1986=1994：90）と評する論者もいるほどである。しかしICの手続きを経て表明された同意（あるいは拒否）は説明された情報を踏まえての患者による選択として，少なくとも司法や行政などの制度的文脈では扱われる。その意味でICの手続きは，患者が医療の選択主体であることを宣誓する儀式であるといえよう。

この点，予防接種は通常の診療とはやや事情が異なっている。接種対象者自身の関心というより，公衆衛生上の関心から，特定の人びとに接種が強制されることもあるからである。しかし現在では，多くのワクチンの接種はICやそれに類する手続きを踏まえておこなわれている。

そうなった経緯は，次の通りである。第二次世界大戦後確立した予防接種行政は，接種をおこなわないことのリスク（＝感染症の流行のリスク）を避けるために，一部のワクチンについては強制接種をおこなっていた。予防接種による健康被害については「不可避なものであり，やむを得ないと考えられていた」のである。しかし1980年代後半になると国内で，接種による健康被害は「「回避するべき」もの」とする見解が有力になってくる。1990年代になると，実際にそうした見解に則った判決が相次ぐ。このことを受けて，行政は多くのワクチンに関して「国民を規制し強制して予防接種を受けさせること」を諦め「予防接種の条件整備を進める存在へと行政の役割を再定義」した（手塚 2010：283-285）。こうして予防接種においてもICに類する手続きがとられるようになる。前述の新型コロナワクチンの接種事業も，再定義された「行政の役割」に則っておこなわれており，原則として接種対象者が接種を受けるか否かを選択する仕組みになっている。

以上の医療の制度的変更（具体的には説明原則の追加や予防接種行政の変化）に伴い，ICやそれに類する同意の手続きが制度化されていく。これにより，選択主体としての患者という図式もまたリアリティを帯びてきたと考えられる。

### 医薬品の有効性と安全性

ここであらためて医療の不確実性に注目しよう。以下では，医薬品の有効性・安全性に関する現代医学・薬学の知見は，個々の患者／ケースについては不確実な見通しか与えないことを指摘する。では現代医学・薬学は，医薬品の有効性や安全性をどのように語るのか。

有効性から考えよう。まず注目すべきは「有効性」の多義性である。広義の「抗生物質」（＝体内で選択的に抗菌作用を発揮する物質）を例にとると「有効性」は5つの意味に区別される。①既存の知見から推論された（以下の②③④⑤いずれかの意味での）有効性。②試験管内（in-vitro）での有効性，つまり生体外の人工的環境（例えばペトリ皿）で標的となる細菌の増殖を阻止するという意味での有効性。③生体内（in-vivo）での有効性，つまり当該物質が活性を失うことなく生体内で感染病巣，つまり標的の細菌が増殖している場所に到達し最小発育阻止濃度に達するという意味での有効性。④臨床での有効性，つまり当該物質を投与された患者の感染病巣から細菌が消滅し，症状が消失し，患者が回復するという意味での有効性。⑤「社会での効果」，つまりある社会で当該物質が医薬品として利用されるようになり，「その細菌感染症による被害を避けたり，また簡単に回復したりする」という意味での有効性。なお①の意味での有効性が推定されることは，②の意味での有効性を保証しないし，②の意味での有効性は③の意味での有効性を保証しない。同じく③は④を保証しないし，④は⑤を保証しない（佐藤 2001：92-94）。

患者の診療で主に問題になるのは，④の臨床での有効性である。上記では抗生物質に限って「有効性」の意味を検討したが，それ以外の治療薬においても臨床での有効性が患者の回復に焦点を合わせているところは同じである。ただし治療薬でも患者の回復が直接の評価基準にならないものはある。例えば抗がん剤は，回復や寛解ではなく，腫瘍の縮小の程度が効果として測定されることもある。ワクチンは，どれだけ発症または重症化を防ぐかで有効性が評価されることが多い。

では臨床での有効性は，どのように測定されるのか。現在，その方法として最も信頼されているのはランダム化比較対照試験（RCT）である。これは，おおよそ次のような方法である。①測定対象となる医薬品（新薬の承認であれば医薬品候補）の有効性が見込まれる人びと（例えば特定の疾病の患者）を母集団（＝そこから被験者が抽出される集団）として設定し，そこから被験者を抽出する。②次に抽出された被験者を，無作為に２つのグループに分ける。「無作為に」とは，どちらのグループに属するかの確率が被験者全員同じという意味である。通常，被験者は，おおよそ２分の１の確率でどちらかのグループに振り分けられる。③一方のグループには効果を測定しようとしている医薬品（候補）を，もう一方のグループには偽薬ないし従来その母集団に属する患者に使われてきた医薬品を投与し，その後の経過を観察・記録する。④観察された変化にグループの間で差が見られるのか，（見られるとして）その差は偶然に生じたものか，どのくらいの差が母集団で見込まれるのかなどを統計学的に推測する。この差

が，研究対象の医薬品（候補）の有効性を示す指標となる。[(6)]

RCT は，ある医薬品が個々の患者に対して有効か否かを測定するわけではない。それは，特定の人びとからなるグループに対するその医薬品の作用を測定する。RCT は，個々の患者を前にした臨床での医薬品の有効性を蓋然性でしか語れない。RCT により「Xという疾病に対するαという医薬品の有効性が証明された」としても，それはXの患者すべてにαが望ましい変化をもたらす（または望ましくない変化を抑制する）ことを意味するわけではない。αを投与した患者のグループと投与しなかった患者のグループを比較した場合，αを投与したXの患者のグループの変化が，偶然とはいえない水準で，そうではないグループより望ましい方向に変化していることを意味するにすぎない。したがって「αはXに有効である」という命題は，αを投与されてもまったく「よくならない」患者もいるという事態が生じる可能性を否定しないし，実際，そうした事態は生じる。ある患者にある医薬品が「効く」か否かは，その医薬品を投与しなければわからないし，投与してその患者が回復したとしても，それは医薬品が「効いた」からか，それとも別の要因（例えばいわゆる「自然治癒」）で回復したのかを判別するのは，往々にして難しい。

では安全性についてはどうか。ある人にある医薬品を投与した場合の副作用（ワクチンなら副反応），すなわち意図された本来の作用とは異なる作用が生じるか否かも，現代医学・薬学は蓋然性でしか語れない。しかもその知見は暫定的である。「治験」といわれる医薬品の承認に際しての臨床試験（ここでは当該医薬品候補を実際に人に投与しておこなわれる研究を指す）では，副作用も検討されるが，通常，その発生する確率は低い。したがって治験の間にすべての副作用が判明するとは限らない。承認時点では発生していない副作用も，それは被投与者の数が少なく，発生確率が低いため，たまたま発生していないだけなのかもしれない。加えて長期の投薬が生じさせる副作用や，投薬から発生までの期間が長い副作用の同定は難しい。臨床試験が開始されてn年の医薬品について，投与後n＋x年に発生する副作用，またはn＋x年間にわたる投与により発生する副作用をあらかじめ知る術は原理的にない。理論的な推測は，あくまで推測である。

なお有効性も安全性も，通常，ただ一回の臨床試験で確定するものではない。

相対立する見解を提示する複数の臨床研究が併存することも珍しくはない。実際，複数の知見をどのように扱うのかという手法も現代医学・薬学では検討されてきた。検討対象の医薬品の作用についての臨床研究を網羅したうえで，そこに含まれるRCTの知見を「メタ解析」とか「メタアナリシス」と呼ばれる手法で統合・要約する手法は，その典型である。

現代医学・薬学は，医薬品の臨床での有効性や安全性を蓋然的にしか語ることができない。RCTで得られた知見にしても，その結果を統合したメタ解析で得られた知見にしても，そこで示されるのは検討対象の医薬品が望ましい，または望ましくない作用を発揮する蓋然性である。個々の患者に効くかどうか，副作用や副反応やそれに伴う健康被害が発生するかどうかも，個々の患者については蓋然性でしか語り得ない。医療の不確実性は，一部にはこうした現代医学・薬学の特性に由来する。

## 3　薬害の成立可能性

### 「加害－被害図式」の適用可能性

繰り返し述べてきたように，医薬品による健康被害が生じても，患者の選択としての医療という図式のリアリティが失われない限り，そこに「加害－被害図式」を適用すること（ひいては薬害が成立すること）は難しい。ではどのような場合に，そのような状況は生じるのか。

第一に，患者を診療し投薬を実施した医師・医療機関の（法的には例えば「過失」と見なされる）落ち度が指摘可能な場合である。これは，ICの手続きまたはその前提となる診断に落ち度がある場合と，患者の選択後の医療の実施に落ち度がある場合があろう。前者なら，例えば診断を誤ったとか，現代医学・薬学の知見に照らしてしかるべきリスクが説明されていなかったとか，しかるべき医療上のオプションが示されていなかったといった落ち度が考えられる。後者なら，投薬のタイミングや手順を誤ったとか，投薬すべき医薬品を取り違えたといった落ち度が考えられる。医師・医療機関に落ち度があれば，健康被害は，患者が承知していたリスクの現実化ではなくなり，「加害－被害図式」を適用する余地が出てくる。ただしこの場合，健康被害は薬害（被害）というより医療過誤の結果と見なされるだろう。

第二に，医薬品の承認・生産・流通，または複数の医療機関での使用における落ち度が指摘可能な場合である。医薬品は，行政による承認を経て製造・販売され，製造から使用にいたるプロセスも定められている。このプロセスで問題が指摘されることがある。例えばしかるべき方法で作られていなかったとか，しかるべき品質管理がおこなわれていなかったとか，そもそも定められた製造や品質管理の方法に問題があったうえ，それは事前に修正可能であったといった指摘が考えられる。あるいは不適切な仕方での投与が複数の医療機関でおこなわれており，しかるべき是正措置もとられなかったという指摘もありうる。これらの指摘が認められた場合は，「加害－被害図式」の適用可能性が高まるだろう。

### 医薬品の承認と「加害－被害図式」

患者の選択としての医療という図式のリアリティがいくら圧倒的であっても，「加害－被害図式」の適用による薬害の成立可能性を消去することはできない。このことを最後に指摘しておこう。

IC の手続きで患者に与えられるオプションは誰が選択するのかを考えよう。IC の手続きでは，患者にオプションを提示するのは医師であり，オプションの内容は医師が作成する。この作成作業に患者が参加することもある[(7)]。しかし医薬品の使用を伴う診療の場合，医師によるオプションの作成は使用可能な医薬品のレパートリーによって制約される。このレパートリーを制度的に定めるのは医薬品を承認する主体，つまり行政である[(8)]。行政がなにを医薬品として承認するのかを決定する。

医薬品を承認するか否かの決定は，治験の結果を踏まえておこなわれる。治験は，通常，３相の臨床試験からなる。

第Ⅰ相試験では，被験薬（＝臨床試験の対象となる医薬品（候補））が人（通常は健康な成人）に初めて投与される。被験者となるのは，多くの場合，健康な成人である。第Ⅰ相では安全性，忍容性（つまり「有害作用が被験者にとってどれだけ耐えうるかの程度」），薬物動態（薬物の吸収・分布・代謝・排泄など），薬物に体内のどの部分がどのくらい曝露するのかおよびそれを測る指標としてなにが適切かなどが調べられる（黒川ほか 2014：89-93）。

第Ⅱ相試験では，被験薬が初めて患者に投与される。その目的は大きくわけて2つあり，1つは安全性の確認である。確認されるのは「最大投与量の安全性，あるいは特定の"可能性のある"有害事象の発生の有無」である。ただし被験者は少数に留まるため発生頻度の低い有害作用については確認できない。もう1つの目的は「有効性に関して用量反応性を確認すること」，つまり「単なる薬効を確認するのみではなく，適切な投与量，投与間隔」が検討される。それらの結果を踏まえて第Ⅲ相試験が設計される（黒川ほか 2014：94-97）。

第Ⅲ相試験では，第Ⅱ相で確認された有効性や安全性についての知見がRCTを用いてあらためて検討される。二重盲検法（double blind test）を用いて，つまり投薬や診療にあたる医師にも被験者である患者にも，どちらを投与したのかを知らせずにおこなわれるのが原則である。安全性については，第Ⅲ相試験では第Ⅱ相試験より発生頻度の低い有害作用が検出可能である。ただしすべての有害作用が検出可能なわけではない（黒川ほか 2014：97-100）[(9)]。

ある医薬品を承認するか否かの行政の決定は，治験で得られたデータから自動的に導かれるわけではない。例えば，RCTから得られるのは医薬品の作用，つまり有効性や安全性に関わる数値である。現代医学・薬学は，ある被験薬の臨床における有効性や安全性について蓋然性を数値化して示せる。また有効性とリスクを比較衡量して，当該医薬品（候補）の承認により見込まれる得失を示せるだろう。しかし被験薬にどこまで有効性を求め，どのくらいのリスクを許容するのかを定め，それを医薬品として承認するか否かを決定するのは，医学・薬学ではなく行政である。より正確には，行政から承認審査を委託された人びと（医師や医学・薬学の専門家を含む）がその医薬品について評価し，それを受けて行政が決定するのである。それは当該国内の人びとすべてを拘束するという意味で「政治的」な決定である。

現在，医療の多くの場面で患者や予防接種の対象者は，医療を受けるか否か，どのような内容の医療を受けるのかを選択する主体として扱われている。しかし患者はすべてを選択するわけではない。医薬品の投与を含むオプションを患者に提示するのは医師であり，医師が使用可能な医薬品のレパートリーを定めるのは行政である。医薬品の承認は，患者を含む国民を代表する政府の決定だとしても，個々の患者の選択とはいえない。ここに，健康被害を生じさせた医薬品を承認した行政の判断を問題視する可能性，つまり「加害－被害図式」を適用する可能性，さらには薬害の成立可能性が存在する。

**注**

(1) 医療過誤訴訟においてもある種の「加害－被害図式」が用いられる。ただしこの場合「加害者」とされるのは，特定の患者を診療した医療機関またはそこに所属する医療者（とくに医師）である。これに対して薬害をめぐる紛争では，特定の医薬品の承認・製造・販売・使用などに関わった個人や組織が「加害者」と見なされる。

(2) 2021年3月から4月にかけておこなわれた「新型コロナワクチン接種の社会心理と報道に関するインターネット調査」(割当法（国勢調査人口等基本集計の性・年代・居住都道府県の比率に基づく割り付け）により抽出された全国47都道府県20～79歳の男女4,000人を対象とする）では，新型コロナワクチンの安全性に対する信頼や新型コロナワクチンの接種に関する意向が調査されている。「あなたは新型コロナワクチンの安全性（接種をしても安全）をどの程度信頼していますか」という質問に対する回答は，「信頼している」と答えた人が7.0%，「ある程度は信頼している」が59.2%，「あまり信頼していない」が23.5%，「信頼していない」が7.9%という分布となっている。「あなたはお住まいの自治体から新型コロナワクチン接種に関する通知が届いたら接種しますか」に対する回答は，「接種をする」と答えた人が33.3%，「多分接種をする」が39.5%，「多分接種をしない」が9.1%，「接種をしない」が5.4%，「接種をするかどうか決めていない」が12.8%という分布になっている。安全性に関して「あまり信頼していない」と回答した人の40%が「多分接種をする」，5%が「接種をする」と答えており，「信頼していない」と答えた人でも，「多分接種をする」が9%，「接種をする」が2%という回答の分布になっている（福永 2021：10)。2021年春の時点での調査だが，新型コロナワクチンの接種を受けることを選んだ人でも一部は安全性に対する懸念や不安を抱えつつ選択していることを示唆している。

(3) ここで参照した「新型コロナワクチン予防接種についての説明書」は，厚生労働省のポータルサイト（厚生労働省 2022b）で「ファイザー社の新型コロナワクチン接種について（初回（1回目・2回目）接種用)」と記載されているバージョンである。

(4) ファイザー社製の新型コロナワクチン「コミナティ筋注」はmRNAワクチン

の一種である。「ギラン・バレー症候群」は，四肢のまひなどを伴う神経疾患である。

(5)　被接種者が未成年や成年被後見人の場合は，これに当たらない。署名欄には「被接種者が16歳未満の場合は保護者自著，成年被後見人の場合は本人または成年後見人自著」とあり，ワクチンを接種するか否かの選択には保護者や成年後見人の意向が反映される仕組みになっているからである。

(6)　医薬品の有効性や安全性の測定方法については，児玉ほか（2014：65-69, 77-87）を参照のこと。

(7)　患者の同意を「イベントとしてのIC」，患者も参加してのオプションの作成を「プロセスとしてのIC」として区別し，ICの手続きは両要素を有する「共同意思決定プロセス」であると主張する論者（例えば唄 2002：40-42）もいる。

(8)　日本の場合は，医薬品の承認は厚生労働省が所掌している。審査自体は，医薬品医療機器総合機構（Pharmaceutical and Medical Devices Agency：PMDA）で行われる。第3章も参照のこと。

(9)　発生頻度がきわめて低い有害作用は，第Ⅲ相試験においても発生しないかもしれない。このため医薬品の承認後も，当該医薬品の有害作用を同定し対応するための仕組みもある。例えば製薬企業や医療機関から収集した有害事象（＝投薬後の患者に生じた，必ずしも投薬と因果関係があるとは限らない，望ましくない事象）を行政に報告する仕組みである（製薬企業を報告主体とするものと医療関係者を報告主体とするものがある）。現行の医薬品の承認制度は，承認された医薬品といえども「絶対に安全」ではないことを前提としているのである。

コラム1

## 繰り返された薬害——薬害エイズの衝撃

**佐藤嗣道**

「誓いの碑」が厚生省（当時）の建物の前庭に建立された日は，雨だった。蕭蕭と降るその雨は，薬害エイズにより亡くなられた方々の涙のように思えた。1999年8月24日，わたしはサリドマイド薬害の被害者として「誓いの碑」の除幕式に参加したが，この誓いがなにか空しいもののように思えて素直に良かったという気持ちにはなれなかった。

> 誓いの碑
>
> 命の尊さを心に刻みサリドマイド，スモン，HIV感染のような医薬品による悲惨な被害を再び発生させることのないよう医薬品の安全性・有効性の確保に最善の努力を重ねていくことをここに銘記する。
>
> 千数百名もの感染者を出した「薬害エイズ」事件<br>このような事件の発生を反省しこの碑を建立した
>
> 平成11年8月 厚生省

薬害エイズ事件を初めて知ったとき，わたしは大学院の学生だった。薬害を防止するために医薬品の安全性を評価する研究を始めたばかりだった。なにより，この事件は，サリドマイド薬害を経験したものにとってショッキングな出来事であった。「まったく同じことがまた起きてしまった」と思った。サリドマイド薬害事件では，製薬会社がレンツ警告を無視して販売を継続し，厚生省もなんの対策も取らなかったため，被害が倍増した。すなわち，ドイツで恐るべき勢いで増えている新しいタイプの奇形の原因としてサリドマイド剤が疑わしいとのレンツ博士の警告（1961年11月）により，ドイツなど各国では直ちにこの薬の販売停止と回収が決まったのに対し，日本で販売停止と回収が発表されたのは10ヶ月後の1962年9月になってからであった。しかも製剤の回収が不十分で販売停止後も被害が発生した。薬害エイズ事件では，アメリカで非加熱濃縮製剤の危険性が認識された1983年１月以降も日本の製薬会社は非加熱製剤の販売を継続し，HIVが不活化された加熱濃縮製剤が1985年７月に承認されるまで，行政によるHIV感染回避のための対策はなにひとつなされなかった。さらに，加熱製剤の承認後も非加熱製剤の販売中止と回収をおこなわなかった。「サリドマイド薬害事件と同じ，いやそれよりはるかに酷いことが再び起きた」と思った。

薬害エイズ事件にショックを受けたのには，もう１つ理由がある。それは，サリドマイド薬害訴訟の和解交渉をとりまとめた厚生省薬務局長（当時）の松下廉蔵（まつしたれんぞう）氏が，その後，製薬会社のミドリ十字に副社長として天下り（1978年），1983年に社長となって薬害エイズ事件を起こしたことである。薬害エイズ事件では，ミドリ十字の歴代社長３人と厚生省の生物製剤課長が逮捕，起訴され有罪判決を受けている。松下氏は，業務上過失致死の罪により大阪高等裁判所で禁固１年６ヶ月の実刑判決を受けた。

サリドマイド薬害訴訟が最初の提訴から11年を経て和解により終結した日，松下氏は厚生大臣の隣に座って和解確認書の調印に臨んでいた。1974年10月13日に調印された和解確認書には，国が約束することの１つとして次のように記されている。「厚生大臣は，本確認書成立にともない，国民の健康を積極的に増進し，心身障害者の福祉向上に尽力する基本的使命と任務を改めて自覚し，今後，新医薬品承認の厳格化，副作用情報システム，医薬品の宣伝広告の監視など，医薬品安全性強化の実効をあげるとともに，国民の健康保持のため必要な場合，承認許可の取消，販売の中止，市場からの回収等の措置をすみやかに講じ，サリドマイド事件にみられるごとき悲惨な薬害が再び生じないよう最善の努力をすることを確約する。」

この約束はいったいなんだったのか。「誓いの碑」が建立された日は，怒りを通り越してひたすら悲しかった。薬害を起こす構造はなにも変わっていないと思った。薬害を起こさない社会にするために，被害者同士が連帯して活動しなければならない。全国薬害被害者団体連絡協議会（薬被連）が結成されたのは，「誓いの碑」が建立されてから２ヶ月後の1999年10月22日のことであった。

コラム２

## 生まれ来る血友病患者たちへ

**森戸克則**

1985 年の暮れ，血友病の患者会――「友の会」などと称される――の勉強会かなにかの集まりで HIV の検査の希望者を募っていたことを思い出す。HIV 抗体検査は 1986 年 4 月から保健所でも受けられるようになったが，その前に検査キットが入手できたので，心配な人は検査を受けられるという説明だった。わたしは採血してもらい，数週経った年明けに HIV 抗体陽性の告知を受けた。正確には「免疫が下がっている」といういまから思えば感染告知と呼べるような告知ではない，ひどくあいまいな説明であった。勉強会には 100 人近い参加者がいたと記憶しているが，実際に検査を受け，結果を聞きにいった人は指折り数えられる程度の人数だった。これは，エイズへの恐怖や心配の強さはもちろんのこと，1985 年段階ではまだたいした病気ではないと思っていたり，意識自体かなり低かったのであろうと思う。加えて，抗体陽性（＝感染）と告知を受けても，当時はその内容を十分理解することは難しかったのではないか。

告知について「ショックだったのでは」と聞かれることが多い。しかし，自分の場合「やっぱりそうなのか」というくらいの認識で，まだ深刻には捉えてはいなかった。というのも，1986 年の段階ではまだエイズについてわかっていないことの方が多かったうえ，自身の体調はその春に就職できたほど悪くなく，周囲の血友病患者にエイズ死した人もまだいなかったからだ。ピンとこなかったというのが正直なところだった。感染告知を聞いてショックを受け，感染させられたことの怒りから即提訴，のようなストーリーは受け入れやすく，話としてはわかりやすいが，実際には当時，エイズの恐怖はそこまで明確な形をとっていたのではなく，とてもぼんやりとした，より複雑なものだった。

エイズの発症を意識し出したのは，1990 年ころよりずっとよくなかった肝臓の治療を 1993 年に始めてからである。前年に肝炎のインターフェロン治療[(1)]が認可されたのを機に，半年間毎週通院して注射をしてもらっていたところ，とある血友病患者と知り合った。彼はすでにエイズを発症して入院しており，かなり重篤なようだった。時にお見舞いもしたが，亡くなる前の姿を最後に目の当たりにして，自分のこととしてかなり危機感を持ったことを覚えている。もう 1 つ印象的だったのは，まだ 12 歳の少年のエイズ死である。エイズに対して偏見が強かった当時，告知は未成年の患者本人ではなく，親にすることが通例であった。そのため，この少年は自分がどのような病気で苦しんでいるのかを知ることなく亡くなっていったのであろう。一方，両親，とくに母親は血友病患者として息子を産んだこと，家庭療法（自己注射）（第７章，第８章参照）で幼いわが子に非加熱濃縮製剤を打ったことの二重の苦しみに苛まれていた。もちろん，有効な治療法が確立されていなかった当時，医師も手の施しようがなかった。自分よりもずっと若い世代がエイズ死していくのはやるせない思いがした。

わたしはこれまで理事や会長として患者会で活動をしてきた。わたしが所属する血友病の患者会ではエイズのことは長らくタブー視されており，1996年の和解以後も2000年ころまでそれは続いていた。その中，わたしは2010年ころから自身の薬害被害経験を患者会の集まり（サマーキャンプ）で語るようになった。それはポスト薬害世代とでもいうべき子どもたちの母親から「当時なにがあったのか詳しく知りたい」という依頼を受けたからである。血友病は遺伝疾患なので，それまでのわたしの話から，知らされていなかった親族の血友病やエイズ死を察したのかもしれない。このように薬害をタブー視しない母親たちが，患者本人たちとともに今後の患者会活動を支えていくのだろう。

### 注

(1)　この当時のインターフェロン治療は初期の未確立なもので，強い副作用があった。その後，肝炎の治療法は飛躍的に改良されている。

# 第Ⅱ部　各論篇

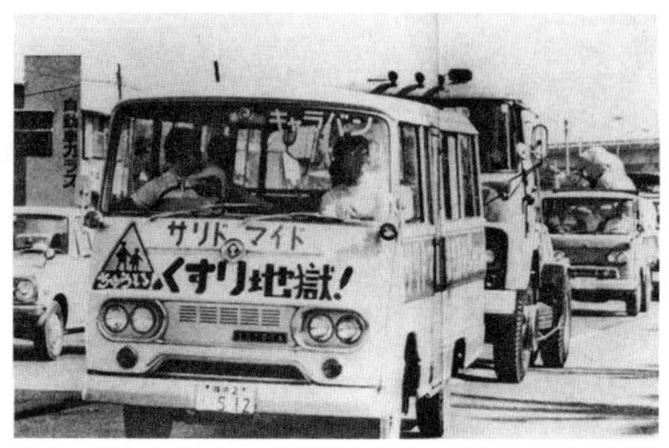


◀マイクロバスで各地を回る（『サリドマイド写真集』全国サリドマイド訴訟統一原告団, 1977 年より転載, 提供：公益財団法人いしずえ）

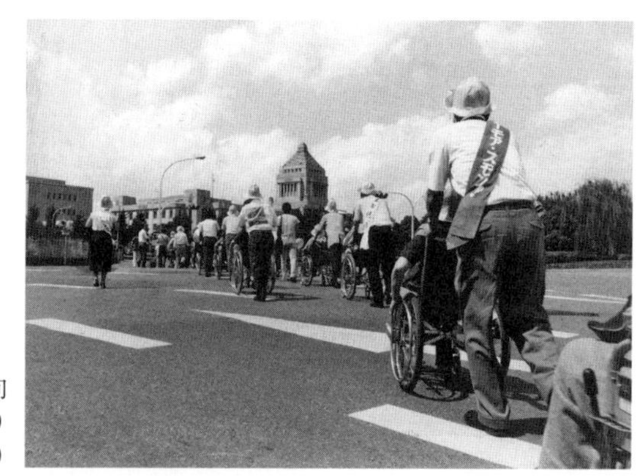

▶国会要請行動へ車椅子で向かうスモン被害者（1979 年 9 月 4 日, 広島スモン基金所蔵）

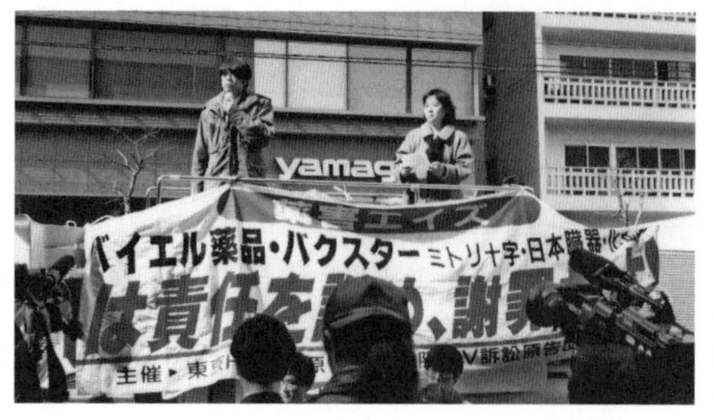


◀被告製薬企業前で街宣車上から抗議の声を上げる薬害エイズ原告団（1995 年撮影）

# 第5章

# サリドマイド薬害

—被害は障害者に対する排除と差別から始まっている—

**蘭由岐子**

## 1 サリドマイド薬害とは

眠れない日，胃が重いとき，私たちは薬を服用することがある。その薬は，医師から処方されたり，薬局で勧められたり，あるいは広告で見かけて効きそうだと思ったりして入手したものであろう。日常生活によくあることだ。ところが，かつて，そのような身近な薬をたまたま妊娠初期にのんだばかりに，独特の障害を持つ子どもが生まれた。1960年前後のことである。加えていえば，薬の説明には妊婦や子どもにも安全と書いてあった。それらの薬に含まれていた成分がサリドマイドであった。

本章では，まず，サリドマイドという薬がもたらした健康被害（1960年当時は「薬禍」と呼ばれていた（第1章参照））がどのように引き起こされたのかについて説明し，次に，この薬害の当事者として生きた日本の親や子どもの経験を具体的に見ていく。そのことを通して，サリドマイドによってもたらされた被害が単なる健康被害を超えたものであったこと，そしてその被害は，日本社会に存在する障害者への排除と差別によって増幅され，原因追及以前から現在まで続いていることを示す。

なお，サリドマイドは，薬害発生以降日本国内では製造販売されていなかったが，2008年10月に多発性骨髄腫の，2012年5月にハンセン病の，いずれも保険適用の治療薬として承認されることとなった。使用に際しては，過去の薬害を踏まえて厳格なルールが適用されている（蘭 2016）。

## 2　サリドマイド薬害事件の概要
### ―「薬禍」としてのサリドマイド―

**世界的な事件**

サリドマイド（化合物名：N-フタリル・グルタミン酸イミド）とは，西ドイツ（当時）の製薬会社グリュネンタール社（以下，G社とする）で開発され1957年10月に発売された鎮静・睡眠薬「コンテルガン」の成分名である。1958年に入るとG社はコンテルガンを大規模に宣伝し，まもなく国際市場への進出も始まった。ヨーロッパで11ヶ国，アフリカで7ヶ国，アジアで17ヶ国，南北アメリカで11ヶ国，それぞれ提携先の製薬企業によって別の商品名がつけられて販売された（Sjöström, Henning & Robert Nilsson 1972=1973 : 35)。ただし，アメリカ合衆国では，FDA（食品医薬品局）のF・O・ケルシー医官が，発売しようとしていたメレル社のデータの不備を指摘し，販売を差し止めた（Stephen, Trent and Rock Brynner 2001=2001 : 69-101)。結果的にサリドマイド被害を防いだことにより，ケルシーは1962年8月，ケネディ大統領（当時）より連邦市民勲章を受章した（朝日新聞 1994.11.1 朝刊；川俣 2010：533)。

日本では，西ドイツの薬学雑誌に掲載されたG社の開発者たちの論文から情報を得た大日本製薬（当時）が1956年10月ごろより独自に製法を開発し（のちにG社と技術提携），1957年に厚生省（当時）の審査を経て[(1)]製造をはじめ，1958年に睡眠薬「イソミン」として販売が開始された。1960年には，胃薬「プロバンM」にも配合されて販売された[(2)]。いずれも処方薬であると同時に町の薬局で処方箋なしで購入できる市販薬でもあった[(3)]。販売に際し大日本製薬は，「安全性はどの睡眠剤よりも高い」「小児・妊産婦などどなたにもおすすめ願える」「麻酔性のない催眠剤」などと宣伝していた（全国サリドマイド訴訟統一原告団・サリドマイド訴訟弁護団 1976a：561；栢森 2013：8-9)。睡眠薬「イソミン」は，副作用や毒性の強い従来の睡眠薬とは異なる「画期的な睡眠薬」として爆発的な売り上げを誇るようになった（平沢 1965：45；飯田 2003：37)。

ところが，サリドマイド成分配合の薬を妊娠初期に服用した世界中の女性から，独特な障害を持つ子どもたちが生まれたのである（表5-1参照)。この障害

**表5-1**　サリドマイド胎芽症発生の症例数

| 国名 | 症例数 | 国名 | 症例数 |
|---|---|---|---|
| 西ドイツ | 3049 | デンマーク | 20 |
| 日本 | 309 | オランダ | 17 |
| 英国 | 201 | オーストラリア | 14 |
| カナダ | 115 | スイス | 12 |
| スウェーデン | 107 | ノルウェー | 11 |
| ブラジル | 99 | ポルトガル | 8 |
| イタリア | 86 | スペイン | 5 |
| 台湾 | 36 | メキシコ | 4 |
| ベルギー | 35 | フィンランド | 2 |
| アイルランド | 35 | | |

出典：栢森（2013：37）の表より筆者作成。

は，受精後１週間から妊娠８週に入るまでの「胎芽期」にサリドマイドという外因をうけて発生した症状なので，「サリドマイド胎芽症（病）」と呼ばれている（木田 1971，1974）[(4)]。女性たちは，妊娠に気づかないまま，あるいは，妊娠初期の不眠やつわりに対処するための薬として服用していたのである。妊娠時にはできるかぎり薬を使わないことを当然とする現在からは不思議に思えるかもしれないが，当時はそのような意識も希薄であり，そもそも「妊娠のきざし」がはっきり現れる前に妊娠に気づく方法，たとえば尿検査などは存在しなかった（森山 1957；秋葉 1961）。

## レンツ警告

当初，独特な障害を持つ子どもの出生の原因はわからなかったが，1961年11月にハンブルグ大学の小児科講師W・レンツが20症例を集め，そのうちの14症例にサリドマイド服用の既往歴がある事実をつかんだ（全国サリドマイド訴訟統一原告団・サリドマイド訴訟弁護団 1976b：180-181）。そして，11月16日にレンツはG社の研究責任者に連絡し，コンテルガンが障害の原因でないことが確実に証明されるまでは販売を停止すべきであると伝えた（そもそもの「レンツ警告」）。当初，G社はこの警告に従わなかったが，18日のラインラント・ウェストファリア州小児科学会でレンツが「障害児を産んだ母親はすべて妊娠初期にある種の物質を服用した」と発表し，その物質がコンテルガンであることを会場にいた医師たちが知り，これがきっかけとなって新聞報道がなされたため，G社は11月25日にコンテルガンの販売中止と回収を発表した（増山 1971：27-29；川俣 2010：28-32；全国サリドマイド訴訟統一原告団・サリドマイド訴訟弁護団 1976b）（なお，原因を公にしたという意味で，11月18日の発表をもって一般的に「レンツ警告」とされている（栢森 2013：22））。そしてG社の発表を受けて欧州のすべての国々は3週間以内にこの薬の回収を決定した（栢森 2013：38）。

**日本の場合**

「レンツ警告」は約3週間後の1961年12月4日に大日本製薬にももたらされ，大日本製薬は12月6日に厚生省と協議した。翌1962年1月には学術第一課長をG社へ送り調査させたが，課長は問題ないとするG社の情報を鵜呑みにし，レンツにも会わず帰国した。5月になって大日本製薬はイソミンの出荷を停止したものの，プロバンMの出荷は停止されず，大量に市場にでていた両製品については放置していた。

7月，英国の医学雑誌『ランセット』（1962.7.21付）に北海道大学の梶井正による7症例についての報告が掲載された。梶井はその内容，すなわち，「あざらし肢状障害児7例のうち5例はサリドマイド剤を服用していた」ことを，8月26日に札幌市で開かれた日本小児科学会地方部会で報告した。この報告が新聞に取り上げられたことで，大日本製薬はようやく9月13日に「イソミン」「プロバンM」の回収を発表した。西ドイツから遅れること9ヶ月余り経っての措置であった。しかし，回収は徹底されなかった（全国サリドマイド訴訟統一原告団・サリドマイド訴訟弁護団 1976c：40；増山 1973：ix）。

表5-2にあるように，日本では出生した障害児が1000〜1200人と推定され，そのうち生存者309人が「サリドマイド禍」の被害者として認定された（医薬品医療機器レギュラトリーサイエンス財団 2012：24）。同表は，日本におけるサリドマイド児の出生年とその男女別人数も示している。ここから，「レンツ警告」を知ったあと即座に販売停止と回収がなされていたら障害を持たずに出生したであろう子どもが相当数いたことがわかる。すなわち，1962年の出生者の一部（9月以降生まれ），および1963年以降の出生者52名は，間違いなくそれに該

**表5-2**　日本におけるサリドマイド被害者の出生年と男女別人数

| 生年 | 1959 | 1960 | 1961 | 1962 | 1963 | 1964 | 1969 | 計 |
|---|---|---|---|---|---|---|---|---|
| 男 | 6 | 16 | 34 | 88 | 24 | 2 | 1 | 171 |
| 女 | 6 | 9 | 24 | 74 | 23 | 2 | 0 | 138 |
| 計 | 12 | 25 | 58 | 162 | 47 | 4 | 1 | 309 |

注：この表からは，極端な性比も見て取ることができる。自然状態では男女比は105対100であるので，1960年～1962年における差は著しい。障害を理由に女児の方が生後「生まれなかったこと」にされた例が多かったのではなかろうか。
出典：公益財団法人いしずえ（サリドマイド福祉センター）ホームページ掲載資料より作成。

当する。統計学者の増山元三郎によると，レンツ警告の時点で販売停止と回収がなされていたとすれば，発生は50%になったという（増山 1973：ix）。

## 裁判と薬事行政の見直し――責任論の萌芽

次節でみるように，子どもの出生から数年間，親たちはさまざまな困難に見舞われた。それに対して，国や製薬会社はなにも対応しなかった。そのため，被害者の一部は，国と製薬会社を相手に損害賠償請求訴訟を起こすことを決めた。1963年の名古屋地裁への提訴を皮切りに，合計63家族が全国8つの地裁で訴訟を起こした。被告である国と大日本製薬らは，サリドマイドと障害発生との一般的因果関係を認めず，過失，未必の故意（犯罪事実が必ずしも発生するわけではないが，発生しても構わないと思って行為すること），不法行為責任についても全面的に否定した。それゆえ，法廷闘争は長期化し，提訴より10年以上を経て，ようやく1974年10月に被告は責任を認めて被害者に謝罪し，賠償金の支払いと被害者の福祉のための施策を条件に，和解が成立した。和解を受けて，提訴しなかった被害者たちにも補償金が支払われ（全員救済），その後の対策が施された。

この薬害事件を受けて，「医薬品の製造承認に関する基本方針について」の薬務局長通知（1967年9月13日）が出され，承認申請に必要な資料の範囲の厳格化，医療用医薬品と一般医薬品を区分した承認審査の実施，医療用医薬品の広告禁止等，薬事行政の見直しがなされた（医薬品医療機器レギュラトリーサイエンス財団 2012：33）。しかし，薬事法そのものの改定は大規模な被害を発生させた薬害スモン事件後の1979年までなされなかった（第6章参照）。

## 3　親たちの経験

ここまでは，サリドマイド薬害を，副作用による健康被害とそれをもたらした製薬企業・行政の責任という被害者の外部に位置する現象から説明した。他方，薬害にはそれを自身の生活や人生のなかで経験する被害者がいる（第1章参照）。サリドマイド薬害の場合，最初の被害の経験者は親たちであった。

### 被差別の経験――障害者差別のまなざしのなかで

親たちにとって最初の被害は，障害のある子どもを産んだことに対して，医療者，家族・親族，社会から冷徹なまなざしを向けられることであった。

どの母親たちも分娩後のわが子とすぐに対面できず，障害について知らされるのも数日から1週間以上，なかには50日以上経ってからという例もあった（白井 2012：41）。また，医療者が新生児の生殺与奪権を握ることが可能な時代であった当時は，そもそも「死産扱い」にされることもあったという（荒井 1965：14-15）。

障害児を産んだ母親は，夫方の親や親族から子どもを連れて実家に帰るよう言われたり（宮本 1981：29），まるで障害の原因は「嫁」やその血筋にあるといわんばかりの対応を受けたりした。ただでさえ精神が不安定になる産後であるにもかかわらず，母親はそのような冷たい言葉を浴びせられた。そのため，授乳しながら無意識に子どもに乳房を押しつけたり，自殺未遂を繰り返したりという母親もいた。まさに障害者を「ミウチ」から排除する機制（要田 1999）が働いたのである。障害児誕生の事実を知った父親も「これが自分の子か」と強い衝撃を受け，「あんな子をつくったのは，よほど悪いことをしている奴なんだろう」という世間の声が重くのしかかった（宮本 1981：70）。

### とまどいのなかでの模索

障害児の誕生という「とまどい」のなかにいた親たちは，まず障害の原因を追求した。「レンツ警告」以前の1960年に息子を授かった飯田進[(5)]は，障害の原因を妻が長崎の原爆で被爆したことに求めた文章を新聞に投書し，「生まれた子供には親指がない」という見出しで掲載された。だが，ほどなくそれが間違いであることが遺伝学者によって指摘され，飯田は障害を放射能の影響ではないかと考えたことを「わが内なる罪」と認識して終生抱えることになった（飯田 2003：19-41）。この罪の意識はのちに飯田にこの問題への独自のスタンスをとらせることとなるが，新聞への投書がきっかけとなって，多くの親たちが飯田と結びつき，サリドマイドが原因とは限らない先天性障害も含む「先天性異常児父母の会」が1963年3月に結成された（翌年「子どもたちの未来をひらく父母の会」に改称し財団法人化）。後述のように，1963年にはすでに中部地方の親が中心となった「サリドマイド禍奇形児救済両親連盟」ができていたが，そのメンバーたちもこの会に合流した。

## 被害の原点から始まる親たちの行動

サリドマイド薬害における被害の原点は，親そして子が周囲から受ける「被差別の経験」にある。それは「サリドマイド」という原因物質の究明がなされるか否かに関係なく，社会からもたらされる障害者に対するスティグマ（烙印）という経験であった。

そして，その障害者へのスティグマを，親自身も内面化した。「いっそのこと殺したほうが，この子には幸せかもしれない」（宮本 1981：50），「退院までの間に自分の子を殺してしまおう。…犯罪にならないようどうカムフラージュするか」（宮本 1981：69）と考えた父親たちもいた。ある母親の，「死ぬまで償いきれない負い目を夫と子どもに負ってしまった」という言葉からは，スティグマの原因を一身に背負う姿がうかがえる（鳩飼 1971：127）。「世間」の価値観は無意識のうちに親たちによって共有されていた。

例えば，赤ん坊の泣き声に「生きたい」という意志を聞き，自身の子どもの「生」を肯定的に捉え，その「生」を支えていこうと決心したことを手記に綴った荒井良でさえ，子どもが障害を持って生まれてきたこと自体については否定的に評価していることが手記の表現から見て取れる。すなわち，短い腕を見ると「無惨な腕」といい，手記には「不幸な」という形容詞が頻出する（荒井 1965）。当時は障害を持つことは「不幸」以外のなにものでもなかったのである。それは健全者が障害者との間に境界をつくり障害者を劣位におく，「障害者差別の枠組み」（要田 1999：68）そのものであった。

そのような「障害者差別の枠組み」からすると，子どもの障害は親自身にとっても「恥」であった。だから，障害というスティグマを払拭するために，親たちは治療を進め，原因追究に向かった。

### 治療に奔走する

前述の荒井は，息子に最先端の治療を受けさせた。彼は，障害の原因を追究するよりもただただ障害をなんとかしようとの想いから治療に邁進した。彼が偶然に原因を知るのは，息子の誕生（1962年7月）から4ヶ月余りたったころであった。その原因は，医師から処方されたプロバンMであった。何人もの医師をたどって駿河敬次郎医師（賛育会病院外科），そしてサリドマイド児の手の手術に成功したというフィンランドのスラマー医師（ヘルシンキ大学小児外科）に出会い，最終的にはスラマー医師を招聘して息子に外科手術を施してもらった。[(6)] 荒井夫妻は，1年余りして成長にあわせた再手術のためにフィンランドに渡り，彼の地での小児医療の充実ぶりを見た。子ども専門の病院や施設があって専門のスタッフがおり，しかも，手術に要した費用の9割はフィンランドでは国が負担した。さらに，ヘルシンキを訪れる途中で立ち寄ったデンマークのコペンハーゲンでは「すれ違う人の誰一人として特異な眼で異状（ママ）な貴の手をみ」ず，「人の不幸に対する〈平等の立場での共感〉」が感じられたという（荒井 1965：158）。[(7)] 夫妻はどれほど救われただろうか。さらに，彼は，旅行で行ったスウェーデンのストックホルムではかわいい絵柄付きのマッチの販売で義援金を集めていることを知り，日本でも同じ方式で義援金を集めて小児病院を建設しようという運動（青い鳥十字運動）を飯田と一緒に進めることとなった（この運動はのちに頓挫した（飯田 2003））。つまり，荒井は，あくまでも治療（とそれを中心にした制度）によって子どもの障害を克服する道を選んだのである。

### 原因追究と提訴

京都の中森黎悟は，息子（1962年9月生まれ）の障害の原因がサリドマイドであること，西ドイツでの回収後，日本では製造と販売中止の措置が約半年おくれ，まさにその期間に妻がイソミンを飲んだために障害児が産まれたことを

**表5-3**　『朝日』『毎日』『読売』三紙の広告量

| | イソミン | プロバンM |
|---|---|---|
| 1961年10月 | 15.5 | 16.7 |
| 11月 | 20 | 53 |
| 12月 | — | 86.8 |
| 1962年1月 | — | 113.5 |

注：数字は，「1段半ページ分」を1とした指数。
出典：平沢（1965：204）の第1表を一部改変。

報道から知り，そこから問題の原因追究に突き進んだ（平沢 1965）。

中森は，1963年1月に，国はサリドマイド児の人権を守るため対策を考えるべきだとまず京都地方法務局の人権擁護委員会に訴えたが，サリドマイドと障害との因果関係の判断ができないという理由で認められなかった（平沢 1965：114-118）。また，西ドイツのレンツや北海道大学の梶井正に連絡をとり，梶井には息子を診断してもらった。他方で，大日本製薬にも直談判に出向いたが，会社側の対応は冷たく，責任や謝罪，補償への言及は一切ないどころか，中森の耳に残ったのは社長の「裁判するなら，せえや」という声であった（平沢 1965：190）。国も製薬会社も頼れないなら，残るは親たちが力を合わせるしかないと，後述の中迫茂楠らとともに「サリドマイド被害児救済会」を1963年10月に結成した（平沢 1965：198）。その後は，「サリドマイド問題におけるオピニオン・リーダー」として，この問題を追究していった。その大きな功績の1つは，1957年10月から1962年末までの『朝日新聞』『毎日新聞』『読売新聞』三紙の縮刷版から大日本製薬のイソミンとプロバンMの各月別の広告スペースの大きさを明らかにしたことである（表5-3参照）。

中森は，薬の販売量は広告量に左右されると見た（平沢 1965：203-204）。すなわち，「レンツ警告」があった1961年11月を最後に睡眠薬イソミンの広告掲載は終了し，以降はサリドマイドが配合された胃薬プロバンM（1960年8月22日発売開始）の広告がそれに取って代わったのである。つまり，大日本製薬はレンツ警告によって睡眠薬としての行き場を失ったサリドマイドを胃腸薬に配合して儲け続けたというのが中森の見たてであった。もちろん，大日本製薬は反駁した（詳細は，平沢 1965：205参照）。中森の追究はその後も続き，大学医学部の図書館で関連論文を渉猟し，築地産院での三症例を発見した。これは，のちの高橋晄正による「築地産院でのサリドマイド処方の問題」の追及（高橋 1971）のきっかけとなった。さらに，サリドマイド児が経済的な困窮状態を脱するための「育成医療」の適用を求め実現させた。その後カトリック系施設に息子を入所させ，治療と訓練を施設に託した。中森は，数々の困難に遭いながらも損害賠償請求訴訟に向けて歩み出し，1964 年 12 月 10 日京都地裁に訴状を提出した。

もう一人，中森より早い 1962 年 12 月に，「相談に乗ってもらおう」と大日本製薬を訪ねていた父親がいた。1962 年 10 月に娘が生まれた先述の中迫茂楠である。ところが，大日本製薬の専門担当者らは，相談に応じるどころか，因果関係を認めず責任逃れに終始した。しかも，なかなか席を辞さない中迫に手を焼いた彼らは警察を呼んだ。そのとき中迫は，「乞食が物乞いに行ったようなあつかいを受け」たと感じ，のちに「本当に，憎しみだけが残った」と語っている（宮本 1981：57-58）。会社との交渉では埒があかないことを知った中迫は次に新聞で呼びかけ，年明けに「サリドマイド禍奇形児救済両親連盟」を結成した。ここには京都の中森や大阪の寺坂金松などのちに裁判を支えていく親たちが集った。翌年 3 月末にこの会は，前述したように，東京で飯田らが立ち上げた「先天性異常児父母の会」（当時）に合流する。

合流の 2 週間後，中迫はふとしたことからまだイソミンが近所の薬局で売られていることを知った。そのとき彼の憎しみはさらに増した。「金もうけのためには，人の命も考えないのか，そんな企業の横暴を，わしは許せんと思った」。直後に妻が妊娠 3 ヶ月であることを知った中迫は，購入したイソミンを妻に服用させて胎児に上の娘と同様の障害が発生するかどうかを確かめる「人体実験」を行うことを企て，実行したのである（妻が同意して服用したのは 5 月初め）。このことが 5 月末に「先天性異常児父母の会」に伝わり，飯田進をはじめ会員たちから糾弾され，中迫は会を脱会した（宮本 1981：64-67）。「人体実験」の結果が判明する前の 1963 年 6 月 17 日，中迫は大日本製薬に損害賠償を求めて名古屋地裁に提訴した。これが最初の訴訟であった。「人体実験」は，服用した時期が遅かったため中絶された胎児には障害はなく，因果関係の証明にはつながらなかった。中迫はこの「人体実験」の経過と感想を綴った手記，さらに胎児の写真を女性週刊誌に掲載したが，その胎児の写真をめぐって厚生省が「児童福祉法34条[8]」違反を指摘するなど，サリドマイド禍はセンセーショナルな事件となって広まった（朝日新聞 1963.7.28）。

大阪の鳩飼きい子は，自身が常用していたイソミンが原因で障害児が生まれる危険があることを妊娠中期に知り不安をいだいていたが，はたして1962年8月に両方の耳（外耳）も穴（耳道）もない小耳症の男児英雄を産むこととなった。障害の原因，治療方法などを医師に尋ねても確かな返事はなく，専門医の紹介さえしてくれなかった（鳩飼 2001：36）。夫から大きな病院を受診することを勧められても，当時は大きな病院を気軽に受診する風潮がなく「風呂屋へ行くよりもっとおっくうなのであった」という（鳩飼 2001：46）。この点，早くから医療に希望を見出そうとした荒井とは対照的であった。

鳩飼は，1962年9月5日の毎日新聞に「吹田（大阪府吹田市―引用者注）にサリドマイド禍」という記事を見つけ，その日のうちに毎日新聞社会部あてに手紙を書いた。イソミンはまだ市販されているから「早く手を打たなければうちの英雄のような子がどんどん増えるでしょう。新聞の力でなんとかして」と訴えたのだ。この手紙は9月7日の夕刊のトップ記事となり，読者に注意喚起することができた（鳩飼 2001：42-62；徳岡 1988）。鳩飼は，この記事がきっかけとなって小耳症の形成外科手術のできる医師を知り，ようやく十数年後，育成医療費制度を使って息子の耳の手術ができたという（鳩飼 2001：84-5，87）。息子がろう学校幼稚部2年のころには，自費で鼓室形成術を受けさせ，機能面では健常者の聴力の半分まで獲得することができた（鳩飼 2001：135-6）。しかし，サリドマイドの問題が明るみにでた当時，耳の障害とサリドマイドが関係するという医師の認識はほとんどなく，治療に邁進しようにもそれができなかったのである。その後，中迫茂楠の新聞での呼びかけを知り，彼らとつながって訴訟原告となった。

### 訴訟に対する態度

レンツ警告以前に子どもが生まれ，子どもの障害の原因を原爆に求めた飯田進は，最初の証人として東京地裁で意見陳述し，また父母の会会長として訴訟運動の中心にいたが，最後まで原告になることはなかった。それは，被爆者とその関係者に対しとりかえしのつかない大きな影響を及ぼすこととなった自身の「重大な過ち」「内なる罪」のせいであると同時に，父母の会に集まっていたサリドマイド以外も含む先天性障害を持ったすべての子どもの福祉をめざすという願いからでもあった（飯田 2003）。

また治療に希望を見出した荒井も，裁判に訴えることの正当性をめぐって悩み，結局原告にはならなかった。その決断には，駿河医師が「治療に文字通り親身も及ばぬ努力をしてくださったのは，決して貴がサリドマイドと判明した後ではなかった，という『事実』」があったからである（荒井 1965：114）。荒井も，飯田と同様に，「サリドマイドの子は賠償金が支払われるが，そうでない障害児はどうなるのだ」という思いを抱いていた。

### 子どもの幸せを願って

以上，サリドマイド事件の最初から被害者救済運動を支えてきた，ある意味「個性的」な親たちを中心に親の経験を描いてきた。彼らの経験は，飯田が晩年に指摘したように，親どうしの齟齬，葛藤，分裂を含む「錯綜したドラマ」であったともいえる。だが，親たちの経験を現在から振り返ったとき明らかになるのは，それぞれの活動は，子どもの幸せを願って歩んできたそれぞれの親の道筋であったということだ。そして，それは障害者差別という「根源的な被差別経験」，国や製薬会社から受けた「排除の経験」から出発していた。訴訟活動を支援してきた一人のジャーナリストは，「この原告たちは，市民の権利意識にもえて，厚生省と大日本製薬を糾弾するために，訴訟をおこしたのだとはいいにくい。むしろ，子どもの奇形の原因が，遺伝その他の内在的なものではなく，外からあたえられた薬によることをハッキリさせ，コンプレックスから解放されたい，それによって，親自身も，きょうだいや近親者も，肩身の広いおもいができる。そういった祈り，あるいは義務感から，訴訟にたちあがった家族が多かった」と喝破した（平沢 1971：211-212）。すなわち，サリドマイドが障害の原因であると明らかにすることは，問題の原因は親自身にないと証明することにつながり，親たちの尊厳を取り戻すことにつながったのだ。しかし，このような動機からはじまったとはいえ，この訴訟がその後の薬害問題に投じた意味は大きかった。

## 4 子どもたちの経験

### 障害のある身体を生きる

今度は子どもたちの経験を見ていこう。わたしたちの世界は，手足に欠損がなく健常な機能を持つ者を標準として準備された物理的セッティングからなる。いまでこそ，ユニバーサルデザインという考えが知られるようになっているが，サリドマイド児の成長期である1960～70年代にはそのような配慮は皆無であった。生きていくためには，与えられた環境に適応することが必要となる。ところが，健全者たる治療者が推進したのは，見た目をよくするために内側に曲がった手をまっすぐにする外科手術や重い義手の開発とその使用訓練であった（荒井 1970；平沢 1965：94-101；吉森 1981）。

障害の程度にもよるが，子どもたちにとっては，足で手の機能を代替したり，足を使う運動によって足の能力を高めたりする方が自然であった（荒井 1970；川上 1981；髙橋 1983；白井 2012）。例えば，映画『典子は，今』（松山善三監督・1981）では，両手両腕のない――短い腕についていた指は生後35日で切断されてしまった――典子（1962年1月生まれ）が，両足を巧みに使ってミシンに糸をかけそのミシンの針に糸を通す姿が映し出されている。同じく両腕が極端に短い増山ゆかり（1963年5月生まれ）は，講演の際に自身の日常生活を撮ったビデオを上映する。足で口紅をひき，髪をとかし，ありきたりな台所で卵焼きをつくる様子は，本人にとってはあたりまえの姿であるが，見る者は「感嘆」する。

しかし，手の代わりに足を使うことは世間では非難される。例えば，吉森こずえ（1960年1月生まれ）は足を使ってなんでも出来る子どもに育っていたが，あるとき親戚が連れてきた赤ん坊の頭を足で撫でたことで親戚から怒鳴られると同時に足をぶたれた。また，あるときはクラスメイトから「足で食べるとおいしくないでしょう」と言われた。健全者中心社会の，足を手より穢れたものと見る規範や身体感覚から自身の行為が非難されたことに，吉森は悲しみ，腹を立てた（吉森 1981：30；137-138）。耳介のほとんどない小耳症で生まれた鳩飼英雄（1962年8月生まれ）は，警笛が聞こえなくてうしろから来た車にあやうくはねられそうになったとき「ぼんやりしてんと，気ィつけな」と運転手からは怒鳴られ，近所の子どもたちからも障害を理由にからかわれた（鳩飼 1971：129)。被害者である子どもたちは，周囲のなにげない言葉によって何度「人を遠くに感じた」（吉森 1981：147）であろうか。

一見，不自由なく日常生活を送っているように見える増山も，「販売機からジュース一本買うことにも手間取る自分と共に生きるということは，やはり『生きたいのか生きたくないのか』『何に優先されるべきなのか』問われていたと思う」と述懐する（増山 2017：14)。障害を持つ身体を生きるとは「生きる」ことそのものを問われる経験であった。

さらに近年，サリドマイドの影響で，四肢の欠損だけでなく，脳神経，頸椎，血管，胆嚢など身体内部にも異常があることがわかってきた（大西・日ノ下編 2017)。発生から60年以上過ぎたサリドマイド被害は被害者の老化にともなってますます身体的な困難を強いることになるのである。被害はいまも続いている。

### 家族からの疎外という経験

子どもたちは成長期に，重症者の多くは治療と訓練のため施設生活を送ってきた。なかには，親がいても施設に「遺棄」されたような子どもたちもいた（平沢 1965：61-62)。

市川昌也（1961年7月生）は，生まれて間もなく親から「うちすてられた」子どもであった。乳児院の玄関前に置き去りにされ，保育士に見つけられて生をつなぐこととなり，氏名もわからず市長により命名された。両手とも肩から先がない。13歳のときに実父が名乗り出て対面し，15歳になる年の正月には父親と一緒にすごした（宮本 1981：117-144)。しかし，結局，親や親族に引き取られることなく，施設を転々として成人することとなった。親がいなかったことで市川は訴訟の原告になれず，交渉の過程にも加わることができなかった。それゆえ，数十年経ったいま，和解で終わった民事訴訟について，「4000万という金で全部売られちゃったわけですよ。苦しみもなにも全部」と厳しく批判する（NHK『薬禍の歳月――サリドマイド事件・50年』2015.2.21 放送)。

増山も幼少期を東京の国立小児病院で過ごしている。小学校に入ったころ，初めて家族と対面した。そのとき「本来自分がいるべき場所がここにある」とうれしさでいっぱいになったという。しかし，その後退院まで3年かかり，ようやく退院して帰郷したときには両親は離婚し，家族は離散していた。増山のサリドマイド被害の補償金を元手に興した父親の事業が失敗したためであった（NHK『薬禍の歳月』）。この家族離散は薬が直接招いたものではないが，自身が「サリドマイドで生まれなければ」起こらなかっただろうと思っていると増山は述べる。その後，増山は施設を転々としながら大人になった。増山は「三本の指には三本の指に相応しい生き様がある」と書く（増山 2017：15）。

他方，家族と一緒に暮らしていてもさまざまな「痛み」を感じた者がいる（NHK『薬禍の歳月』）。両腕と両足の大部分を欠損している中野寿子（1959年生まれ）は，家に御用聞きのような訪問者が来たときに母親が「バッと私の前におおいかぶさる，その慌てる動作が怖かった」という。そして，「大きくなったら自分の手足が皆と同じようにふつうになるか」という問いに，ある日，突然，母親が泣き出したのを見て，「絶対にしてはいけない問い」をしてしまったと思ったという。また，就学免除を受けて小学校にも行かず自宅にいたが，自分が早く起きるとただでさえ慌ただしい朝に手がかかることになって親たちが不機嫌になるので「コトが静まるまで」寝床で我慢していた。だから，いまだに「朝早く起きることは特別だ」という感覚を持つという。このころ，まだ自身の障害の原因はわからなかったが，1974年に裁判が和解し，サリドマイド被害の認定作業が進められていたある日，父親が突然カメラを向けて，「全身の写真を撮らせてくれ」とそれまでにない口調で言ってきたというエピソードを語る。物々しく服を脱がされ撮影されたことが怖かった。そのうちに，母親の胎内にいたころの薬の影響だということを知り，「自分に名前がついたみたいな，なんかストンと落ちるものがあ」ったという。

このようにサリドマイド児たちは，障害が理由となって，自己尊厳や安心の感覚をもたらす具体的な他者との親密な関係を奪われていた（山田 2017：10）。親と同居して親に育てられていた中野でさえ，「安心の感覚」は十全に享受できていない。すなわち，彼らは，「親密圏の根源的破壊によってもたらされた『人間の非人間化』という状況」，いいかえれば人権以前の「剝き出しの生」を生きさせられたのである（渋谷 2003）。

生まれた子どもにサリドマイドによる障害がもたらされたという事実は，障害者差別の強くある社会に生きる親や家族の，子どもへの向き合い方を左右した。そして，子どもはその結果をすべて引き受けて生きざるをえなかったのである。

もちろん，すべてのサリドマイド児が同じような経験をしているわけではないし，増山のその後の経験――自らの結婚を機に母親と再会し，薬を服用したことに対する親の悔恨の念を知る――に見られるように，親子の関係性の変容も実際に起こっている。しかし，だからといって，彼らの子ども時代の経験はなかったことにならない。被害は出生時から現在まで続いているのである。

**注**

(1)　このとき，薬事審議会の下部組織の新医薬品調査会で他の一薬を含めた1時間半の審査で認可された。のちにこの審査が厳密になされなかったこと，およびこの審査のときの大日本製薬側の虚偽の説明が問題となった（詳しくは（増山 1973：v；増山 1971：32-34）参照）。

(2)　ここでは，圧倒的シェアを誇っていた大日本製薬の製品にのみ言及しているが，厚生省より許可を受けたメーカーは全15社16品目であった（川俣 2010：453）。

(3)　1960年当時は，医療用医薬品（処方薬）と一般用医薬品（市販薬）との区別はなかった。また，これら薬品は重篤な疾患の治療のために必要だったわけではなく，日常生活における不調に対処するための薬であった。したがって，のちの薬害エイズやイレッサ薬害をめぐって議論されたような「効能と被害の受忍の比較衡量」という論点は成立しない。

(4)　「胎芽期」のどの段階でサリドマイドを摂取したかによって胎児のどこにどの程度の障害が現れるかが決まる。薬の服用量は，障害の重症度とは関係しない（梶井 1963）。上肢（じょうし）形成不全，橈骨（とうこつ）形成不全，拇指（ぼし）（親指）欠損，耳介形成不全，内臓障害，顔面の母斑（あざ）等々にこれらの合併症も加えると多岐にわたる。上肢形成不全の結果，腕が極端に短くなったり，橈骨形成不全のために手首から先が内側に曲がったり，肩に直接指が数本ついているといったあざらしのような恰好の障害を持つあざらし肢症になることもある。そのため，サリドマイド児は「あざらしっ子」「エンゼルベビー」と称されることもあった。当事者の増山ゆかりは，近年の学会シンポジウムの席上，サリドマイド薬害とは「実は手が短い病気ではない」，「薬によってありとあらゆるところの低形成を起こす病気であり，心奇形，肺の奇形，消化器官の奇形欠損」だと明言し，上肢以外の障害についても理解してほしいと主張した（伊藤 2017：36）。

(5)　飯田は，ニューギニアの戦場におけるゲリラ処刑事件に関連してBC級戦犯に問われた人で，戦争中の経験について多数の著作をあらわしていた。息子のサリドマイド被害については，「戦いに臨んだときに出くわせたさまざまな状況がそういう結果を招いたのではないか」と思い悩んだことを裁判の口頭弁論で述べている（飯田 1976：26）。

(6)　荒井自身はこの手術の効果を認めているようだが，一般には評価は低かった。飯田は，子どもの鎖骨を切り取って肩のところでひねって上腕にするという，このスラマー式手術に実質的な効果はなく，「障害児を産んで惑乱した親たちのむなしい期待を背負うもの」でしかなかったと評価している（飯田 2003：43-47；飯田 1976；平沢 1965：90-93）。

(7)　とはいえ，西洋社会がつねに身体障害者に寛容であったわけではない。ベルギーでは生後8日目の女児が母親に殺されていたし（朝日新聞 1962.11.11 夕刊），ドイツでも障害児誕生は魔女の仕業と言われ「村八分事件」が頻発していた（『朝日新聞』1962.10.28 夕刊）。

(8)　一項の「身体に障害又は形態上の異常がある児童を公衆の観覧に供する行為」を禁じる条項を指す。

第6章

# 薬害スモン

## ―「病んでいる社会」の発見―

田代志門

キノホルムのバカヤロー　バカヤロー
こんなに体中いたくていたくていたくて3年間もくるしみ日一日とだめになってくる　このくるしみイ者もカンゴフもわかってもらえない　しびれがひどくいたい　セナカやムネ　カタ　アタマ　目　ハナ　ミミこんなにくるしいのに自律神経だといふ　このくるしみスモン病にかかった人でなければわかってくれない　そのうえ心ゾウのほっさまで時々おこる
　ホッサのたびに一そ死なせてと心の中でつぶやく　こんなくるしみ国やセイヤク会社の社長はすこしもわかろうとはしないのだ……
下半身はつめたくて　つめたくて　ちぎれるようにいたい　さけるようにいたい　頭は火のようで目がいたくて光がとくにいたい　あのキノホルムさえのまなかったらこんなつらいくるしみせずに一家が幸せだったのにキノホルムがにくいにくいにくい　どんなにうらみかなしんでもたりない……
長い間3年間一千九十五日間長いたたかいでした　これ以上のくるしみがないものなら一日でも生きていたい　生きてさえいれば何時かよい時がくるとしんじたい気持で一ぱい　どんなビンボウにも負けなかったタマ子なのになぜスモン病にまけてしまったのだろうか　自分でもわからない……
〔スモン患者・鈴木タマの遺書〕（泉 1996：132-133）

# 1　薬害の原点として

薬害スモンとは，キノホルム[(1)]の入った整腸薬（「エマホルム」「エンテロヴィオホルム」「メキサホルム」等々の商品名で複数の製薬企業から市販されていた）を飲んだ人びとに，全身のしびれや痛み，視力障害などの被害をもたらした薬害事件である。最終的な被害者数は1万人を超えるとされ，全国的に被害が発生した点で「公害の例をすら凌ぐ」とされる（淡路 1981：55）。薬害スモンはサリドマイド事件と並んで日本における薬害の原点であり，その後の薬害訴訟にもスモンの経験がさまざまに引き継がれている。そもそも薬害概念が定着するのもスモン以降であり，その意味で，この事件を契機として「薬害という社会問題」が日本で正式に立ち上がったといえるだろう。

そのなかでも本章ではとくに「医師の責任」に焦点をあてて薬害スモンの概要を振り返ることにしたい。サリドマイド事件と比較した場合，両者ともに頭痛や腹痛といった日常的な不調に対処するための医薬品であるという点で共通しているが，スモンの場合は医師の指示で投与されたことにより被害が生じたという点が異なっていた。そのため，薬害スモン訴訟では，キノホルム剤を処方した医師を被告とすべきか否かという点が議論され，最終的には法的責任は追及されなかったものの，医師の「道義的責任」はさまざまに語られた。のちの薬害HIVにおいてはより明示的に医師の責任が問われることになるが，その萌芽を薬害スモンに見ることができる。

そこで以下ではまず薬害スモンの概要について述べた後に，ある一人の医師の経験を取り上げながら，薬害事件における「医師の責任」とはなにか，またそれを通じて薬害という社会問題の特徴とはなにかを考えてみたい。

# 2　薬害スモンとは

## 薬害スモンの特徴

先述したように，薬害スモンは1960年代当時広く使用されていた整腸薬によって引き起こされた大規模な薬害事件である。被害者総数は，厚生省研究班の調査では「疑い」含めて1万1127人，裁判で補償を受けた人は1991年10月1日までで6470人，和解総額は約1430億円にのぼる（片平 1997：60）。これは他の薬害と比較しても際立った規模の大きさである。

また，被害の重さという点でもキノホルム剤による健康被害は甚大である。歩行障害，視力障害，知覚障害（しびれ，激痛）という「三重苦」と呼ばれる症状が存在し，その多くが回復不能であった。典型的な経過は「キノホルム剤服用後にまず比較的短い期間の腹痛があり，その後間もなく両足のまひが起こって，キノホルム剤を服用した期間の長短によりだんだんと上の方に上昇し，両眼の視神経萎縮を起こし，最後に死亡することもある」（泉 1996：81）というものである。その一方で，こうした甚大な被害に比して患者が得ると想定されていた治療上の利益はあまりにも小さかった。すなわち，キノホルム剤投与は下痢や腹痛といった「ごく平凡な症状」（辻川 2012：35）への対処として行われたものであり，命を脅かすような重篤な疾患の治療に用いられたわけではない。逆に言えば，のちの薬害HIVやイレッサで議論されるような「効能に比して受忍すべきかどうか」という論点はそもそも成立する余地がない。

では，にもかかわらずなぜこのような薬が当時は広く使われていたのだろうか。ここにおいて，国や製薬企業，医師の責任が問われることになる。国について言えば，とりわけ当時アメリカではキノホルム剤の使用方法は厳しく制限されていたにもかかわらず，日本では無規制の状態にあったこと，またキノホルムを開発した製薬企業が長年にわたって安全性情報を秘匿していたことが裁判の過程で明らかになった[(2)]。医師の責任は裁判の場では問われなかったが，処方した医師のなかには自身が企業の説明を鵜呑みにして薬を使っていたことに道義的責任を感じた者もいる。もちろんそれ以上に非協力的な医師も数多くいたが，一部の医師にとっては医療のあり方そのものを問い直す契機となった。

さらに言えば，こうした責任追及に関する患者自身による社会運動という観点でも，薬害スモンは大きな画期をなす。全国のスモン患者が救済を求めて大規模な運動を展開し，裁判闘争では地裁での勝利から和解へと至り，最終的には国と製薬企業からの謝罪と補償を勝ち取ったためである（1979年9月「スモン訴訟全面解決のための確認書」）。また，この過程でいわゆる「薬事二法[(3)]」成立を実現したことによって，のちの訴訟が被害救済に加えて薬害防止に向けた制度改革を志向する道筋をつけた。この点でも薬害スモンはその後の薬害訴訟のモデルとなっている。

以上見てきたように，薬害スモン事件にはさまざまな側面があるが，以下ではまず事件の流れを原因究明論争と裁判闘争とに区別して概観しておきたい。

## 原因をめぐる科学論争

薬害スモンの初期の最大の論点は，原因究明に関する議論である。スモンは1950年代当初から全国各地で散発的に発生していたが，1960年代になって幾つかの特定地域で多発するようになる。これは特定の病院で大量のキノホルム剤が使用されていたためであるが，当時はその地域集積性から感染症が強く疑われていた（例えば，スモンが集団発生していた埼玉県戸田市では「戸田の奇病」と呼ばれていた）。実際，スモンが多発していた岡山県井原市では，まだ医学者のなかでも合意のない時期にウイルス説を公式に採用し，市の広報で飲料水などを感染経路とする旨の発表をおこなったうえで，最終的にはスモン患者を結核患者と同等に扱うための市条例の改正までおこなっている（衛藤 1993：87-88）。これに対して，キノホルム剤は国内で長く使用されていた経緯があり，キノホルム説が提唱された当初はほとんどリアリティをもって受け入れられなかった。スモンの原因に関する研究の経過を見ても，当初は感染説が強く支持されており，ウイルス学者がその中心を占めていた。

そもそもスモンの症例が日本で最初に学会報告されたのは，1958年6月に開催された第63回近畿精神神経学会に遡る。ここで和歌山県立医科大学の楠井賢造が報告してから，他の学会でも散発的に症例が報告されていたが，大きく取り上げられたのは1964年5月に開催された第61回日本内科学会のシンポジウムの場である。当時はスモンという病名ではなく，「非特異性脳脊髄症」と呼ばれていたが，当時東京大学に所属していた椿忠雄や豊倉康夫が「亜急性脊髄・視神経・末梢神経症（Subacute Myelo-Optico-Neuropathy：SMON）」という病名を提案し，スモンと呼ばれるようになった。さらに同年に最初のスモン研究班（腹部症状を伴う脳脊髄症の疫学的及び病原的研究班）が発足し，全国的な疫学調査を行うものの，成果が得られず3年後に解散となる。この間，さまざまな研究者からスモンの原因となるウイルスを発見したという説が発表されるがいずれも最終確定にいたらずにいた。ところが，1969年から1970年にかけて急速に事態は進展する。

その1つの大きなきっかけは，新たなスモン研究班として「スモン調査研究協議会（スモン協）」が設置されたことである（1972年に「特定疾患スモン調査研究班」に改称）。疫学班・病原班・病理班・臨床班の4班から構成されたこの研究班は，先行する前川班とは比較にならない規模の研究資金と研究ネットワークを有し，スモンの原因究明の動きを一気に加速させた。衛藤幹子はスモン協の特徴として，研究の進展に伴い専門家を追加する仕組みを採用したこと，研究の中間段階で頻繁に討論会を持ち研究経過を評価しながら進めていくという方法をとったことが画期的だったと指摘している[(4)]（衛藤 1993：88-89）。

この過程で，京都大学の井上幸重がスモンの原因ウイルスを突き止めたという報道が1970年2月4日に朝日新聞の一面で報じられることになる。この「井上ウイルス説」はのちに原告側の田辺製薬によって採用され，金沢スモン訴訟ではウイルス説の関係者が参考人招致されたことで，裁判の結果にも一定の影響を与えることになった。しかし半年後の1970年8月7日に新潟大学の椿忠雄によるキノホルム説が新聞報道され，ウイルス説は真っ向から否定されることになる。

これを受けて，ちょうど1ヶ月月後の9月7日に，中央薬事審議会はキノホルム剤の販売中止を厚生大臣に答申し，いまだ医学的には決着がつかない段階であるものの，まずは販売中止によって被害の拡大を防ぐ，という方針が採用された。実際，この時点では，スモン協においても「にわかには信じがたい」という「一致した雰囲気」があったという（小長谷編 2016：152）。しかし結果として販売中止後にスモン発生は大幅に減少し，その後の研究の進展もあって，1972年3月13日にスモン協が公式にキノホルム説を支持すると表明するにいたる。こうして医学者のコミュニティの間では，原因究明論争にはいったん終止符が打たれることになった[(5)]。

## 裁判闘争としてのスモン

上記のような研究班を舞台とした医学者による原因究明論争と入れ替わるように，1971年以降の薬害スモンの中心は法廷へと移行していく。その嚆矢は，

**表6-1**　東京スモン訴訟の3つの原告グループ

(1973年6月時点)

| | 第1グループ | 第2グループ | 第3グループ |
|---|---|---|---|
| 正式名称 | スモン訴訟原告協議会 | スモン訴訟東京地裁原告団 | スモン東京原告団 |
| 原告数 | 840人 | 244人 | 67人 |
| 原告団長 | 相良丰光<br>(全国スモンの会会長) | 中村あい<br>(姿勢を正す会世話人) | ――― |
| 弁護団長 | 重富義男<br>(下山田の後任，妻は被害者) | 柳沼八郎<br>(自由人権協会所属) | 斉藤一好<br>(公害弁連所属) |

出典：実川編（1990：157)

1971年5月28日に「全国スモンの会[6]」会長の相良丰光（よしみつ）と兵庫支部の患者志方サキ子2名を原告として，東京地裁に損害賠償請求訴訟が起こされたことである。この訴訟は，キノホルム剤の製造と販売をした2つの会社，それを許可した国，投薬した医師3名および医師の勤務する2つの病院の被告計8名に対して原告一人に5000万円，計1億円の賠償金を要求したものであった。のちに見るように，その後スモン訴訟は医師や病院を被告から外し，国と製薬会社のみを被告とする訴訟に切り替わっていくが，まずは全国スモンの会を中心とする東京地裁への提訴がその先陣を切った（のちに「第1グループ」と呼ばれる)。

しかしその後，全国スモンの会内部で会計の不備等が発覚して，運動は分裂し，1972年7月10日には「全国スモンの会の姿勢を正す会」を中心とする「スモン訴訟東京地裁原告団」が結成される（第2グループ)。さらに別の弁護士が中心となって同年12月に「スモン東京弁護団」および「スモン東京原告団」が結成され（第3グループ)，計3つのグループに分かれて訴訟が展開していくこととなった（表6-1)。これらのグループは東京以外のさまざまな地域でも訴訟を起こし，1975年に各地での提訴が一段落した時点では，18の地裁，原告総数2830名，請求総額1031億円という「1つの事件の訴訟としては司法史上最大のもの」とされる裁判が始まることになる[7]（実川編 1990：170)。

その後全国各地の裁判所で判決が示されていくことになるが，その第1号が1978年3月1日の北陸スモン訴訟判決である。しかし北陸スモン訴訟判決は結果こそ原告側勝訴であったものの，「ウイルス説も否定できない」とされ，損害賠償請求額も大幅に削減されてしまう。これに対し，その5ヶ月後に示された1978年8月3日の東京スモン訴訟判決は，キノホルムを原因と断定したうえで，国の責任を認めるという内容であり，これ以降の地裁判決も概ねこれに沿った判断を示していくことになる[(8)]。東京スモン訴訟判決はさまざまな点で画期的な判決だとされるが，なかでも当時の薬事法には医薬品の安全性確保義務を国に課すという条文が存在していないにもかかわらず，サリドマイド事件後に出た1967年の通知[(9)]によって運用上は実質的な改正がなされていたに等しいという判断を示した点は注目された（淡路 1981：46）。

なお，国と製薬企業はこれらすべての判決に関して控訴したが，1974年にふたたび全国的な患者組織として結成されていた「スモンの会全国連絡協議会（ス全協）」が厚生省および製薬企業3社と1979年9月15日にいたり和解確認書に署名し，これ以降，急速に和解患者の数が増えていくことになる。先述した薬事二法が成立し，被害救済に加えて今後の薬害防止に向けた制度改革が実現したのもこのタイミングであった。ここにいたって，裁判闘争としての薬害スモンは一応の決着をみたのである[(10)]。

ところで，以上の経過のなかで中心的な役割を果たしていたのは，医学者とスモン患者，そして弁護士であった。その一方で，スモン患者に直接相対していた臨床医の姿は必ずしもはっきりとは見えてこない。しかし冒頭で述べたように，薬害スモンには医師による投薬という契機が介在している。そのことは患者のみならず，医師にとっても大きな意味を持っていたはずである。そこで次節では医師の視点から見た薬害スモンを，一人の医師の経験に即してみていくことにしたい。

## 3　医師の経験

### 公表されないスモン患者

以下で取り上げるのは，北陸スモン訴訟を支えた医師・莇（あざみ）昭三が自らの経験を振り返って執筆した著書『なくなったカルテ――医師とスモン』の記述である。莇のスモン患者とのかかわりは，1969年5月25日に開催された第63回日本内科学会北陸地方会で「スモンの6例」と題した報告をおこなった時点に遡る。この時期は最初のスモン研究班による全国調査の結果が発表されたばかりであったが，それによれば当時北陸三県ではスモン患者は発生していないとされていた。しかし，莇らは自分たちの診ている患者のなかにもスモン患者がいると判断し，おそるおそる発表に踏み切ったのだという。

ところが，のちに実態調査でカルテ（診療録）を調査すると，莇らよりも前にすでに自らの患者をスモンと診断していた医師が北陸三県に複数いたことがわかった。これを受けて莇は，北陸三県ですでにスモン患者が発生していたにもかかわらず公表されなかった背景に，「今日の医療界の一つの体質」があると指摘している（莇 1983：26)。その体質とは，当時まだ神経内科の専門医がほとんどいない状況のなかで，自分の専門外のことに口を出すのは控えようとする医師のメンタリティである。しかし自分の患者がスモンを発症していると判断しているにもかかわらず，医療者間での情報共有すらしないことに対して，莇は「医師として果たすべき最低限の社会的責務が忘れられていたのではないか」と問いかける（莇 1983：27)。

### I婆さんの事例

莇のスモン患者との関わりのなかで大きな契機をなしているのがI婆さんの事例である。I婆さんは，莇がスモン患者として学会に報告した6例のうちの1例であったが，それはまさに莇自身が投与したキノホルム剤によってスモンを発症した事例であった。莇は発症が明らかになった当時のことを振り返り，以下のように記している。

> 確かにI婆さんの神経症状は，エマホルム〔キノホルム剤の製品名の一つ〕の内服と関連があるのである。12月4日からエマホルムが投与され，エマホルム合計21グラム（キノホルム量18.9グラム）を内服した翌年の1月23日に明らかなスモン特有の下肢の神経症状がカルテに記載されていた。私は愕然とした。不安と一種の期待感の入り混じった複雑な気持ちは一瞬に吹きとんで，私の頭のてっぺんから足さきにかけて風が吹きぬけるような無力感につつまれた。他にさきがけて学会で発表したその症例の中の一例を私自身が発生させていたことを知って，ことの重大さを感じた。すぐに安藤鶴太郎著の『優秀処方』を開いてエマホルムの項をめくったが，副作

> 用はほとんど記載していなかった。その使用量も間違っていない。机に座りながら静かに考えてみた。しだいに私自身の心が凍りつくような恐怖につつまれていった。その恐怖感は，内服とＩ婆さんのスモンの神経症状発病とに歴然と因果関係があったという事実のための恐怖ではない。それは私をまったく信頼しきって，すべてを私にまかせてくれた人，その一家の一人を，私自身がスモンに罹患させていたことに愕然としたのであった。（葥 1983：33，〔　〕は引用者による）

ここでの葥の驚きを理解するためには，彼が手に取った『優秀処方』という書物に触れておく必要がある。正式には『優秀処方とその解説』と題されたこの書物は，当時の医学生や医師にとって「座右の手引書」（葥 1983：83）であり，医薬品の投与の際の基準となっていた。この時点で葥が使用していたのは第27版であり，そこにはエマホルムの使用量は「通常１日 1.0～1.5〔グラム〕，重病１日 1.2～3.2〔グラム〕」と記載されていた。つまり葥はほかの多くの医師と同様に，信頼できる知識が記載された専門書として日々参照していた書籍の内容が，まったく信用できない記述であったことをここではじめて知ったのである。

加えて，当時キノホルム剤が抗生物質の濫用に歯止めをかけるために「再登場」していた，という文脈も踏まえておく必要がある（井上 2011：134)。つまり，整腸薬としてキノホルムを処方することは，むしろ抗生物質の使用を控えるという意味で望ましい治療だと考えられていたのである。この点について葥自身も，抗生物質の副作用と対比させながら，当時のキノホルムの位置づけを以下のように述べている。

> Ｉ婆さんの発病の原因となったエマホルムはキノホルム剤の一種で，田辺製薬株式会社から発売されていたものである。サルファー剤やペニシリン，ストレイプトマイシン等の抗生物質には，いろいろの副作用があることが当時から知られていたし，それらを使用する医師は一定の注意をはらっていた。私も同様に注意して，これらの薬品を使用していた。しかしキノホルム剤の投与の際に，それによる副作用を念頭に置いた臨床医は当時日本

にはいなかったはずである。私も一点の疑念ももたずに投与したのであった。つまりキノホルム剤は「もっともありふれた常用薬」と考えられていたのである。（莇 1983：34）

しかしまさにこの教科書通りでかつ医薬品の適正使用を推し進めようとする処方こそが，自分の患者をスモン患者にしてしまったのである。この事実は莇の心を「凍りつかせ」，これを契機に莇は北陸スモン訴訟に深くかかわっていくことになる。

### 「医師の責任」とは

先述したように，スモン訴訟においては最初の提訴を除き医師を被告としないという方針が採用されており，北陸スモン訴訟においてもこの方針は踏襲された。この点について，莇は弁護団と話し合い，ある意味では医師も「被害者としての側面」を持つし，別の点から「道義的責任」を論じるべきだと考え，国と製薬企業に絞って提訴したという（莇 1983：43）。また現実的にも訴訟がスムーズに進むためには患者へのキノホルム投与をカルテの記録によって証明したり，スモンと診断してもらったりする必要があり，医師の協力は必須であった。しかし，むしろ莇は裁判の過程でさまざまな医師と交渉を繰り返すうちに，キノホルム剤の投与の責任とはまた異なる点で「医師の責任」を問わざるをえないようなケースに出会うことになる。

その1つめは，そもそもカルテを入手できてもカルテの内容自体に問題がある，という点である。莇によれば，入手したカルテは直筆文字が読みにくいだけではなく，そもそも症状がまともに記載されておらず，注射と投薬の指示のみで，スモンの発症と経過が読み取れないものがしばしばあった。看護記録からようやくスモンの発症や経過が読み取れるケースが多く，しかもその看護記録の情報が医師と共有されていない場合も少なくなかった。この点で，莇がまず直面したのは，患者の被害を立証するはずの記録としてのカルテがそもそも適切に書かれていない，という事態である。莇はこの作業を通じて「このようなカルテで医師としての社会的責任がまっとうされていたとすれば，その背景は何か」という「憤りにも似た疑問」が残ったと記している（莇 1983：77）。要するに，スモンに限らずそもそも診断や治療，症状に関する正確な記録を作成するという医師の基本的な責任が果たされていないことによる問題である。それが結果としてスモン患者の不利益につながってしまうというのが，彼が最初に直面した問題であった。

とはいえ，上記のようなケースはカルテが入手できたという点ではまだよい方だった。というのも，実際には医師の抵抗にあって，カルテが入手できない場合が多かったからである。莇によれば，国公立病院からは弁護団の証拠保全命令でカルテの入手が可能であったが，私立病院ではさまざまな理由を付けてカルテを提供しないという事態が生じたという。そのなかでも繰り返し聞かされたのが「すでに焼却してしまった」という理由であった。焼却していない場合も，取り寄せた記録を見ていくと，スモンの発病前後のカルテだけが抜けているものや処方の中のキノホルム剤の記載のみを抹消したカルテなど，意図的に特定の記述を削除した記録が提供されることがあったという。これらの患者は，最終的には鑑定診断のために寝台特急に乗って金沢から京都まで行かなければならなかった（莇 1983：78)。

なかでも，南田さんという患者への投薬証明を一貫して拒否したK医師のケースは印象的である。南田さんは比較的軽症であったが，典型的なスモン症状があり，主治医のK医師も口頭でキノホルム剤の使用とスモンとの診断を南田さんに伝えたことから，投薬証明がもらえるだろうと考え，裁判に加わることにしていた。しかしながら，投薬証明書の作成をK医師に依頼すると，カルテは焼却しており証明できないと断られてしまう。そこで，南田さんは自分の詳細な日記と照らし合わせて受診状況や処方された薬を再度確認し，最終的には自宅に残っていた薬を探し出した。これを大学の薬学部で分析してもらった結果，キノホルム剤であることがわかり，それをもとに再度K医師に投薬証明書の作成を依頼したが，それでも拒否される。困り切った南田さんは莇に仲介を依頼し，莇が会いに行ったところ，K医師は以下のような事情を語った。

スモン問題が裁判になりはじめたころのある日の郡医師会の常会で，スモンが話題になり，「カルテがない場合には記憶だけで証明書を書かないこと」と話し合われたというのである。そんな申し合わせを念頭にしながら，

> K医師は同僚の医師と一杯のみながら「それでは5年以上経ったカルテを手元におかないことだ」と話し合ってカルテをすぐに焼却したというのであった。そして私に，どうしても証明書が必要ならば「郡医師会長の許可をえてくれませんか？」というのである。（葫 1983：152）

このエピソードに続き，葫は，では専門職集団である日本医師会はスモンとどう向き合ってきたのだろうかと問いかけ，そこでは実質的な議論は行われていないこと，医師に責任はないとの確認のみがなされていることが指摘される。翻ってK医師のケースを考えてみると，郡医師会がどのような意図で投薬証明書に関する申し合わせを決めたかは不明であるし，そもそも証明書を作成しないためにカルテを焼却するというK医師の行動がいまとなっては理解しがたい。しかし重要なことは，郡医師会での申し合わせは，結果として個々の医師が目の前のスモン患者に対して責任ある行動をとることを妨げている，という点である。この点で，K医師の事例は，医師の責任というものは，個々の医師のみならず，専門職集団としての医師の責任という論点を含んでいることを示唆しているのである。

**患者の症状を「みつめる眼」**

さて，以上の点は主に被害「後」の対応についての医師の責任であったが，それではそもそもキノホルム剤の投与自体には医師の責任がないと言えるのだろうか。この点について，葫が「医師の道義的責任」に関係して挙げているもう1つのエピソードを取り上げておきたい。それは，葫が裁判過程で日本チバガイギー社が提出した資料に含まれていた海外の医師による「手紙」の存在を知った際のものである。すなわち，その資料には，海外の臨床医が自分の患者に視覚障害や下肢の異常知覚が出現した際に使用したキノホルム剤との因果関係を疑い，自発的にチバガイギー社に報告したとの記録が含まれていたのである。葫はこうした「手紙」が臨床医によって書かれているという事実に驚き，以下のように述べる。

> 私は判決の報告集会を聞きながら，このチバ〔ガイギー〕社に送った“手

> 紙”の医師たちをふと思い浮かべていた。患者の症状の変化について，その投与したくすりとの関連でみつめる眼を，この医師たちのように私を含めた日本の医師たちがもっていたならば，もっと早期にスモンの原因が把握されたのかもしれないと考えていた。スモンについては，医師に第一義的な責任がないのかもしれない。しかし医学の専門家である医師は，患者との関係では専門家としての道義的責務をたえず負っているにちがいないと思った。（莇 1983：143-144，〔　〕は引用者による）

つまり，当時の状況を踏まえれば日本の医師にキノホルム剤投与の責任を負わせるのは酷かもしれないが，そもそも製薬企業の説明を真に受けて，副作用を一例一例自分の患者の状態を見ながら吟味しなかったことについては再考の余地がある，というのである。少なくとも当時の日本の臨床医にとっては，自分の使用している薬に疑義が生じた場合には積極的に企業へ警告を発する責任が医師にある，という認識は希薄であった。しかし，海外の臨床医たちは実際に警告を企業に書き送っており，莇はそのことに驚いたのである。この点で，スモンは明らかに医師と薬の関係に再考を迫るようなできごとであった。

事実，こうした「責任」を正面から受け止めてその後活動を続けた医師もいる。神経内科医の別府宏圀である。別府は，若手医師の時代にスモン患者に出会い，自らが処方する医薬品に対する「医師の無責任」という問題に気づき，薬害スモン後も精力的に医薬品の安全性を医師の目から点検し，情報発信する試みを続けた。また，薬害スモン訴訟においては，「田辺製薬の処方をボイコットする医師の会」の代表となり，医師としての行動の必要性を説いた。それは「キノホルムを処方した一人の医師として，私たちも道義的責任を問われて」いる以上，「田辺の反省を迫り得るいちばん有利な位置にあるわれわれ医師が行動に移ることでスモン患者に償いたい」との動機からだったという（実川編 1990：198）。

とりわけ別府がこだわったのが，スモン訴訟判決で示された「個々の医師には医薬品の安全性を点検する能力はないから責任はない」という論理を医師自身が認めてよいのか，という疑問である。別府は，それを認めてしまうことは「薬の有効性や安全性について，きちんと自分の頭で考えて判断しようという心構え」（別府 2002：17）を欠く医師を肯定することにつながるのではないか，と考えたのである。その反省にたって創刊されたのが雑誌『正しい治療と薬の情報』であり，別府は発刊の経緯を以下のように述べる。

> キノホルムを何の疑いもなく大勢の患者さんに処方して，１万人以上のスモン患者をつくり出してしまったのも，もとはといえば，医師が正しい医薬品情報を入手できなかったからである。メーカーの宣伝に左右されない公正な立場で薬の効果や副作用を厳正に評価するためには，広告・賛助金などメーカーからの紐づき財源に頼らず独立した運営が必要であるということになり，とりあえずの運転資金をスモン弁護団から提供してもらうことになった。（別府 2002：25）

もちろん必ずしもスモンに関わったすべての医師が別府のように考えたわけではない。しかし，少なくともここには医師と薬の関係を組み替え，医師としての独立した立場から「正しい医薬品情報」を広めることでスモンの教訓に向き合おう，という１つの「責任」の取り方が示されているのではないだろうか。これは目の前の患者への対応という範囲を超えており，自ら新たな仕組みを社会に生み出していこうとする点で「医師の責任」の範囲を拡大していく試みとして理解することができる。

## 4 「病んでいる社会」と向き合う責任

### 健康の社会的背景から「社会の健康」へ

以上ここまで，薬害スモンの概要を確認したうえで，ある医師の回顧録に即して薬害事件における医師の責任とはなにか，という問題を検討してきた。あらためて整理しておけば，医師の責任は医薬品の投与のみならず，投与が被害を生み出したことが明らかになり，社会問題化した後により先鋭に問われうる，ということがまず言える。その際に，カルテを意図的に焼却したり，一部の記載を抹消したりするという医師の振る舞いは，キノホルム剤の投与以上に「無責任」な行為である。しかも，この背景には，Ｋ医師の事例からもわかるように，医師個人のみならず，地区医師会のような医療専門職集団における「決定」も大きな影響を与えていた。この点で医師の責任は，医師集団の責任，という論点を含みうる。また，別府の取り組みに見られるように，キノホルム剤投与そのものにも医師の責任を認め，そうしたことが二度と起きないように社会全体を変える仕組みを立ち上げる，という形での責任の取り方もありうるだろう。ここにいたって，莇が自らの著作で「病んでいる社会」そのものを問題化する必要がある，と記していることが理解可能となる。

> 「健康」「病気」も社会的に大きく規定される側面をもつという認識だけでは不十分なのではないか？　個々の「病気」の中に現われる社会的要因に目を向けるということだけでは不十分ではないか？　スモンの発生は，むしろ「社会」そのものが健康なのか不健康なのか,「社会」のどこが病んでいるのかという診断にまでさかのぼらなければならないような気持ちを強く私に印象づけたのである。一人の「善意の医師」の及ぶところではない。私や同僚の医師や看護婦や病気で悩んでいる人びとすべてを含んでいる社会そのものが，ほんとうに健康なのか，どんな病気にかかりつつあるのか，あるいはその病気の重症度と予後はどうなのかを見定めることがいかに大切かということとして感じられたのである。(莇 1983：36)

莇は長く全日本民主医療機関連合会の会長を務めており，もともと医療の社会的側面に強い関心を持っていた医師である。先の引用にある「『病気』の中に現われる社会的要因に目を向ける」とは，例えば貧困や学歴といった社会的な属性が健康状態を左右するという視点のことであり，今日では「健康格差」と称される問題である。しかし莇の認識は薬害スモンとの出会いによってさらに「社会全体が病んでいる」状態を問題視しなければならない，という視座へと変化していくことになった。これは病気の社会的要因という議論を超えた問題意識であり，まさに社会そのものの「病理」と向き合う視点でもある。そこで最後にこのことを「信頼」というキーワードに沿って捉え直してみたい。というのも，莇自身が自らの著作を「今日問われている『医』に対する信頼の回復」に向けた試みと位置づけているからである（莇 1983：3)。

## 「システム信頼」が破綻するとき

社会学者のルーマンは，信頼を特定の誰かに対する信頼（人格的信頼）とシステムの動き全体に対する信頼（システム信頼）に区別したうえで，近代社会の特徴をシステム信頼によって成り立つものとした（Luhmann 1973=1990）。例えば，わたしたちは日々電車や飛行機といった移動手段を用いているが，その際これらの移動手段が安全に定められた運行時間に従って動くだろう，ということをあてにしている。といっても，それは特定の車掌やパイロットを個人として信頼しているからではない。むしろ航空会社や鉄道会社が1つのシステムとしてそれなりにうまく回っているだろう，という見込みのもとに日々の生活を送っているのである。

この点で，ある薬を飲むという行為も，薬の開発・製造から国による許認可，医師による処方にいたるまでの一続きのシステムを信頼したうえで成立している。しかるに，薬害という問題は，このシステムが全体として機能しない場合に生じる。この点で，薬害スモンは患者にとってのみならず，医師にとってもシステム信頼が根本から揺さぶられる事態であった。というのも，国が承認し，定評ある教科書に安全であると記され，他の医師も普通に使用していた薬が，破壊的な健康被害をもたらしたからである。裁判の過程で遡及的に問題が掘り起こされていくなかで，医師にとっても，自分がこのシステムを「信頼」していたこと自体が反省的に問い直されていく。だからこそ薬害スモンの経験は，関わった医師たちにとって，日常的な医療がいかにもろい仕組みの上に成り立っているかを実感させる1つの契機になったのである。

この点で，薬害スモンとは，国や企業，患者のみならず医師にとっても医薬品に関わるシステムへの信頼をどのように回復させるべきかを模索する経験だった。だとすれば，本章で見てきた�や別府の試みは，それに対する1つの回答として理解できるのではないだろうか。

### 注

(1)　キノホルムは1900年にスイスで開発され，当初は外傷に対する塗り薬として使用されていたが1933年にアメーバ赤痢に有効との報告があり，日本でも内服薬として使用され始めた。その後，とくに戦後になって適応が拡大され，用量も大幅に引き上げられていき，日本では1960年代に長期大量投与されるようになった（片平 1997：71-72）。長期大量投与にいたる詳細な経過については，高野（1979b）第3章および蔚（1983）第2章を参照のこと。

(2) 製薬企業のなかでも，とくに田辺製薬がスモンの原因に関してウイルス説を主張し続け，裁判の長期化を図ったことで大きな批判を浴びた。この点については泉（1996）の第3章を参照のこと。

(3) 薬事法の一部を改正する法律および医薬品副作用被害救済基金法の成立を指す。なお，薬害訴訟と薬事行政改革の関係については，鈴木・水口・関口編（2015）の第3章を参照のこと。

(4) なお，スモン協の「成功」を受けて，のちにスモンを含む難病研究は「特定疾患研究」へと一本化されていき，日本の難病研究のモデルを形成することになる。スモン協と日本の難病研究との関連については，渡部（2016）を参照のこと。

(5) ただし，この後も1980年代にいたるまで井上ウイルス説の妥当性を主張する一部の科学者やジャーナリスト，法学者の議論が展開していることには留意したい具体的な論者としては，高橋秀臣（ジャーナリスト），中山孝（医事評論家），西村千昭（薬学），増原啓司（民法）を挙げることができる。

(6) 全国スモンの会は1969年11月26日に結成されたスモン患者の全国組織である。平方昇一による交流誌『スモンの広場』発行を前史とし，13県14団体の代表者，200名以上の参加者を得て東京の千日谷会堂で最初の会合が開催された。会長はスモン患者の相良丰光（よしみつ），副会長は看護師の川村佐和子である。当時川村が勤務していた中島病院内に事務局を設置した。川村（1979）を参照のこと。

(7) 法社会学者の淡路剛久は，スモンの運動団体の分裂によって大量の訴訟が多数の裁判所に係属することになり，それが結果として被告の裁判対応の負担を著しく増大させ，裁判が原告に有利に進むことになったと指摘している（淡路 1981：145)。

(8) なお，同年11月14日示された福岡スモン訴訟判決では，投薬証明のない患者にも被害を認定し，東京地裁判決を上回る賠償額を認めた点など，さらに踏み込んだ判断を示した点で「歴史に残る名判決」と評価されている（高野 1979b：259)。

(9) 具体的には，1967年9月13日に薬務局長通知として示されていた「医薬品の製造承認に関する基本方針について」を指す。ただし，この判決の論理については「いまだ普遍的に通用する法論理」ではないと東京スモン訴訟に関わった弁護士の泉も指摘している（泉 1996：203)。

(10) ただし，最後まで和解に応じなかった1名の原告（古賀照男）については，その後1990年12月7日東京スモン訴訟第二審事件判決が示され，スモンとの個別因果関係が否定され，原告敗訴という結果を迎えている。古賀については松枝（2021）を参照のこと。

コラム 3

## ワクチンと薬害

佐藤哲彦

ワクチンとは「生体に免疫を与える抗原を含む生物学的製剤」(佐藤 2010：100) である。ワクチンそのものはウイルスなどの病原体を攻撃するのではなく，生体の免疫反応を活用して感染を予防する。ワクチン接種で特定の感染症に対する免疫を高めることを予防接種という。そこでワクチンによる薬害は予防接種禍とも呼ばれてきた。日本の薬害は予防接種禍と呼ばれたワクチン薬害から始まっている。

日本で最初のワクチン薬害は，連合軍最高司令官総司令部（GHQ）の統制下にあった 1948 年に京都府と島根県で生じたジフテリア予防接種禍事件である。1948 年 7 月に施行された予防接種法（当時は義務接種で違反者に罰則があった）により，従来から義務であった種痘に加え，ジフテリアや腸チフスなどの予防接種が義務化された。そこで同年秋には早くもジフテリアの予防接種が開始されたが，11 月におこなわれた大阪日赤医薬学研究所製ジフテリア・ワクチンの 2 回目の接種により，京都府で 68 人，島根県で 16 人の合計 84 人が死亡し，副反応被害は 862 人にのぼった。世界最大規模の予防接種事故である。発生直後は原因や責任を含めてさまざまに論じられ，京都の事件は詳細な記録も残された（京都府衛生部 1950)。しかしながら，被害者の一人である田井中克人が著書『69 人目の犠牲者』（田井中 ［2003］ 2005）で声をあげるまで，この被害は長く忘れられていた。民事訴訟も起こらず，医療過誤事件として位置づけられたためである。

ジフテリア予防接種禍事件の主な原因は，ジフテリアの生ワクチンの弱毒化が不十分であったこと，加えて毒性の検査方法に不備があったことだが，それだけではない。そもそもワクチン製造の技術力が十分になく，多くの不合格ワクチンが出ているのに，形式的にたまたま合格となった製剤を接種したのが根本的な原因であった（田井中・和気 2012：205-206)。ジフテリアの流行は国内ではすでに下火であったにもかかわらず，それほどまでに予防接種を急がせたのは，厚生省が GHQ によるジフテリア予防接種の要求に対して早急に応えようとしたためであったという（田井中・和気 2012：207-214)。しかも厚生省はその責任を隠蔽するために，法務省から「民事訴訟が起これば国の責任はまぬがれない。早い目に補償金を支払い，訴訟を回避するのが得策だ」（田井中・和気 2012：203）との回答を得て，その通りに対応した。事件は製造業者にのみ責任を課し（担当の製造主任が実刑），遺族に一律の見舞金を払うことで訴訟が回避された。行政責任とワクチンをめぐる安全管理のジレンマが露呈しない形で決着が図られたのである。

ワクチンをめぐる行政的ジレンマとは，予防接種は一定の割合で副反応を起こすリスクがある一方，副反応を避けるために予防接種をしなければ予防対象となる感染症にかかるリスクが生じるというジレンマのことである（手塚 2010)。しかしながら，このジレンマは薬害に関しては適切な問題設定ではない。というのも，これは責任論の枠組みに限定した議論だからである。薬害は必ずしも製造や認可の責任のみが問われる問題ではないのである（第1章参照)。

ワクチンの問題性が再び衆目を集めたのは1960年代後半から1970年代にかけてである。種痘ワクチンやインフルエンザワクチンなどによる被害が明らかになり，ワクチン禍と呼ばれた。自身の子が予防接種副反応の被害を受けた吉原賢二は，他の被害者らとともに1970年に「全国予防接種事故防止推進会」を組織し，厚生省が「特異体質」として捨て置いた被害者の連帯を促し，全国調査をおこなってこの問題の大きさを明らかにした（吉原 1975)。その結果，1975年には健康被害救済措置が講じられたが，不十分なその処遇や予防接種制度のありようを問題として集団訴訟が起こされた。これらに影響を受けて1976年の予防接種法改正は「「副反応」が生じるかもしれないという想定を予防接種制度に織り込む抜本的なもの」（香西 2022：60）となった。被害を訴えた訴訟はほとんどのケースで原告の勝訴となり，1994年の予防接種法の改正によって法の目的に健康被害の救済が盛り込まれた。

ただし，1970年代のワクチン禍は，義務接種という制度とそれによって生じた問題の救済という枠組みにあった。つまり，あくまで制度のありようの問題として定式化されたのである。一方，そのような問題設定ではワクチン薬害について十分には議論できないことが，MMRワクチン薬害によって示されている。

MMRワクチン（乾燥弱毒生麻疹おたふくかぜ風疹混合ワクチン）は1989年4月より定期接種化された感染症（麻疹・おたふくかぜ・風疹）に対する混合ワクチンである。このとき厚生省の指導により麻疹ワクチンは北里研究所，おたふくかぜワクチンは阪大微生物病研究会，風疹ワクチンは武田薬品工業が製造し，これを統一したワクチンが用いられた。ところがその後1993年にかけて予防接種後の子どもたちに重篤な副反応が生じた。接種開始から1993年4月までに無菌性髄膜炎報告が1754例あり，接種者のおよそ1000人に1人の割合で発生した（栗原 2012)。これがMMRワクチン薬害事件である。予防接種健康被害救済制度による被害認定は史上最大規模の1041人となり，その中には難聴や急性脳症，てんかん，知的障害などの重篤例も含まれている。死亡認定は3人だが他に認定されない死亡が3例あるとされる（栗原 2012)。

MMRワクチンによる無菌性髄膜炎の発症原因はおたふくかぜワクチンであった。

とくに製造方法が承認を受けたものから許可なく変更されたことが原因とされた。ただし問題はそれだけでなく，専門家会議で言及されていた副反応の髄膜炎を厚生省が十分に監視せず，実際にその発生率が上昇しつつあるのにもかかわらず，迅速に定期接種を止めなかったのである。

MMR被害児を救援する会の栗原敦は1991年3月の厚生省保健医療局文書に「MMR統一株の髄膜炎発症率が700人に1人という高率になってしまいました。しかしこの発生率は公表しません」「このままMMR統一株の接種を継続すれば，人為的に髄膜炎を発症させることになってしまう。…MMRワクチンを継続するにふさわしい根拠を，データをもって示してください。裁判になった場合に，反論する根拠を教えてください」というメモを発見し，この時点で接種の見合わせを決断するべきだったと論じている（栗原 2012)。しかしながら実際に接種見合わせとなったのは1993年4月であった。判断が遅れたのは，研究開発や法定接種の導入に深く関与した研究者や審議会委員の意向が迅速な「中止の判断を阻害した」(栗原 2012：109）からだと指摘されている。このように，製薬企業の問題，副反応による健康被害に加え，迅速に対応しない行政のありようは，MMRワクチン事件が典型的な薬害であることを示している。

以上のようなワクチン薬害をめぐる議論は，反ワクチン言説（ワクチンの無効性や有害性を主張する言説）の存在により，他の薬害よりも複雑な様相を呈している。ワクチン薬害について考えるためには，その整理が必要である。

まず，ワクチン薬害についての議論は社会防衛と個人の被害の間のジレンマという問題設定に収斂しがちである。これは明治時代から予防接種（種痘）が罰則ありの義務であり，衛生対策が警察管轄でおこなわれてきたことにも由来するだろう。実際，その経緯には社会的排除などの問題がある。しかしながら，それだけではない。MMRワクチン薬害の被害者に対して国は謝罪をせず，「社会防衛のための貴い犠牲」であると「見舞いの言葉」をかけるのみだった。そのことからもわかるように，そのジレンマはすでに言語的資源として利用される決まり文句である。ワクチン薬害を十分に論じるためには，「社会防衛と個人の被害の間のジレンマ」という問題設定が被害当事者に投げかけられることで生じる困難をも議論する必要がある。「社会防衛と個人の被害の間のジレンマ」という言説自体もすでにワクチン薬害という現象の一部をなしており，MMRワクチン薬害は，それによって健康被害と社会防衛のためには仕方のない犠牲として扱われるという二重の被害を被っているのである。

一方，ワクチンの意義や有効性を認めない議論においては，しばしばワクチン薬害がワクチンおよびワクチン接種の有害性を論じる根拠として言及される。言い換えると，反ワクチン言説はワクチン薬害をワクチン自体の問題として定式化するのである。

これは数多くの反ワクチン言説にみられる特徴である。

しかし，ワクチン薬害はワクチンそのものの問題というよりもむしろ社会的な問題である。先にみたように，ジフテリア予防接種禍事件や MMR ワクチン薬害における問題の隠蔽，さらに HPV ワクチン有害事象（コラム7参照）における差別や排除など社会的な被害経験がその中心をなしている。

このように，ワクチン薬害について論じることは反ワクチン言説に与することではない。むしろその問題の社会的な局面について考えることであり，それこそがワクチン薬害をめぐる社会学的研究の意義なのである。

コラム4

## 売血と献血――血液提供をめぐって

吉武由彩

薬害エイズ事件や薬害C型肝炎事件では，血液製剤の使用を通してHIVやC型肝炎ウイルスの感染が引き起こされた。血液製剤とは，人の血液由来の医薬品である。そこで，血液提供の歴史と，提供された血液のウイルス除去の問題について考えてみる。

日本で初めて輸血がなされたのは1919年である。初期には供血者（血液提供者）と患者が隣り合って横になり，血液が直に渡される「枕元輸血」がなされていた（香西 2007）。しかし，1948年に輸血による梅毒感染が起こったことを契機に，血液をいったん保存し，検査を経て輸血する「保存血液」利用へ転換された。1950年代から60年代半ばにかけては，血液提供への対価として金銭を支払う「売血（買血）」により保存血液のほとんどが集められていたが，輸血による肝炎感染率の高さや頻回供血者の健康面が社会問題となった。これを「黄色い血」問題と呼ぶが，頻繁に血液提供をおこなうと血液中の赤血球の回復が追いつかず，血液が黄色く見えることから名づけられた。なお，この時期は輸血を受けた後の肝炎発症率が50.9%にのぼっていた（厚生労働省 2019a）。

その後，1964年に駐日アメリカ大使が暴漢に襲われて重傷を負い，輸血を受けた際に血清肝炎に感染する事件が起こった（ライシャワー事件）。これを契機に献血推進の機運が高まり，「献血の推進について」が閣議決定され，自発的で無償の血液提供である「献血」への移行が図られた（香西 2007）。献血への移行の過程で1974年までは，供血者やその家族が輸血を必要とした際に優先的に輸血を受けられる「預血」が採用されていた。血液からつくられる血液製剤には「輸血用血液製剤」と「血漿分画製剤」があるが，輸血用血液製剤は預血廃止後の1974年以降はすべて国内献血によりつくられている。他方で，血漿分画製剤は1974年以降も海外から売血（買血）由来の血漿分画製剤等が輸入され，1980年代には輸入された非加熱濃縮製剤によるHIV感染の問題が起こっている（第7章・第8章参照）。

血液事業をめぐっては，ウイルス検出，除去技術が向上している。献血により提供された血液については，1986年にHIVの検査が導入され，1989年にB型肝炎ウイルスとC型肝炎ウイルスの抗体検査が導入された（大久保・前田 2018）。さらに，1999年にはNAT（nucleic acid amplification test，核酸増幅検査）という検査法が導入されている。NATは遺伝子増幅反応を用いた検査方法であり，まとめて検査する検体数が小さいほど（プールサイズが小さいほど），ウイルスの検出精度が高まる。導入時には500人分の血液をまとめて検査していたが，2000年には50人分，2004年には20人分へと検体数が縮小された。その結果，2000年の輸血後肝炎発症率は0.001%以下まで低下している（厚生労働省 2019a）。

しかし，近年でも血液製剤の使用によるウイルス感染が完全になくなったわけではない。ウイルス感染初期には，血中のウイルス量が少ないため検査によりウイルスを検出できない期間があり（これを「ウィンドウ・ピリオド」と呼ぶ），その時期に血液を提供するとウイルスに感染していても検査を通過する危険性がある。2018年には輸血によるB型肝炎への感染が1例起こっている（厚生労働省 2020）。C型肝炎は2018年には感染例は見られないが，2013年には1例起こっている。HIVについても，2018年の感染例は見られないが，2003年と2013年に輸血を受けた患者が感染する例が1例ずつ報告されている。2013年の輸血によるHIV感染の発生後には，前述のNATの検体数が縮小され，2014年には1人分の血液を検査する個別NATが導入されている。

血液製剤の使用によるウイルス感染が完全になくなったわけではないからこそ，ウイルス検出，除去技術の向上だけでなく，供血者の意識や行動も重要になってくる。献血の際には問診票に病歴等を回答する必要があるが，安全な血液提供とその使用のために正確な事実を回答することが求められる。

# 第7章

# 薬害エイズ (1)

―未知の病いの当事者となること―

松原千恵

## 1 「薬害エイズ」という大きな物語

1980年代初め，HIV，すなわちヒト免疫不全ウイルス（Human Immunodeficiency Virus）が混入した血液凝固因子製剤（非加熱濃縮製剤）やその原料血漿がアメリカから日本に輸入された。それらは血友病などの血液凝固異常症の患者の治療に使用され，その結果，血友病患者とその家族など，二次感染も含め1500人近くがHIVに感染した。HIVに感染すると免疫機能が低下し，その結果さまざまな合併症に罹りやすくなり生命を脅かされることになる。この状態がエイズ，すなわち後天性免疫不全症候群（Acquired Immunodeficiency Syndrome）であり，HIVに感染した患者とその家族の多くがエイズを発症し命を落とした。

このできごとが「薬害」として社会的に理解されていく1つの流れを作ったのが，薬害エイズ訴訟である。薬害エイズ訴訟は，感染の被害を受けた血友病患者と家族が国と製薬企業に対して提訴した裁判であり，まず1989年に損害賠償を求める訴えが起こされ，この民事訴訟は1996年に地方裁判所の勧告により和解が成立した。この裁判は，HIVの混入した非加熱濃縮製剤による感染の危険性があるとわかった後も回収などの措置をとらなかった，国や製薬企業の責任を問うものであった。

その後，非加熱濃縮製剤の輸入・製造・販売をおこなった製薬企業，販売停止や回収の指示権限を持っていた当時の厚生省の担当者，そして血友病患者に投与した医師それぞれに対して刑事訴訟が起こされた。いくつもの裁判を経て，これらの一連のできごとは，「薬害エイズ」という1つの物語として，主にメディア報道のなかで語られることになる。「薬害エイズ」は俗にいう「産官学の癒着」図式を象徴する事件として描かれるようになり，大きな社会問題となっていった。「罪なき患者と家族が，行政の怠慢，悪徳企業，患者を裏切る医師によって傷つけられる」という単純化された構図で描かれた物語は，その後，薬害肝炎など他の薬害事象のイメージにも少なからず影響を及ぼしたといえよう。薬害エイズは訴訟の過程で，誰が犯した罪かという視点で理解されていったのである。

薬害エイズが社会的に大きな注目を集めたのは，当時はエイズが発症のメカニズムも治療法も解明されていない未知の病いだったからである。HIV の感染は全身の免疫機能の低下を引き起こし，感染していない通常の免疫の状態では発症しないような細菌やカビに感染したり（日和見感染症），悪性腫瘍ができやすくなる。その結果例えばカリニ肺炎やカポジ肉腫などに罹患し，内臓や皮膚など全身にさまざまな合併症の症状が出る。こうした合併症の発症状態こそがエイズであり，80 年代後半から報道された HIV 感染例の多くは，重篤な症状や死にいたる姿であった。

90 年代後半に HIV 治療に多剤併用療法が導入され，現在では HIV への感染はエイズ発症や死と直結するものではなくなった。しかし少なくとも薬害エイズの時代を過ごした多くの血友病患者と家族は，死にいたる病いとしてエイズならびにそれをもたらす HIV 感染の問題と向き合わざるをえなかった。それは，感染被害の有無にかかわらず，差別や偏見で人生を翻弄される経験を強いる。その傷は和解から 20 年以上経った現在でも，決して消えることはない。

「薬害エイズ」訴訟は，被害者が被った差別的状況を打破するための物語を提供した。そのことを踏まえて，本章では，薬害エイズとは血友病患者とその家族にとってどのような経験だったのかを考察したい。とくに 1980 年代に経験したことについての語りに注目し，未知の病いをめぐる彼らの記憶[(1)]をたどる。あくまでも記憶にもとづく語りであり，年代や意味があいまいな部分や，後付けで語られているところがあるかもしれない。しかしそのあいまいさこそが，情報が少なく偏った状況でさまざまな不安や危機感に直面しながら解決の道を模索していたことを示している。

## 2　大きな物語からこぼれ落ちるものがある

「薬害エイズ」という物語は，HIV が誰にとってのどのような危機なのかについての主体を一般社会から被害者・家族へと切り替える挑戦であった。この挑戦は，血友病患者を行政的に救済するという訴訟の目的を達成した。救済には陽性となった患者への和解金だけではなく，診療拒否など差別的な状況のなかで必要な治療が受けられず経済的にも精神的にも厳しい生活を送っていた当時の血友病患者と家族を，国が HIV 感染症やエイズの研究・治療体制を整備することによって，包括的・恒久的にサポートしていくということが含まれていた。しかしその一方でこの挑戦は，同じ HIV 感染者であっても性行為により感染した同性愛者などとの差別化や，上述した「産官学の癒着」図式の固定化という問題もはらんでいた。

さらにはこの大きな物語は血友病患者と家族にとって諸刃の剣でもあった。なぜなら，「一部の医師が企業や行政に便宜を図り，またその見返りに利益を得ていたために，感染の危険性をわかっていたのに患者に毒入りの薬を投与し続けた」という物語は，実際に自分たちを診ている医師や，さらには医療そのものへの不信感へと容易につながってしまうからである。

医師が加害者として，血友病患者と家族が被害者として描かれるという単純化された物語は，1980 年代当時を経験していない世代の患者や，患者でも家族でもなく，血友病治療に関わったことのない人びとにとってはわかりやすく，納得できる構図なのかもしれない。しかし，当事者にとってはそう単純なものではない。

大きな物語の外側には，そこから零れ落ちる個々の経験が存在する。そもそも多くの血友病患者と家族は，HIV 感染の有無にかかわらず薬害エイズに直面するずっと以前から，血友病という病いにさまざまな形で向き合ってきた。血友病患者と家族は，もともと患ってきた慢性的な病，つまり原疾患としての血友病の経験があり，その上にさらにエイズという新しい病いがもたらされ，混乱や不安を経験することとなったのである。彼らのそばには，共に血友病治療の道を歩んできた医師たちがいた。そして，薬害エイズの混乱のなかでも血友病治療の現場を離れず治療を続けた医師や看護師たちもいる。薬害エイズという物語の中では，こうした個々の経験，とりわけ医療者との関係の多様性や，実際の診療場面でのやりとりは切り捨てられてしまう。

しかし，零れ落ちた経験の中にこそ，未知の病いと向き合うとはどういう事態なのか，そして感染被害の当事者になるとはどういうことなのかについての，生きた経験の蓄積があるといえよう。

## 3 「奇病エイズ」への差別のまなざし

1980年代当時の血友病患者と家族は，実際にどのようにエイズの情報に触れ，血液凝固因子製剤（非加熱濃縮製剤）による感染の危険性を知っていったのだろうか。治療薬によってHIVへの感染被害が生じたという情報は日本では1980年代初めに報じられた。1982年にアメリカで血友病患者のエイズ症例が報告されたのを受け日本では翌年1983年厚生省（当時）にエイズ研究班が設置され，1985年には血友病患者のエイズ症例が報告されていた。

しかしこのできごとは，単なるウイルス感染の問題には終わらなかった。その背景には，当時のエイズに対する差別的な社会のまなざしがある。

1980年代初めに日本で報道されたエイズについてのイメージは，「アメリカ」の「男性同性愛者」の間に広がる「奇病」であった。1985年に厚生省（当時）が日本人で最初のエイズ患者として認定したのはアメリカ在住経験のある男性の同性愛者であったことから，このとき同性愛者のかかる奇病というイメージが広まったのである。

その後，血友病患者にもHIV感染者がいること，そして異性間の性行為でもHIVに感染することが報じられていく。1987年1月には日本人で初めて女性のエイズ患者が認定されたと写真週刊誌に実名やプライバシーに関することまで報道されたが，この女性が「売春していた」といった誤報も含め，日本国内はエイズ患者への差別心をあらわにしたヒステリックな反応に包まれていく。

こうした反応は「エイズ・パニック」と呼ばれ，日本社会全体でエイズへの偏見が強化されていった。そのため，HIV感染は血友病患者と家族にとって，社会的な死につながる脅威にもなった。血友病患者はHIV感染者でエイズ患者であると結びつけられるようになり，「薬害」として捉えなおされるまで，血友病であることは公にできない情報となったのである。

差別的な対応は病院など医療機関でも同様だった。医療機関で診療拒否を経験した血友病患者と家族も多く，診療を受けられたとしてもエイズ・パニック以前の対応ではないなど，拒絶された経験は結果的に医療者と血友病患者および家族との信頼関係を傷つけ，その後の治療のあり方にも影を落とした。

では，そもそも薬害エイズの原疾患である血友病とはどのような病気であり，患者と家族はどのような経験をしてきたのだろうか。

## *4*　原疾患としての血友病の経験

### 血友病とは

血友病とは，「血液中の凝固因子が遺伝的・先天的に欠乏または不足している病気」である。欠乏しているのが血液中の第Ⅷ因子の場合は血友病A，第Ⅸ因子の場合は血友病Bと分類され，凝固因子の欠乏の程度によって重症度が分けられる(2)。

血液凝固因子が欠乏したり不足したりすると，血液を固めることができず，出血が止まりにくくなる。例えば体内で出血した場合出血した部位が腫れ，激しく痛む。関節で出血があれば，腫れや変形のほか青あざなど内出血となる。頭蓋内出血など生死に関わる重篤な状況もある。歯肉からの出血や鼻血，外傷による出血にも，重症の血友病患者の場合は通常の方法（安静・冷却・圧迫・挙上）では止血できないことがあるため，特有の治療が求められる。

血友病はX連鎖性劣性遺伝形式の先天性出血性疾患であり，該当する凝固因子の遺伝子変異により発病する。該当する凝固因子の遺伝子はX染色体にあるため，血縁者に血友病の患者がいる場合，その遺伝子変異が男子に受け継がれるとその人は患者となり，女子に受け継がれると保因者となる。

### 血友病治療および血液凝固因子製剤の歴史

血友病患者や一部の保因者に対する治療法としては，欠けた凝固因子を補充する方法をとる。どう補充するかというと，血液凝固因子製剤という人の血液を成分とする医薬品を投与するのである[3]。

日本では，血液凝固因子の補充による血友病治療は1930年代ごろからおこなわれていた。しかし1960年代後半までは基本的には全血輸血や血漿の輸注が治療のメインであり，1967年にコーン分画製剤，1972年にクリオ製剤という2つの血漿分画製剤が登場するまで，重症者の大量出血への対応には限界があった。患者の居住地域によっては頻繁な出血に対応できず，若くして命を落とす患者も多かった。重症であるほど，出血自体を回避するような日常生活を送ることになり，出血した場合には圧迫や冷却などの処置を施して安静にし，血が止まり，腫れや痛みが引くまで我慢を重ねるしかなかった。

1970年代に，数千人から数万人の血漿をプールして凝固因子を精製する方法により濃縮第Ⅷ因子製剤（1978年）と濃縮第Ⅸ因子製剤（1972年）が開発され，止血効果と治療の利便性は一気に高まり，地域差はあるものの，多くの患者にとって痛みが引くまでの時間を大幅に短縮させる転換点となった。ところがこの血液凝固因子製剤は加熱などによるウイルス不活化の処理をおこなっていない非加熱濃縮製剤であった。プール血漿のドナーの中に一人でもHIV感染者が含まれていれば，そのプールで精製された非加熱濃縮製剤はすべてHIVに感染することになる。このような形で，アメリカから日本に輸入された非加熱濃縮製剤やその原料血漿が薬害エイズを引き起こすこととなったのである。

1980年代前半には，濃縮製剤に加熱処理をおこなってウイルス感染のリスクを低下させた加熱濃縮製剤が登場する。これらは当初はインヒビター[4]発生の問題などで使用に不安があったが，日本では1985年に承認されてからは血友病治療の中心的な薬となった。さらに現在ではヒト由来の血液凝固因子製剤以外にも生物由来の遺伝子組み換え製剤が開発され，ウイルス感染予防を意識した治療環境となっている。

### 対症療法から予防的な治療へ

薬害エイズを経験した血友病患者の多くは血液凝固因子製剤の改良とともに育ってきて1980年代に10代20代だったが，幼少期から通院や入院生活を経験していた。彼らは，時間的にも経済的にも多くのコストを払いながら治療に取り組んできた人びとだといえよう。成長期の「出血の痛み」は生活への影響が大きく，とくに関節内出血を繰り返すことによって生じる関節の変形は患者と家族の日常生活に大きく影響した。血液凝固因子製剤の開発・改良と，それによる補充療法は，血友病患者と家族の生活を大きく変えた。重症であれば若くして命を落とすこともあったのが，治療を続けながら将来を見据えて生きられるように変わったのである。

1930年代から1980年代ごろまでの治療のスタンダードであったのは，出血の症状が現れた際に輸血で補充するという方法であった。そもそも1980年代以前は血液凝固因子製剤の供給量は少なく，重症患者らは出血後状態が悪化してからしか通院できなかったり，手術時には長期入院を余儀なくされたりした。希少疾患であるがゆえに専門医の診療を受けることが難しい患者も多く，居住地域・医療機関ごとの対応の違いが，患者の日常生活や治療状況を大きく左右してきたのである（松原 2010）。

1980年代以降に主流となった治療法は，激しい運動など出血の危険性が高い活動をおこなう前に，あらかじめ血液凝固因子製剤を投与するという方法である。また1983年に血液凝固因子製剤の自己注射が正式に認可されたころから，治療の場は病院から在宅へと移行した。自宅や職場など生活圏内で自己注射ができる血友病患者は自らの判断で注射ができるようになり，出血の痛みや関節変形などによる行動制限から解放された。血友病患者と家族は出血に対処する時間も治療にかける経済的負担も以前より大きく減らすことができ，さらに1984年に高額医療費助成の制度が成人患者にも適用され経済的負担が軽減されると，進学や結婚，就職の選択肢は広がった。

自己注射や医療費助成という制度的な変化は，血友病患者とその家族による患者会団体の積極的な活動でもたらされた。1967年に「全国ヘモフィリア友の会」という名で患者会が創設され，高額な医療費の公費助成を求めて活動し，1970年代には，親ではなく患者自身が主体となって盛んに活動するなど，血液凝固因子製剤の開発・改良とともに血友病患者と家族間のネットワークも強化され，血友病患者と家族の生活の質は20年ほどの間に格段に向上した。こうした新しい生活を支えたのが，大量に輸入・製造され供給されるようになった血液凝固因子製剤であり，それを治療のために導入した医師たちの存在であった。

## 血友病治療における医師の存在の大きさ

血友病の患者と家族にとって，1970年代から80年代にかけての新しい血液凝固因子製剤の登場は，自分たちの生活の質が向上していく転換点であった。しかしそれはあくまでも医師の方針の下にある治療であった。

血友病患者やその家族と医師との出会いは，多くの場合，幼少期に出血のため医療機関を訪れたときに確定診断を受けるというエピソードから始まる。診療を担当するのは小児科医であることが多い。医師たちも，患者との出会いによって専門外である血友病について学び始めることになる。希少疾患を診るために学び，昼夜を問わず血友病患者と家族の緊急事態にも応えていく。こうした医師たちの治療実践があるからこそ，多くの血友病患者と家族が「出血の痛み」や不安から解放されたといえるだろう。

ただし，こうした「話のわかる」医師はそう簡単には見つからない。当時も，数少ない話のわかる病院・医師を求めて，血友病患者と家族が遠方から通ったり，成人となってからも患者が主治医を変えずに小児科に通い続けたりすることがあったという。血友病治療が劇的に変化していくなかでも変わらずに診療を続けてくれる医師は，血友病患者と家族が血友病治療を続けていくための拠り所でもあった。血友病の治療において医師たちは，患者の出血による痛みを理解し，進学や就職など１つ１つの生活の課題を解決すべくともに歩んできた。血液凝固因子製剤への信頼，治療への信頼は，医師への信頼の上に成り立っていたのである。

他方で，80年代後半のエイズ・パニックのときには，偏見や差別の問題は医療の現場でも生じていた。医療機関での患者の診療拒否や，診療の際に非常な警戒態勢で臨む医療者の姿などは，血友病患者と家族にとってショックな対応にみえたに違いない。それは，医療そのものに対する血友病患者の信頼を揺るがせ，積み重ねてきたはずの医師との信頼関係にまで影を落とした。

## 5　HIV/エイズを血友病患者と家族はどのように経験したか

以上のように，1970年代から80年代にかけて血友病治療は血液凝固因子製剤の開発・改良とそれを使った治療法の発展，制度の整備などによって変化した。しかしHIV/エイズの出現は，血友病患者と家族を再び霧の中に追い込んでしまった。HIV/エイズとは，いったいどのような経験だったのだろうか。

### 治療のリスクを負うことは了解されていたが……

「薬害エイズ」の特徴で他の薬害と異なる1つは，薬そのものの副作用ではなく，薬の原料である血液がウイルスに汚染されていたということである（日笠 2016）。肝炎をはじめ，血液にはさまざまな病いの感染リスクがある。血液が薬となる以上，その血液を媒介してもたらされる感染症についての防御策が必要である。この感染リスクは，治療に携わる医師にも，血友病患者と家族にも，ある程度了解されていた。そうした共通認識があったにもかかわらずHIVの感染を防げなかった理由の1つには，当時HIVないしエイズという病いが，感染・発症の機序が判明していない，未知の病気だったことがある。

### 現在のHIV/エイズ理解とその治療の流れ

あらためて，非加熱濃縮製剤に混入していたHIVとはどのようなウイルスか，そしてエイズとはどのような疾患かということを最新の知見にもとづき整理しておこう。HIV感染後の免疫低下によって，さまざまな合併症を発症した状態がエイズである。エイズを発症した患者の死亡率は非常に高い。

HIVは，血液中の白血球であるCD4陽性リンパ球に感染するウイルスである。さまざまな感染症から体を守る免疫機能の中心的役割を担うCD4陽性リンパ球の中でHIVは増殖し，徐々にCD4陽性リンパ球自体を破壊していく。

HIVへの感染からエイズを発症するまでにはタイムラグがある。そこで，HIVに感染してエイズを発症していない状態の患者はHIV感染者とされ，発症した状態の患者はエイズ患者とされる。具体的にはHIVに感染して最初の数週間はウイルスの潜伏期間であり，HIV感染初期としてインフルエンザのような症状が出た後は，エイズを発症するまでに数年から 10 年以上の長い無症候期を経過することが多い。

HIV の抗体検査が可能になるのは無症候期に入ってからである。つまり感染してからしばらくは検査をしても陰性になってしまう。これが判明したのは 1980 年代後半に入ってからのことであった。そもそも「抗体」とは，体内に入ってきた病原体や死んだ細胞などの異物に反応して無害化・不活化するために免疫系が発生させる特殊なたんぱく質のことを指す。しかし HIV の場合，免疫作用として抗体が作られたとしても HIV は無害化されない。上述したように，免疫をつかさどる CD4 陽性リンパ球の細胞自体が HIV 感染するため，異物に対する人体の防御の力が奪われる。このことが，1980 年代に血友病治療に携わっていた医師たちの間で，「抗体検査」とその結果に対する解釈の多様性を生む一因となった。そのため 1980 年代後半までは，検査結果の「陽性」や「陰性」がなにを意味するのか，解釈が確定しなかったのである。

HIV/エイズの治療法は，ウイルスの増殖を抑え，エイズの発症を防ぐということを目的とし，抗 HIV 療法と呼ばれる。2022 年現在，HIV を体内から完全に排除できる治療法はない。そのため，抗 HIV 薬と呼ばれるさまざまな種類の薬剤を用いて治療がおこなわれる。効果的な薬剤治療を持続できれば，性行為ではエイズを発症しない。現在は 1980 年代とは異なり，HIV 感染後も治療により長期にわたって健常な人とほぼ変わらない生活が可能となった。

### 1980 年代の漠然とした危機感

以上の HIV/エイズについての知識は，2022 年時点での知見である。では 1980 年代当時，血友病患者と家族，そして医師たちは HIV/エイズについてどのような情報を知ることができたのだろうか。

上述したように，エイズはまず初めは名もなき奇病として報道される，「外国の病気」「同性愛者の病気」であった。1982 年当時のエイズのニュースは，日常的に非加熱濃縮製剤を使う血友病患者と家族にとっては自分たちに無関係なニュースであった。「自分のところへそれがくると思ってなかった」（Jp: 746）「まさか自分とは思っていなかった」（Pp: 901；いずれも輸入血液製剤による HIV 感染被害問題調査研究委員会 2009c）との患者の言葉にあるように，エイズに関する情報への印象は奇病というイメージだけで，自分自身の問題だという切迫感はまだない。

非加熱濃縮製剤がHIV感染の危険をもたらしているのではないかと疑われるようになるにつれ，漠然とした不安は「まさに自分たちが使ってるもの」（Pp: 901；輸入血液製剤によるHIV感染被害問題調査研究委員会 2009c）に対する不安として，徐々に大きくなっていく。やがて不安は，自分自身の身に迫る危機感となっていった。ただし「なにをどれだけ使えば，どうなるのか」はまだわからず，不安や危機感は宙釣り状態であった。

多くの場合，血友病患者と家族は，自らが使う／使ってきた非加熱濃縮製剤に対しての不安を医師に問いかけ，エイズは自分たちとどの程度関係する病気なのかを確認しようとした。しかし，患者と家族の危機感を完全に解消させるだけの情報は，医師たちもまだ手に入れていなかった。医師さえも不確実な情報の中で対応を迫られていたのである。手元にあるあいまいな情報を血友病患者と家族に伝えることの難しさが，HIVに感染しているかどうかの告知の遅れにも影響したことは想像に難くない。

> 84年くらいの時に，どうなんでしょうかと（聞いたと思うんですけど），（先生が）いやぁ，よっくわかんないんだよなあ，とか言ってたのは覚えてますけど。（bp: 1137；輸入血液製剤によるHIV感染被害問題調査研究委員会 2009c）

血友病患者と家族は非加熱濃縮製剤を使うことに対する危機感を持ちながらも，安全性を確かめる術を持たなかったのである。現状に危機感を抱き続けた当時の心境を語る中で印象的な言葉として多く登場するのが，「大丈夫」という言葉である（松原 2013）。

### 「大丈夫」というあいまいな言葉

血友病患者と家族の語りの中には，「大丈夫」という表現が多用される。それは「安全」「問題はない」「感染していない」と断言しているわけではないが，「危険」「問題がある」「感染している」と断言しているわけでもない，あいまいな言葉である。ときに非加熱濃縮製剤の安全性を指し，ときに使用した患者が奇病にかかる可能性の低さを指し，多くの意味を含んで語りの中に現れる。例えば次に挙げるいくつかの語りは，エイズ・パニックよりも前の1983年から86年にかけてのことを思い出して語ったものである。アメリカで血友病患者に感染する危険があると報道されたのを知った際の医師とのやり取りを思い出し，「大丈夫」と医師からいわれたと語っている。

> 「先生大丈夫ですかね」って言ったときに，「いやあ，あれはほら，1万分の1の確率，何千分の1の確率だから大丈夫だよ。日本全国の血友病患者何人いんの」って言われて。（略）「あの，HIVってね，そんなに心配しなくていいんだよ」って話ですよ。（Pp: 910；輸入血液製剤によるHIV感染被害問題調査研究委員会 2009c）

> Od先生に大丈夫なんですかって言った時に，いや，アメリカの方のやってること，アメリカの方のことだから，日本には直接，来ないよと，大丈夫だよと，心配するなよと。（fp: 1214；輸入血液製剤によるHIV感染被害問題調査研究委員会 2009c）

どちらの「大丈夫」も血友病患者と家族からの問いかけに答える形で提示されている。双方にとって情報が不足したなかでの医師の漠然とした「大丈夫」という言葉は，未知のもの，不確定なものに対する医師自身の危機感の薄さや早急に判断をくださない冷静さを示している一方で，血液凝固因子製剤による治療に対する血友病患者と家族の不安をやわらげるための表現だったといえるかもしれない。あるいは記憶とは違って，実際には使われていない言葉だったかもしれない。

重要なのは，それが実際に語られたかどうかよりも，医師の当時の考え方や対応を象徴するキーワードとして記憶されているということである。患者にとって医師の言葉は，それまでの血友病治療において培われてきた「信頼関係」を根拠に受け止められるものである。その点で，この「大丈夫」という言葉は，医師と患者の間でHIV感染の可能性の問題がそれ以上話し合われなかったことを示している。「大丈夫」はいわば，ストッパーなのである。

「大丈夫」という言葉は，当時の医師の態度を語る際にも登場する。

> （1987年頃）私はもう全然，なんかあれば言ってくれるもんだと思ってたから。（略）当然医療者が言ってくれるでしょうと。当然そういう問題であれば，と思っていたんですけども。（Gp: 491，Gpは1994年まで自身の感染を知らなかった患者；輸入血液製剤によるHIV感染被害問題調査研究委員会 2009c）

> （告知の際にすでに，HIV感染すると免疫が落ち，最後は死ぬとメディアの情報で知っていたが）ただ自分が今どこの段階にいてどうなんだっていうのはさっぱりわかんなかったです。ただ何にも言われないからまだ大丈夫なんだ。（cp: 1198，cpは1985年告知の患者；輸入血液製剤によるHIV感染被害問題調査研究委員会 2009c）

こうした語りには，血友病患者と家族が医師に寄せていた信頼の厚さが垣間見える。医師はいたずらに不安を煽らないように配慮していたのかもしれない。結果的に大丈夫ということで感染しないことや発症しないことを言外に匂わせ，医師たちは血友病患者と家族の危機感を薄め，束の間の安心感を与えることとなった。

**感染の可能性のなかで失った周囲との関係性**

医師のあいまいな反応の中で，血友病患者と家族はHIV感染の可能性や検査結果の意味を，自分自身で見出していかなければならなかった。HIVの抗体検査が可能になったのは1985年のことであるが，先に述べた通り当時はその抗体検査自体の精度が保証されているわけではなく，検査結果の解釈も医師間でばらつきがあった。そうした状況では，抗体検査の結果が医学的になにを意味するのかは明確にならない，つまり結果は「白でも黒でもない」グレーと判断されることも多かった。しかしグレーという診断でも，エイズ・パニックのあった当時であれば，血友病患者にとって自らの感染の可能性を自覚し，覚悟を決めるには十分な判定であった。

> 白黒付けたいなというような思いもあった。（略）結果はどっちつかずだったんですよ。（略）偽陽性というのか，なんかはっきりしない結果が出て。グレーということで僕はそこで覚悟したというか，「あ，やっぱりな」というか，黒と思ってたというか，うん。（Bp: 118，Bp は 85-6 年ごろ検査を受けた患者；輸入血液製剤による HIV 感染被害問題調査研究委員会 2009c）

誰にとっても未知の病いであるエイズについて，拠り所であった医師からは情報を得られない。その間，血友病患者と家族は世間に流布する真偽入り混じった情報を頼りに，状況を把握していかなくてはならなかった。当時の情報収集の難しさは，次の語りにも示されている。

> 結局，詳しい病気の話とかも言えないわけじゃないですか。結局。先生たちに「これはこういう病気で，こうでああで」と。うちらに対しても。だからうちらとすれば，「あぁ怖い病気なんだ，これは。まぁ，そういう中に出てるんだ」っていう「血友病の中にも出てるんだ」っていうことで。だから，自己学習しかないわけですよね。新聞記事とかそういうとこからしか。基本的な文献なんてなんにもないじゃないですか。20 年前なんてインターネットもないし。（Pp: 956，Pp は 1987 年ごろに感染を知った患者；輸入血液製剤による HIV 感染被害問題調査研究委員会 2009c）

抗体検査の結果でさえも血友病患者と家族自身の解釈に委ねられる。次に引き起こされる事態を予測できない中で，血友病患者と家族たちは，新聞や週刊誌，テレビなどからの情報を頼りに不安を乗り越えようとしていた。「はっきりしない」検査結果は，血友病患者と家族の不安を解消しないままに，彼らを感染の当事者として渦中に巻き込む。「はっきりしない」まま「自己学習」が進めば進むほど医学的視点以外の情報を取り込むことになり，HIV 感染への危機感は絶望的なものになり，血友病治療とは別の文脈に患者を放り込む。患者と医師との間で危機感は共有されない。協同して病いと向き合うための信頼関係は，血友病治療に限定されるか，もしくは信頼が完全に崩れてしまうのである。

医師との信頼関係のみならず，状況があいまいであるがゆえに，患者同士のつながりも分断されることがあった。「グレーのままの結果が出て」「自分の中で消化しきれてない」（Bp: 225；輸入血液製剤によるHIV感染被害問題調査研究委員会 2009c）状況については，どれほど親しい患者同士でも話題にできない。感染を知った患者にとって，感染の事実を周囲に伝えられないということは日常生活上でも大きな問題であった。親や友人など最も身近な人びとにも伝えられないもどかしさは，患者によりいっそうの孤独感をもたらした。感染しているかもしれないがそれをお互いに語り合うことができない状況の中で，培ってきた血友病患者会の連帯も多くの場合活かされなかった。

このように，血友病患者と家族にとって1980年代における薬害エイズの経験とは，未知の病いに罹患しているかどうかがわからない宙づりの状態に置かれる経験であった。そしてそれはまた，連帯できる仲間を失う，つまり医師との信頼関係や患者同士のつながりなど，さまざまな関係性を失う経験だったといえよう。

## 6　未知の病いと向き合う

以上，主に1980年代を振り返った語りから，未知の病いであったエイズについての血友病患者と家族の経験の記憶をたどってきた。血友病患者と家族はエイズに対する差別や偏見の真っただ中で，いま自分自身になにが起きているのかを確かめようと，自らの置かれた状況を手探りで切り開きながら進んできた。「大丈夫」という言葉は，医師だけでなく，当時診療の現場においてはHIV/エイズの情報があいまいであったことを示している。先の見えない不安の中で，安心を得るためのぎりぎりの言葉の選択であったともいえるだろう。

こうした当時の経験は，その後の医療に大きな示唆を与える。だが当時を経験した血友病患者と家族自身は，経験していない血友病患者・家族との交流の中で，薬害エイズが遠い過去のできごととして風化しつつあると実感している。

まあ医者の言うたとおりにしとれば，間違いないじゃろうみたいなとこへ，

> また収斂していくいうか。（略）「今，うまいことといっとるけえ，別に新しいのは」。「いつ，それがうまいことといかんようになるいうて決まっとるわけでもないし，なったらなったで，そん時は，また新しい薬もでてるけえ」みたいなところも，あると思うんですよ。（Ip: 706；輸入血液製剤による HIV 感染被害問題調査研究委員会 2009c）

薬害エイズ以降に生まれた血友病患者とその家族の多くは，治療が「うまくいかない」ことを想像できない。とりわけいまの日本の血友病患者の多くは，生まれたときにすでに血液凝固因子製剤による治療法が確立している。また現在判明している範囲でのウイルス感染の問題をクリアしている血液凝固因子製剤を使用できる。彼らにとって血友病治療は日常生活を構成するあたりまえの光景である。つまり，未知の脅威を想像できないのである。医師への，そして薬への無条件の信頼は，患者自身をあやうい状況に陥らせることを，薬害エイズを経験した血友病患者と家族は知っている。しかし，その危機感を共有するのは非常に困難なのである。

過去の経験が現在そして未来に活かされているかどうかは，同様の構造の被害を繰り返さないことによって証明される。しかし実際にはそれは難しい。その難しさは，血友病治療で全血輸血の時代からあった肝炎ウイルス感染のリスク認識を HIV/エイズでは活かすことができなかったという語り（Pp: 901；輸入血液製剤による HIV 感染被害問題調査研究委員会 2009c）にあらわれている。

多くの薬害被害者が訴えるように，そして被害者や家族・遺族の言葉に触れてわたしたちが決意するように，同じ過ちを繰り返してはいけない。しかし，「同じ過ちは繰り返さない」というときの「過ち」が同じであるとは限らない。肝炎ウイルス感染のリスクに対する認識が薬害エイズの前と後で変わったように，そして，「私の要求する，リスクじゃなかった」（Hp: 624，原文のまま；輸入血液製剤による HIV 感染被害問題調査研究委員会 2009c）と語る患者の言葉のように，「リスク」という言葉1つでさえ，簡単には共有できない。リスクという言葉は「大丈夫」と同様に，多義的で，時代的なものである。

「薬害エイズ」という大きな物語では血友病患者と家族は被害者として登場し，自分たちが知らされていなかった真実を知っていく存在である。しかしこうした加害者と被害者という単純な構図の中では，医療者を含めそれぞれが手探りの状況にあったことは伝え難い。

一方で，血友病患者と家族の経験の記憶は，その手探りの状況を語るものであった。「なにが起こっているのかわからない」「どうなるのかわからない」「信じていたことが必ずしも正しくはなかった」というあいまいさや混乱した状況があったこと。巻き込まれた誰もが未知の病いを恐れ，自分が感染したかもしれない，感染させたかもしれないという不安を感じていたこと。この混沌とした語りこそが，薬害を当事者として経験するとはどういうことなのかを端的に示しているといえる。混沌とした語りはまさしく，未知の病いと向き合った記録である。

経験そのものの共有や経験者としての共感を前提にした連帯は，薬害エイズの当時を経験していない世代や，1980年代を生きていたとしても血友病患者と関わることのなかった人びとに広げていくことは難しいのかもしれない。そんな連帯のありかたは，それこそ経験者と非経験者に人びとを分裂させてしまう。しかし，誰もが未知の状況と向き合う当事者であると捉えるならば，誰も現場から立ち去ることはできない。そして，薬害エイズを経てもなお血友病治療の現場に残り診療を続ける医師たちや，ばらばらになってしまった患者会を再構築しようとする血友病患者と家族の努力からは，薬害エイズの経験を共有できなくても経験に向き合い，「過ちを繰り返さない」ためになにができるかを議論する，そうした場から立ち去らないことはできるのではないかという希望も見えてくるのである。

薬害エイズの記憶は繰り返し個人的な経験として語りなおされる。大きな物語には回収しきれないものとして語りなおされることによって，語る者，聴く者を当事者の輪の中に招き入れる。わたしたちは，未知の病いや状況にどう向き合っていくべきなのか。そして確立されたように感じられる医療においても不確実なことはあるということを患者と家族はどのように受け止めていくべきなのか。医師を信じるとはどういうことなのか。医療における安心・安全とはなにか。薬害エイズについての個々の経験の語りは，そうした議論の場を生み出し続けていくのである。

**注**

(1)　語りはすべて聞き取り調査の報告書（輸入血液製剤によるHIV感染被害問題調査研究委員会 2009c）掲載のデータである。引用の後に（Ap：20）のように略記するが，このアルファベット2文字は報告書掲載に際し人物名を匿名表記したものであり，「：」のあとの数字は報告書のページ番号である。（略）は引用者による省略であり，一部の語り手については引用者が情報を補足している。数字は各報告書のページ番号である。

(2)　例えば健康な成人の血液中の因子の活性値の平均を100%とすれば，血友病の患者は軽症の場合5～25%，中等症の場合1～5%，重症の場合1%未満である。

(3)　血液製剤には「人の血液の全部（全血）又は人の血液から赤血球，血小板，血漿といった成分を分離・調製した製剤（成分製剤）」である「輸血用血液製剤」と，「人の血液の血漿から，治療に必要な血漿タンパク質を種類ごとに分離精製したもの」である「血漿分画製剤」があり（厚生労働省 2022a），薬害エイズで問題となった血液凝固因子製剤は後者に含まれる。

(4)　補充療法の結果，製剤中の凝固因子に対する抗体（インヒビター）が発生し，補充療法の効果が弱まることがある。

第8章

# 薬害エイズ (2)

—薬害と医師の経験—

蘭由岐子

## 1 聞かれなかった声を聞く

### 医師たちへの非難と沈黙

従来の薬害事件とは異なって，薬害エイズに関わった医師たち，すなわち血友病医たちは，被害を発生させた加害者として強い非難にさらされた。薬害エイズの原因となった薬剤（非加熱濃縮製剤）が医師の処方が必要な「医療用薬品」であったからである。とはいえ，民事訴訟では医師は訴えられず，薬剤を承認した国と輸入・販売した製薬企業とが被告となった。医師への非難は，訴訟支援の過程やマスコミによる報道において著しかった。象徴的なのは，マンガ家小林よしのりの描く血友病専門医安部英（たけし）医師の似顔絵で，そこには「殺人医者」「薬害魔王」のキャプションがつけられていた（小林 1996：248)。また，東京で民事訴訟を起こした原告団の編んだ書籍には，安部以外の元主治医や厚生省の役人たちまで含め「安部一族」（森鷗外の小説『阿部一族』のもじり）と揶揄する原告の文章が載り，診療場面における医師たちの対応に怒りをぶつける原告たちの声が集められた（東京 HIV 訴訟原告団 1995)。すなわち，医師への非難や批判が明らかに示された薬害事件が薬害エイズであった。そして，医師への非難は，この薬害事件をわかりやすくする１つの説明図式として用いられた。第７章でいう「薬害エイズ」物語である。

しかし，医師たちの多くは社会からの非難に直面しても反論することなく発言自体を控えていた。そして，この発言を控えるという行為自体が，「(医師たちは―引用者注）自分が安全だと保証して与えた薬で，どんどん人が感染し発病していく。それに対する責任を取りたくないから黙りつづける」というように「責任逃れの沈黙」と解され，さらなる非難を招くことになった（広河 1995：57）。

裁判での和解確定後も，特定の医師による論文2本が発表されただけで（西田・福武 1996；西田 1997），この問題に直接関わった医師たちは黙していた。

## 聞き取り調査の開始

他方，大阪HIV訴訟原告団が呼びかけて設立されたNPO法人「ネットワーク医療と人権」は法廷で明らかにされなかった血友病医療現場の検証に取り組むこととなった。そこで2001年に解剖学者で著述家の養老孟司を代表として，社会学や社会福祉学の研究者たちが集まって「輸入血液製剤によるHIV感染問題調査研究委員会」（養老委員会）が立ち上げられ，非加熱濃縮製剤によるHIV感染という事態に直面した医師たちの経験を聞き取り，後世に残すというプロジェクトが始まった（若生 2009）[(1)]。

問題が発覚したときからおよそ20年近く経った2000年代になって，血友病医たちの声が聞き取られはじめたのである。聞き取りの中で，医師たちが発言を控えていた理由もようやく明らかになった。それは，訴訟係争中に自分たちが口を開いて「医学的な内容」やその時点での医学的判断を話せば，「患者サイドにとって不利になる発言になる」と考えていたからだという（Dd: 412）[(2)]。例えば，HIV感染者のコーホート研究であるNatural History委員会の研究報告では，「年次別HIV抗体陽性例数」（山田編 1990：16）があがっているが，この情報は感染時期によって患者たちを区別し，原告一人一人の感染時期を問わずに感染者全員の救済を求める訴訟の姿勢とは相容れない。また，なにを言ってもマスコミから「揚げ足取り」のような形で応酬されるという意見や医師自身の「保身っていうものがあるかも知れない」という意見もあった（Bd: 236; Dd: 412）。

## 「外部の立場」と「内部の立場」

従来，薬害問題において，被害当事者・家族・遺族の手記や体験記が出版されたりニュース映像に登場したりすることは多々あったが，いわゆる「加害」の側の人びとの声はほとんど聞かれたことがなかったはずだ。もともと，医師に関する研究は，医療人類学者のアーサー・クラインマンが指摘するように，「外部の立場からの報告」が主であった（Kleinman, A. 1988=1998：275-6）[(3)]。このクラインマンの指摘を「薬害エイズ」にひきつけて述べると，ジャーナリストたちの非難の声がその「外部からの報告」の最たるものにあたるであろう。ゆえに，養老委員会の調査研究は，医師自身の語りによる「内部からの報告/記述」といえる[(4)]。本章では，この調査報告書『医師と患者のライフストーリー』第２分冊（輸入血液製剤によるHIV感染問題調査研究委員会 2009b）に収められた医師たちの声を参照しながら，薬害エイズに関わった医師たちの経験について著していきたい。

## 2　外部の立場からの報告

### 血友病医療について

まずここで，問題をより深く理解するために，前章につけ加える形で血友病医療の概要を押さえておこう。

血友病とは，遺伝的に血液凝固因子（第Ⅷ因子もしくは第Ⅸ因子）が不足しているために出血しやすく，また止血が困難な病気である。関節や筋肉内に内出血し，非常に強い痛みを伴う（輸入血液製剤によるHIV感染問題調査研究委員会 2009ｃ参照　例えば Ip: 726-727）。頭蓋内に出血すれば死を招くこともある。繰り返される関節内出血によって身体障害が進むことも多い[(5)]。生まれつきの疾患なので診断は一般に小児のときに下される。効果的な治療薬のない時代には「二十歳までで（ママ）多くの人が死んでしまう」と言われていた（Dd: 441；輸入血液製剤によるHIV感染問題調査研究委員会 2009c）。

治療は不足している凝固因子を血液製剤の輸注によって補う補充療法による。血液製剤が開発されていなかったころには健康者の血液を輸血する療法もあったが，その後，1960年代後半になってクリオ製剤（点滴による輸注が基本）が商品化され，1978年には比較的少量の輸注（静脈注射）で済む非加熱の高単位濃縮製剤（以下，非加熱濃縮製剤とする）が使用されるようになった。クリオ製剤

（国内でも生産された）は一～二人の供血者の血漿から製造され，非加熱濃縮製剤（輸入のみ）は数千人から数万人分の血漿をプールして作られるもので，いずれも供血者のうちになんらかのウイルス感染をした者が一人でも含まれていれば，できあがった製剤すべてがウイルスを含むこととなった。そのため，エイズ問題が起こる以前から，日本の血友病患者のほとんどは治療薬の血液製剤を通してＢ型肝炎や非Ａ非Ｂ型肝炎（のちにＣ型肝炎とされた）のウイルスに感染していた。肝炎への感染は血友病治療に「おり込み済み」のものとさえ捉えられていた[(6)]。

1983年2月に，医療機関以外の場所で患者本人や保護者の手で輸注を行う家庭療法（自己注射）が認可・導入された。製剤の発展と治療法の改善の結果，血友病患者の生命予後と生活の質は急速に向上した。薬害エイズ問題がもちあがったのはそのころである。

## 医師たちへの非難

いわゆる「薬害エイズ」事件における医師への非難は，おおよそ以下のように分けられる（阿部 1995；広河 1995；櫻井 1998；2001 ほか）。①輸入非加熱血液製剤の危険性を知っていたのに，より安全なクリオ製剤に転換しなかった。②早く安全な加熱製剤に切り替えなかった。③抗体検査結果の告知がなされず治療の機会が失われた。④被害者を出しているにもかかわらず厚顔無恥にもHIV/エイズの専門家然としている。⑤輸入非加熱血液製剤の薬価差益[(7)]で儲けていたから投与を続けた。そして①～⑤によって，被害が拡大したという主張である。

このような非難が喧伝された訴訟期（1990年代なかばごろ）は，エイズとその病原体であるHIVについての情報量は問題の発生当初の1980年代初めごろに較べると格段に増えていた。したがって，これは90年代の時点からの後知恵的主張でもあった。問題の外部にいる者にとっては，報道の提示する「コトの次第」（物語）こそが薬害エイズの「真実」となった。すなわち，非難された内容こそが薬害エイズの支配的物語（ドミナント・ストーリー）となったのである（野口 2002）。しかし，薬害エイズ事件の渦中にいた医師にとってはどうであったのだろうか。裁判を闘ってきた大阪HIV訴訟原告団の当事者たちにとっても，医師たちの経験は裁判が終わっても不明のままであった。

## 3　血友病医たちの語り
### ―内部の立場からの報告―

聞き取り調査では，2000年代の時点で医師たちに往時の血友病医療（自らの診療行為も含む）を語ってもらっている。報告書に掲載された医師たちへのインタビューの逐語録のうち，薬害エイズが起こった1980年代当時に血友病治療に当たっていた医師は8名である。地域の中核的な病院に勤務していた者，臨床と研究を兼ねていた者，臨床だけの者，地域でクリニックを開業していた者からなる。血友病当事者も一人含まれる。

**非難言説への違和感の表明**

医師たちはジャーナリストらによる「外部の立場からの報告」への違和感を表明した。「私に直接インタビューして書かれるんならいいけど，『こうなんだろう』，『そうなんだろう』というやり方というのは，想像であってね。…そういうのは，僕はね，絶対避けるべきだと思うんですよ」と，ある医師は有名ジャーナリストによる自身への講評をこのように批判する（Ad: 159）。別の医師は，東京HIV訴訟原告団の本をみて「その本を開けた時に，吐き気がしてですね，見ることができなかったですね」「ぜんぜんぼくの見てきた世界と違うことが，書かれていて」と語る（Gd: 565）。

聞き手である研究者たち（筆者も含む）も調査開始当初は「外部の立場からの報告」を見聞して，ほぼその「図式」を踏襲しつつ聞き取りをおこなっていた。したがって，医師たちはその見方や知識の欠如を指摘し修正をせまる語りをした（蘭 2005；山田 2008）。そのような指摘や修正が可能だったのは，このインタビューが一問一答式ではなく，聞き手の質問に導かれつつも語り手が主導的立場にたって語ることが可能となる形式でおこなわれたからである（蘭 2003）。

では，血友病医たちの見た現実はどのようなものであったのだろうか。非難言説の①～⑤にほぼ対応させる形で医師たちの語りを見ていこう。

## 「内部の立場」からの報告

①輸入非加熱濃縮製剤の危険性の認識について

1982年にCDC（米国疾病対策予防センター）が機関誌MMWR（疾病死亡週報）に血友病患者にエイズ発症者が出たと報告した。そのことは，「知るべきところには，けっこう早く知れ渡」り，1983年〜84年には血友病を診る医師たちが知るところとなったという（Ed: 462-3）。なかには1982年ごろ，アメリカに留学していたため免疫異常を示す患者を診る機会があったという医師もいた（Ad: 119-110）。関東の中核的な病院へと国内留学していた医師は，1983年1月か2月に1982年にアメリカ留学より帰国していた留学先の医師から「今アメリカではAIDSという病気がでている」と聞いていた（Dd: 419）。1983年6月には厚生省が「エイズの実態把握に関する研究班」（エイズ研究班）を立ち上げ，血友病専門医の安部英医師が座長に就任する。したがって，アメリカから輸入した非加熱濃縮製剤を治療に使っていた医師たちはなんらかの危機感は持っていた。しかし，非加熱濃縮製剤の危険性を認識していたとしても，エイズという病気がどの程度の率で感染し発症するのかがわからない状況であることはかわらず，非常におぼろげな危険性認識であった。ある医師は「感染率が不明だったんです，まずね。発症率も不明なんです。で，死亡率も不明なんです。なんにも（かもが—引用者追記）不明なときに，なぜトラベノールの加熱製剤[8]をいれないんだとかね。それは極論ですよ」と言う（Ed: 469）。たとえ危険性認識はあったとしても，確信をもってそのリスクを見極めることは不可能だったのである。「非加熱濃縮製剤でも大丈夫だ」というWFH（世界血友病連盟）ストックホルム大会の情報に「一生懸命になって飛びつい」たという医師もいる（Cd: 390）。医師たちにとってはっきりしていたのは，それまでの診療で蓄積していた血友病のリスク——頭蓋内出血や極度の痛み，関節障害など——であった。

さらに，当時，非加熱濃縮製剤に代わる治療薬はなかった。聞き手は，薬害スモンのときのキノホルムの販売中止を念頭に，代替治療薬の有無の検討以前にまず非加熱濃縮製剤の使用を中止する選択もありえるのではないかと問うたが，医師たちは代替治療薬がないのでそれはできないと答えた（Cd: 384-5; 391-392; Ed: 497）。他方，どの程度危険かはっきりしてなかったが，非加熱濃縮製剤の大量投与が必要となる手術のうち延期しても問題ないものは延期したと答える医師もいた（Qd: 796）。たとえ代替治療薬があったとしてもそれへの変更によって，苦労して導入し「軌道にのりかけた」非加熱濃縮製剤による家庭療法を「パーにしたくない（頓挫させたくない—引用者）って気があった」と述べる医師もいた（Cd: 319）。クリオ製剤は一世代前のものとして，当時もはや使われていなかった。クリオ製剤は非加熱濃縮製剤に比して夾雑物が多く，アレルギー反応などを引き起こすこともあるうえ，輸注量も多いので点滴によって数時間かけて投与しなければならず（ガラス製の注射器で投与する場合は途中で詰まって輸注できなくなる），使い勝手の悪いものと認識されていた。とはいえ，国内血で作られていたのでHIVに関しては安全である可能性が高かった(9)のだが，クリオ製剤では重症の血友病患者に対応できず，また供給量の点からもそれに代えることは不可能だったというのが医師たちの認識であった（Ad: 61; 75-76; Bd: 285; 292; Cd: 351; Qd: 794）。すなわち，血友病治療のローカルな現場では，クリオ製剤への転換は現実味を帯びていなかったのである。それは，WFH（世界血友病連盟）ストックホルム大会および「エイズ研究班」の下位組織の「血液製剤小委員会」（座長は風間睦美帝京大学医学部教授）の見解でもあった（蘭 2010a：58）。

②加熱製剤の安全性とそれへの切り替えについて

非難言説は加熱製剤が安全であることを前提にしている。しかし，医師たちにすれば，血液製剤は凝固因子というタンパク質からなるものであり，加熱によって変性を来し，治療に支障を及ぼす可能性をもつものであった（Gd: 545; Ed: 470）。「あのとき，加熱が絶対に良い，加熱さえあれば間違いない，副作用もおこらないとは，誰も思わなかった」のである（Cd: 350）。

しかし，1984年2月に加熱製剤の治験が開始されてからは，加熱製剤にはHIV感染を防ぐ可能性があるのではないかと考えられるようになっていった。ある医師は「若い方と診察されてまもない，薬をあまり使ってない方」を優先して治験対象者に選び，ある医師は当時まだHIVそのものがはっきりわかっていなかったけれども「不安をお持ちの方」を優先して治験をすすめた（Ad: 26-7; Bd: 248）。通院している患者が少ない機関は，治験薬が全員に行き渡るように工面した（Dd: 415-6）。治験期間終了後もメーカーに納品を頼んでいた医師もあった一方，治験期間が終了すると治験薬をひきあげなければならなかったという医師もいる（Ed: 471; Qd: 794）。このあたりの齟齬については追究できていない。

加熱製剤の開発はもともとは肝炎対策のためで，HIV に有効かどうかは不明であった。そして，開発初期の加熱製剤を3人の患者に使用した医師は，「全員の方がC型肝炎にかかりました」という。だから「いやこれ使ってもほんとに大丈夫かという気持ちがありますよ。まだ HIV でるんじゃないかっていうふうに」と語る（Ad: 26）。幸い結果として HIV の不活化に奏功したが，そもそもの開発目的であった肝炎が制御できていないとなると HIV に対する効果への疑義は強くなる。なお，CDC（アメリカ防疫センター）が加熱処理による HIV の不活化を確認したのは 1984 年 10 月のことである（IOM 1995=1998：168）。

③抗体検査結果の告知をめぐって

1986 年 1 月から導入された抗体検査によって，血友病患者が HIV の抗体を持つか否か，すなわち感染の有無がわかるようになった。とはいえ，現場の血友病医たちにとって，そもそも抗体検査結果が陽性であることが，「防御抗体」を持っていることなのか「持続感染[10]」していることなのか，なにを意味しているのかよくわからなかった。どのように解釈するかは言わず「抗体陽性の事実」のみを伝えたという医師もいた（Ad: 114-115）。「当時は抗体があるということは，過去の既感染を意味する，麻疹やおたふく風邪のようにね，と言っていた医者もいたんです。抗原・抗体共存感染と言う考え方はこの病気によって理解されだすんです。HCV（C型肝炎ウイルス―引用者）も同じと理解されるのはその後です」と語る（Ed: 464）。すなわち，医師たちは，当時，それまでの医学の常識にもとづいて抗体陽性の意味を理解していたのである。

1985 年後半になって，HIV 抗体陽性とは「抗原・抗体共存感染」，すなわち「持続感染」（二次感染の可能性も含む）を意味していることがウイルス学者以外にも共有されるようになっていた（種田 2019：185）。しかし，1986 年夏といえども抗 HIV 薬はいまだ存在せず，感染者に対する効果的な治療法はなかった。そしてなによりも，エイズは「死病」であった。

このような状況のなか医師たちは患者への告知をめぐって逡巡する。非難言説は，二次感染を危惧して抗体検査結果の開示を善と考える。だが，ある医師は告知をすることが必ずしもよいことではないと考え，告知をするときは「告知される側の立場になって考えて，それで告知をする」「ただ一方的に医療者の立場から話を」することは「非常にリスクが高い」と主張した。その医師は，自分の病院では告知をしなかった幼いころから診ていた一人の患者が，よその病院で告知された直後に実家にもどって自殺したという個人的な経験を持っていた。その患者は医師に，「治療薬がない」とか「こういう薬が出る」という新聞記事をもって診察にきていた。だから，当然にもこの患者は感染を知っているものと思っていたが，正式に告知はしていなかった。医師が「結果をどうする？」と本人に伝えるか否かを尋ねたが，「それはいいです」と拒否していたからだ。しかし，この患者は別の医師からの不用意な告知が原因で自殺した（とこの医師は捉えている）。この経験を踏まえて医師は告知に関する論文をまとめている。この患者との経験はこの医師の語りのなかに何度も登場する。それだけにこの医師のバックボーンをつくった経験なのにちがいない（Ad: 58; 115-116; 119; 200; 203; 204 ほか）。ほかにも，告知後にどうフォローしていくかが大事であるといい，抗体検査の意味がわからない時期には「きちっと説明できないというか，そういうのでためらうところがあっ」たという医師がいる（Bd: 259; 276）。また，小児科の場合は，患者の年齢などを考慮して，親には伝えても本人には伝えないということもあった（Bd: 255-6）。

当時は悪性疾患（例えば，がん）は原則として非告知であったことに加え，抗体陽性の意味もはっきりしなかったので告知しなかったという医師もいた。それにほかの機関（保健所等）でも HIV 抗体検査は可能であった。現にその医師は，ある患者に伝えたときに，「とっくに知ってました」と言われたという。患者にとっては，「医者が教えてくれないんだよ」というのを理由に感染をカミングアウトすることを回避し，したがって HIV 感染者の烙印を押されなくてすむという側面もあったとある医師は言う（Dd: 427）。あるいは，地域の中核的な病院の指導的地位にある医師が「非告知」の方針を貫いていたのでそれに従ったと語る医師もいた（Qd: 790-791）。

ある医師は，迷いに迷った末，告知を進めた。当時，彼はアメリカ人に英会話を習っていてエイズの話をよくしていたという。そこで告知に反対している医師仲間がいるといったところ，その講師から「それは医師か」と言われたという。医師であるならば告知をすべきであるというのがそのアメリカ人の見解であった。このエピソードが医師の告知への確信を強めたのは確かであろう（Cd: 322）。

別の医師は，「患者さんの身体は患者さんのもの」だからすぐに告知したという。しかし，その医師の患者であったIpさんは，検査のあと最初は「陰性」だったと言われた——これをIpさんは「嘘の告知」と呼ぶ——が，その後，恋人が見舞いに来たことを知った医師から突然告知されたと語っている（輸入血液製剤によるHIV感染問題調査研究委員会 2009c：676-677；山田 2008：84-5）。

さらに，ある医師が1986年9月ごろから患者会に関わる他の医師と一緒に患者会メンバーの血液検査を実施したところ，自身の患者の45％が感染していた。そのときまでにアメリカの動向は知っていたものの「そう真剣には考えなかった」。しかし，その感染率を見て「愕然として」，検査結果をどう伝えるか悩み，「一番いいのは，少しでもショック少なくするのは，やっぱり手紙がいいかなと」と考え，感染していた人に手紙を書いた（Hd: 605）。この医師の語りからは，告知自体を躊躇したわけではなく，告知の方法について悩んだことがわかる。この，「手紙で伝える」という選択について，裁判運動のなかでは批判されていたが，この医師を主治医とするbpさんは，診療の場では看護師や事務員に聞かれる可能性もあり，そういうことを配慮した結果でなかったかと推測している。もちろん，その手紙の最後には「励ましみたいなことがちょっと，今後の自分の姿勢みたいなことを書いていたんで」ほっとしたという（輸入血液製剤によるHIV感染問題調査研究委員会 2009c：1145-6；好井 2008）。

告知を躊躇していた医師も，HIVは性行為で感染することがはっきりしてからは，既婚者には積極的に告知するようになった（Bd: 256）。

④被害者を出しているにもかかわらずHIV/エイズの専門家然としている

聞き取り調査に応じた医師たちは，いまも被害者たちと関係を持っている。だからこそこの批判も成り立っているといえるかもしれない。すなわち，日本で最初にHIV感染者，エイズ患者を診察したのは，血友病医であった。その目の前の患者をケアしようとすればおのずからHIV/エイズのことを勉強しなければならないだろう。一人の医師は「起こしてしまったことに関していくら謝罪してもね，取り返しがつかないことがあ」るが，「そうなった以上，今後どういうことをしていけばいいのか」を考えると「血友病治療に関しては，慎重にしよう」，そして「こうなったから『じゃさよなら』とかね，『もうあんま（り）血友病やりたくない』とかではなく，むしろ，そこに向かっていく」，血友病だけじゃなくて，「エイズ問題に対してやっぱり関わっていくことが必要」と考えたという（Ad: 126）。また，ある医師は，1986年4月に入院していた患者が死亡し，そのあと12月に血友病友の会メンバーが診察に連れてこられた。その人は「カリニ肺炎」を発症していたが「きれいに治」ったという。抗体検査ができるようになってからは「もうみんな回されてき」た。その結果，「うちの病院の血友病患者さんのHIVの感染率は9割を超えてた時代があるんですよ。……陽性の人だけが，うちへ回ってくるという，それもまぁ，エイズ発症・転送ちゅうのが多かった」（Ed: 475）。この医師は，院内の他の診療科からの批判を受けながらもエイズ患者の診療にあたっていた（蘭 2009：254）。もし，血友病医たちが目の前の患者の診療を投げ出していたらどうか。誰がエイズ患者を診ることができていたであろうか。ほかにも，HIVについて別の病院で診てもらっていた患者が，その病院では血友病治療が困難なため血友病診療をできる自身の病院にもどされてくることもあったという（Ad: 223）。

⑤薬価差益の問題について

薬価差益については，とりわけ病院の勤務医であった血友病専門医にとっては「全然意識したことない」問題であった（Ad: 75）。もちろん，「値引率の高いやつをつかってほしい」と病院側からプレッシャーがあったという医師もいたが，断っていたという（Bd: 284）。このエピソードからすれば，病院によっては薬価差益による儲けを期待していたところもあるのかもしれない。他方，1982年から個人診療所を開業していた医師（小児科）は，そもそも薬価差益そのものが低い（最終的には1～2％ぐらい）ことに加えて，個人診療所では血友病患者を診療することで（高額の製剤を使用するため）総収入が上がり，そのために所得税率が高くなって，結局は血友病診療が利益を減らすと指摘している（Hd: 638-641）。この医師は，エイズ問題が発覚する以前に大きな病院に勤務していたときも,「とにかく血友病の人は，病院としてはきてもらいたくないので，それでよく副院長に呼ばれて」注意されたという（Hd: 638-41）。薬価差益によって病院の財政が潤沢になるのであれば，このように呼び出されて注意がされることはないだろう。

以上,「外部の立場」からの非難言説の各項目に準ずる形で「内部の立場」からの報告をまとめておいた[11]。ここから明らかになるのは，種田博之がいうように，医師たちは血友病診療を通して構築された「血友病治療における『常識』＝『価値と規範の複合体』」に忠実に行為してきたということである。よかれと思ってその時々の判断を行ってきたにもかかわらず，薬害エイズという被害を発生させてしまったという点で，まさに薬害エイズは「パラドックス」であった（種田 2019）。

## 4　人生のなかの薬害エイズ

### 医師の責任

調査に応じた医師たちは,「外部の立場」からの非難に対して,「内部の立場」に立って自身の考えていたこと，やってきたことについて語った。だからといって，彼らは，批判や非難は全面的に当たらないと捉えているわけではない。なぜならば，医師たちは，自分たちは訴訟で訴えられることはなかったにせよ，自身の患者たちをHIVに感染させてしまった責任について重く受け止めていたからである。

聞き取り調査で計8回もインタビューに応じたAd医師は，薬害エイズが自身の医療者としての「最も大きな転換点」だといい，とりわけ自分の病院で感染した患者については「自分が『手を下した』という加害意識」を持っていたし,「治療のために使った薬がそうなったわけですから，患者さんへの責任」もあって，非常に強くストレスを感じ続けていた（南山 2008：61-62）。Bd医師は，司法上の責任は問われなかったが，医師には道義的責任があると断言する。聞き手が道義的責任の中身を問うと，医師は次のように答えた。「もちろん謝るところから始まると思うんですけども，謝ると同時に，今出来ることをその患者さんにサポートって言うかフォローしていくことが，一番大事なんじゃないですかね。謝ってすむことじゃもちろんないですね，だから患者さんにあといかに誠心誠意治療っていうか，あとのですね」(Bd: 266)。

## 薬害エイズとともに——意図せざる結果を生きる

薬害エイズを経験した医師たちのなかには，問題発生後，長年血友病医として勤めた病院を辞め，患者からは「逃げた」と思われていた医師もいる。その点，聞き取りに応じた医師たちはいずれも「逃げなかった」存在といえる。

先の Ad 医師は，「この診療科のこの病院にここまで長く居るとは思わなかった」がこの問題があったので異動しなかったと断言する（Ad: 150)。Ed 医師も開業医の「親父の後を継いでもよい」と思っていたが，父親が急逝した 1980 年代半ばは HIV の問題がでていて「もう知らんて言いにくい状況」だったので病院に残った（Ed: 503)。Ed 医師は，前述のように，エイズを発症して転送されてくる血友病患者を診ることを病院から批判されながらも診療を続けた。大学病院の助手をしていた Dd 医師は，いったんその任期が終わったあとも通常は 2 年延長して再任されるポストであったにもかかわらず，助手に再任されることはなく，結局，別の病院に異動したという。その理由は，Dd 医師が助手として「HIV 診療をやってることがまずい」「それよりも，（助手のポストを離れた—引用者注）得体の知れん奴が，勝手にやってることにしたい」と大学側が考えていたからだと語る（Dd: 433-4)。「だから，（別の病院に異動したのは—引用者注）僕もそろそろ潮時なのかなと思っていたし。もうお金も続かんようになってきたし」と Dd 医師は笑いながら話していたが，ここに当時の大学医局の HIV に対するスティグマ付与が見て取れよう。

Gd 医師は，医師のパターナリズムに批判的で自身の診療実践においてもそれを排する態度で行動してきたことを自認している医師である。学生運動の経験や森永ヒ素ミルク事件の調査経験などを経て，「被害者側に立つ医者になりたいと思っていた」。その彼が薬害エイズ問題では，自身の投与した血液製剤で患者を HIV に感染させてしまったわけである。そのときの心境を Gd 医師は，次のように語る。「で，そういうふうに（被害者側に立つ医者になりたいと—引用者注）務めてきたほうがですね，見てみると 1986 年の 8 月に検査を見てみると，ああぼくがやってしまっていたんだということに気がついたんですね。……それはその，とてもこう暗い道，夜の路を自動車を走らせて，雨も降っててですね，見えにくいですね。で，人をはねてしまって，で，えーって，その，被害者をこう見てみたら自分の息子だった，ちょうどまあそういう思いがですね（あと沈黙）」（Gd: 558）。地方にいながらも情報をできる限り集めて「その時その時で，その，気がつくものは気がついて患者さんに提供して」きたにもかかわらず，医師は最愛の「息子」に象徴される血友病患者をHIVに感染させてしまったのである。また，Gd医師は訴訟が始まると自分が訴えられる立場に立つ可能性があることにも言及し，家族ぐるみでつきあったことのある患者さんから訴えられたとしてもそれはしょうがないという妻の言葉にほっとし，この事実を「引き受けよう」と思ったと語る（Gd: 595）。自らを加害の側におく覚悟を生きたのである。

小児科のクリニックを開業していたHd医師は，クリニックに成人も含む血友病患者が診察に来ることが収入を圧迫するから血友病診療そのものをやめてほしいという妻の主張に抗して血友病診療を続けた（Hd: 639-641）。エイズの問題が出たあとも患者に伴走し，本格的なHIV診療が必要になったときは大学病院につなげていた。もちろん，血友病患者友の会とのつきあいも継続している。Qd医師も，「人を診る」医師でありたいと願いながら「田舎にいて，そこにいてもよかった」が，実際は地方中核都市にやって「きてしま」い，薬害エイズという世界的な問題に遭遇し，そのままHIV診療にも従事し続けた。HIV診療では，治験に患者を組み込むよう尽力したが，当時は単剤による治験であったため，結果的に，早くから抗HIV薬を使った人に薬剤耐性（ウイルスが薬に抵抗性を持つようになり，薬が効かなくなること）を招いてしまったことに複雑な思いを持つ（蘭 2010a）。

医師たちの語りから見えてきたのは，意図せざる結果を生きることになった現実であり，それは非難言説が想定するような「勧善懲悪的な二元論的な見方」では決して理解できない複雑で厚みのある現実であった。

## 注

（1）　聞き取り調査は薬害問題において訴訟後の再発防止，恒久対策のための制度改革を当事者たちがどのように進めていったかの事例でもある。医師調査からはじまって，HIV 感染血友病患者・家族への聞き取りも進め，研究者による論考編も含めて三分冊からなる報告書にまとめられた（輸入血液製剤による HIV 感染問題調査研究委員会 2009a, 2009b, 2009c)。

(2) アルファベット2文字は，この調査研究の報告書（輸入血液製剤による HIV 感染問題調査研究委員会 2009b, 2009c）で採用された匿名の表記である。後半の小文字の「d」は医師を，「p」は患者をあらわしている。数字は報告書のページ番号である。

(3) クラインマン，A. は，医者についての社会科学的な研究は，医学部とレジデント教育（研修医教育）における治療者の社会化の問題か，職業上の規範と個人的な先入観が患者－治療者の出会いに及ぼす影響について検討しているもののどちらかが大部分であると述べている。

(4) 南山浩二は，すでに同様の問題関心をもって同じ調査での Ad 医師の語りを取り上げて詳述している（南山 2008)。

(5) 薬害エイズの被害を受けた世代のほとんどの血友病患者は繰り返される出血によって引き起こされたなんらかの障害をもっているといってよい。現在は，治療薬の改良と定期投与によって出血予防ができるようになり，その結果，痛みそのものを経験しないで過ごすことができるようになっている。

(6) 言いかえれば，血友病患者の肝炎ウイルス感染は加害－被害の文脈で語られることはなかったのである。のちのC型肝炎訴訟のときも血友病患者は除外されて原告に加われなかった。詳しくは，第9章を参照のこと。

(7) わが国で使用される保険薬の場合，薬の値段（薬価）は国によって定められているが，その薬の仕入れ価格は，製薬企業（医薬品卸）と医療機関（薬局や病院）との交渉にもとづいて決められる。薬価差益とは，薬価と仕入れ価格の差によってうまれる利益のことである。製薬企業が自社製品の利用を促進するため仕入れ価格を大幅に下げ，そのことによって医療機関側に利益をもたらされるという構図が見てとれることから，マスコミはここに「産（企業）－学（医師）の癒着」があると指摘した。

(8) 「トラベノールの加熱製剤」とは，1983年3月にアメリカで発売が開始された加熱製剤のことで，それにすぐに切り替えれば感染者は増えなかったという意見が1990年代に出ていた。

(9) 「日薬クリオ」という国内血を使ってつくられた製剤を使っていたCd医師は，「日本にエイズはないから使った」というわけではなく，むしろ，売血によって集められていた原材料なので，「海外のに比べてずいぶん汚い血液です，日薬の使った血液は」と述べているほどである（cd: 404)。

(10)　感染したり，ワクチンを打ったりすると抗体ができるが，その抗体が病原体への感染を未然に防ぐようにはたらくとき，それを「防御抗体」もしくは「中和抗体」と呼ぶ。そして「持続感染」とは抗原と抗体が共存している状態であって，他者に感染させる可能性を持つ。

(11)　同様に，種田（2019）が血液製剤の使用をめぐる当時の状況について医学論文と本調査の医師の語りの双方を参照してより詳細に検討しているので，ぜひ参照してほしい。

コラム5

## 陣痛促進剤と医療現場——安全で安心な出産をするために

藤田景子

いつの日かあなたが出産したり，あなたのパートナーが出産する場面を想像してもらいたい。そのときに使われる薬によって，もし産まれてくる子どもにまひが出たり，死んでしまうということが起こってしまったら。実際に出産を促すために使われる陣痛促進剤によって，産まれてくる子どもにまひが残ったり，死んでしまったり，母親までも死んでしまうケースがあった。現在も陣痛が弱い場合に陣痛促進剤は使われており，使い方によっては同じようなことが起こる可能性がある。あなたやあなたのパートナー，産まれてくる子どもに起こりうる問題である。近い将来，あなたの身に起こるかもしれないこととして，これから話す陣痛促進剤の効果とこの薬によって引き起こされた事故について，知識を少しでも頭にいれてほしい。

### 出産（分娩）の仕組みと陣痛促進剤

あなたは出産の仕組みとその中で陣痛促進剤がどう使われるのかについて知っているだろうか。

出産方法には自然分娩と帝王切開分娩の２つがある。出産と聞いて多くが想像するのは自然分娩ではないだろうか。この自然分娩に陣痛促進剤が関係してくる。自然分娩で赤ちゃんが産まれるためには赤ちゃんを産みだす力（陣痛）が必要である。陣痛というと赤ちゃんが産まれるときの痛みだけを想像する人が多いが，実際には痛みも含め，赤ちゃんを産むために赤ちゃんを押し出す力のことを陣痛という。この陣痛がなんらかの理由で来ない，もしくは来ていてもその力が弱いことがある。このような場合に，陣痛を引き起こしたり，強くしたりするために使われるのが陣痛促進剤である。それでも陣痛が強くならなかったり，出産が進まなかったり，赤ちゃんの状態が悪くなった場合には，もう１つの出産方法である帝王切開で出産をすることになる。陣痛誘発剤を使えば，帝王切開を回避できる可能性があり，有用な薬剤である。しかし，一見便利にみえる陣痛促進剤であるが，効果とともに強烈な副作用もある。だからこそ，使い方がとても重要となる。

### 陣痛促進剤の使用方法と副作用

陣痛促進剤の副作用として最も注意すべきものに過強陣痛がある。過強陣痛とは，通常の陣痛より異常に陣痛が強くなることであり，母親の子宮破裂や，赤ちゃんに酸素を供給している胎盤が先にはがれてしまう（胎盤早期剝離）を引き起こす可能性がある。その結果，赤ちゃんが仮死状態で産まれたり，死産となってしまったり，母親が大量出血により亡くなったりという重篤な症例が報告されている。

陣痛促進剤は，安全に使用すれば出産にまつわるトラブルを回避できる有効な薬剤である。陣痛促進剤の使用の際には，薬の取り扱い説明書である添付文書に記載された適切な用量用法を守り，過強陣痛等の副作用に注意して正しく使用する必要があるということだけなのだ。使用にあたっては適切な使用量を守り，分娩監視装置にて連続モニタリングするといった，現在の産婦人科診療ガイドライン（日本産婦人科学会・日本産婦人科医会 2020）にのっとった使用が求められている。

日本には薬剤による被害の救済制度があるが，添付文書記載以外の用量用法での被害は原則として救済されない。添付文書に記載のない用量用法での使用は救済制度を受けることができない可能性が高いことについて，医師より文書を用いて説明と同意の確認がなされたうえで使用される。

### 陣痛促進剤による被害

実際に，陣痛促進剤の使用により胎児の死亡や重度の脳性まひ，母親の死亡などの被害が1970年代に多発した。これは，陣痛促進剤の効き具合には個人差が大きいが，適切な使用方法と量が徹底されなかったことが原因であると言われている（日本産婦人科学会・日本産婦人科医会 2020）。

1974年に産科医師の多くが加入している日本母性保護医協会（現在，日本産婦人科医会と改称）は，「産婦人科医療事故防止のために」という陣痛促進剤事故に関する冊子を会員に配布した。「妊産婦と新生児の薬の使い方」には，「陣痛誘発剤は，まれであるとはいえ母児に重大な影響を与える危険性がある。この薬剤の使用に際しては，慎重な態度で臨むべきである」や，「陣痛促進剤の効き具合には大きな個人差がある」と記載されている（森山 1989）。そのため，陣痛促進剤の用法用量に関して，母児の状態にあわせて十分注意して使用をする注意喚起がなされていた。

このように，日本母性保護医協会は早くから陣痛促進剤の使用の危険性を察知し，産科医に指導をおこなっていた。しかし，厚生省（当時）は，薬の使用上の注意や用量用法に関する添付文書を改訂し注意喚起することを長年おこなわなかった。そのためその間も不適切に陣痛促進剤が使用された事例も多く，母子の健康被害が拡大していた。

1980年代に入っても陣痛促進剤の使用による母子の健康被害が続いたことから，1988年2月，被害者家族が中心となった「陣痛促進剤による被害を考える会」という市民団体が発足した（陣痛促進剤による被害を考える会 2003）。1992年4月に陣痛促進剤による被害を考える会は厚生省に薬の添付文書の改訂を求めた。厚生省がこの求めに応じたことで1992年10月と翌年3月に使用方法や用量用法についてより厳格な記載に改訂された。

もし陣痛促進剤の添付文書が早期に改訂され，産科医をはじめとする医療者や陣痛促進剤を投与される妊産婦とその家族に陣痛促進剤の危険性が周知され，適切に使用されていたら，多くの母子が亡くなったりまひが残ったりしなくてすんだかもしれない。なぜ陣痛促進剤はよく使われたのだろうか。その理由の1つとして勝村久司は「陣痛促進剤が使われた背景には，いつ産まれるかわからない自然分娩をコントロールし医療者の都合に合わせて分娩を進めたり，人件費の削減，薬使用による利益優先等があったのではないか」と指摘している（勝村・西野・松島 2014)。

このような経緯を踏まえ，現在では産婦人科診療ガイドラインにのっとり分娩がなされている。陣痛促進剤は現在でも使用されており，とくに近年では，無痛分娩（麻酔を使用し陣痛の痛みを感じないようにして分娩をする）の増加に伴い陣痛促進剤の使用も増えている。繰り返して言うが，陣痛促進剤は安全に使用すれば出産にまつわるトラブルを回避できる有効な薬剤である。しかし，1つ使い方を間違えば過去に起きたような悲しい事故を引き起こす可能性もある。悲しい事故を起こさないためにも，みなさんには以下のことを知っておいてほしい。

### あなたやあなたのパートナーが出産するときに医療者に確認した方がよいこと

あなたやあなたのパートナーが出産するとき，病院やクリニックの医療者の体制はどうなっているだろうか。例えば，出産中には助産師が産婦のそばにおり，医師と一緒にあなたの出産をサポートする体制が整っているだろうか。陣痛促進剤の使用が必要になった場合には，添付文書にもとづいた正しい用量用法で使われることについて医師から説明があるだろうか。医療者に聞いてみよう。

医療者にわからないことを質問できるだろうか。出産の仕組み，心や体の準備をはじめ自分の身の上に起こるかもしれないことについて，わからないことは疑問を残さず医療者に質問してみよう。妊娠中からあなたがどんな出産をしたいのか医療者に伝え，話し合い，正しく得た情報をもとに自分にとってベストな出産を自分で考え，自分で選択してほしい。あなたが納得したうえで出産することが大切である。

子どもが産まれる瞬間は，新しい家族を迎える家族のスタート地点である。自分たちが満足のいく素晴らしい出産経験は，母親，父親，赤ちゃんの人生をより豊かなものにする。パートナーや子どもとよりよい未来を作るために，安全で安心できる出産をしてほしい。

# 第9章

# 薬害肝炎

## ——感染と被害とは必ずしも同義ではない——

種田博之

## 1 薬害肝炎が内包する重要な論点としての「被害とはなにか」

薬害肝炎とは，C型肝炎ウイルスが混入した血液製剤（フィブリノゲン製剤ないし第IX因子製剤）が1964年から1994年ぐらいまで止血などの治療に使用されて起こった感染被害であり，加えてC型肝炎の発症によって，肝臓がんのような致死性が高い疾病の合併をもたらした健康被害である。製薬企業の推計では約30年間でおおよそ1万人の感染被害者がいるとされる。薬害肝炎訴訟は2002年にようやく始まり，2008年に政治判断によって決着が図られた。すなわち，議員立法で被害者救済の法律が制定された。また，国と被害者の間で，国は責任を認め謝罪することなどが明記された基本合意書も交わされた。同年，製薬企業との間においても，責任や謝罪などについての基本合意書が締結された。

この薬害肝炎は「被害とはなにか」という非常に重要な論点を内包している。本章は薬害肝炎の説明を通して，この論点を浮き彫りにしたい[(1)]。本章の議論の流れは以下の通りである。まず薬害肝炎にかんする基礎的知識を概説する。次に，血液製剤の検討をおこなう。血液製剤に焦点をあてると，薬害肝炎以外の「血液製剤によるC型肝炎ウイルス感染」という事柄が顕わになる。この事柄が被害について考えるための補助線になる。すなわち，血液製剤によるC型肝炎ウイルス感染であっても，被害として評されないと単なる感染にすぎない場合があるということを見ていく。

## 2　薬害肝炎にかんする基礎的知識（1）

### C型肝炎について

C型肝炎とは，C型肝炎ウイルスへの感染によって起こる肝臓の疾病である。感染者の約70%が持続感染し（黄疸のような顕著な急性症状があまり出ないので，自身の感染・発症になかなか気がつかない），症状が慢性肝炎→肝硬変→肝臓がんへと悪化する（肝炎情報センター 2022）。慢性肝炎にいたっても自覚症状がないのが，C型肝炎の特徴である。

C型肝炎ウイルスは1988年に発見された。それまでは，なかなか当該ウイルスを発見できず，「非A非B型肝炎ウイルス」と呼ばれていた。A型肝炎ウイルスは1973年に，B型肝炎ウイルスは1968年に発見され，診断法が確立されていた。それらの診断法を使っても輸血後に見つかる原因不明の肝炎があり，A型肝炎ウイルスでもない，B型肝炎ウイルスでもないことから，非A非B型肝炎ウイルスと称して，未知のウイルスの存在が想定されていたのである。

A型肝炎ウイルスは水や食品などを介して経口感染する。B型肝炎ウイルスとC型肝炎ウイルスは血液感染する。

C型肝炎ウイルスの感染源は，当該ウイルスに持続感染している人の血液である。B型肝炎ウイルスの感染源もほぼ同じで，ただC型肝炎ウイルスよりも感染力が強い。感染経路として，①C型肝炎ウイルスが含まれている血液を輸血した場合，②当該ウイルスに持続感染している人と注射器を共用した場合（注射器の使いまわしによって，先に使った者が感染していたなら，注射器に当該ウイルスが付着して，後続の使用者が感染しうる），③持続感染者の血液を傷のある手で触れ傷口に血液が入ったり，針刺し事故を起こした場合などがある（日本医師会 2006）。出産時の母子感染も起こりうる。C型肝炎ウイルスに持続感染している母親から生まれた子どもの感染率は2～4%とされ，薬害肝炎においても母子感染は生じている（吉澤・飯野 2002）。

C型肝炎は，B型肝炎に比べて初発症状が軽く，発症発覚のきっかけとなる黄疸が出現する割合も低い。言い換えれば，C型肝炎は自覚症状が現れにくいということである。現れる症状としては，全身の倦怠感，食欲不振，吐き気などで，検査をしないとＣ型肝炎が原因だとなかなか思いいたらない。こうした自覚症状のなさは，慢性肝炎に症状が進行しても同様である。そして，慢性肝炎は20～30年かけて肝硬変・肝臓がんへと悪化する。つまり，Ｃ型肝炎とは，感染に気がついたときには肝硬変・肝臓がんを合併し手遅れになってしまっている，きわめてやっかいな疾病である。

薬害肝炎訴訟の原告側弁護団が編集した『薬害肝炎裁判史』によると，2004年のデータで肝硬変から肝臓がんに増悪する割合は年７％である（薬害肝炎全国弁護団 2012)。2004年の肝臓がん死亡者数は全がん中４番目の多さで，３万4510人である。また，肝臓がんの５年生存率は９％である。これらのことから，Ｃ型肝炎は，とくに肝臓がんを合併した場合，致死性が高いと言えるだろう。

2010年代半ばぐらいまではインターフェロンという薬によるＣ型肝炎治療がおこなわれていた[(2)]。しかし，この治療には限界があった。体内のＣ型肝炎ウイルス量が多かったり，ウイルスの遺伝子型が１ｂと呼ばれるタイプだった場合（日本における感染者の約70％が１ｂ型であった)，インターフェロン治療では治療効果が弱く，ウイルスを排除して完治できたのは全患者の20％弱であった。それだけ，Ｃ型肝炎は難治性が高かったということである。また，当然ながら，インターフェロン治療には副作用が伴っていた。副作用として，例えば倦怠感，頭痛，食欲不振，脱毛，そして不眠や不安感に起因する抑うつあるいは自殺企図などがあった。この後で挙示するように，薬害肝炎訴訟の原告がこうしたＣ型肝炎治療のつらさを語っている。

Ｃ型肝炎ウイルスの感染源は先に述べた通り持続感染者の血液である。したがって，血液製剤も感染源となりうる。なぜならば，血液製剤の原材料は文字通り血液ないし血漿だからである。薬害肝炎の原因であるフィブリノゲン製剤ないし第Ⅸ因子製剤は，原材料である血漿を数千から数万人規模でひとまとめにして造る。そのひとまとめにした血漿は「プール血漿」と呼ばれる。血液からウイルスなどの病原体を検出するスクリーニング技術の水準が低かった時代は，血液の提供者＝供血者が一人でもＣ型肝炎ウイルスなどのヒト血漿由来ウイルスに持続感染していれば，プール血漿全体が汚染されえた。またウイルスを例えば加熱処理などによって不活化する技術も低かったことから，汚染された製剤が造られてしまう可能性があった。血液製剤にＣ型肝炎ウイルスが混入したのは，これが理由である。

### 薬害肝炎について

今一度述べると，薬害肝炎は，止血目的で使われた血液製剤（フィブリノゲン製剤ないし第Ⅸ因子製剤）のなかにC型肝炎ウイルスが混入していたことで起こった感染被害である。と同時に，C型肝炎という致死性の高い疾病の発症可能性をもたらした重大な健康被害である。

被害者は，出産時や外科的手術時の出血を抑えるために知らないうちに血液製剤を使用された，いわゆる患者である。国との基本合意書によって設置された「薬害肝炎事件の検証及び再発防止のための医薬品行政のあり方検討委員会」の『最終報告書』に，「被害者の被害実態の調査」が報告されている（厚生労働省 2010a）。回答した被害者数は，患者 880 名／遺族 54 名である。被害者本人が回答している「患者に対する調査」において，血液製剤が投与された理由は，出産時の出血 63%，外科的手術 29% である（回答者の約 8 割が女性である）。「遺族に対する調査」の場合，外科的手術 76%，出産時の出血 23% である（故人の性別は男性 65%，女性 35% である）。割合の違いは，「患者に対する調査」は女性が多く，「遺族に対する調査」は男性が多いからであろう。

被害をもたらした血液製剤のうち，フィブリノゲン製剤は 1964 年に，第Ⅸ因子製剤は 1972 年に厚生省（当時）から製造と販売の認可を受けた。1970 年代半ば以降，産科での出産において，とくにフィブリノゲン製剤の使用が常態化していった。そのことは以下の記述からわかる。

> 1975 年に出血性ショックによる妊婦死亡の措置をめぐる裁判で，東京地裁は，「大量出血時にフィブリノゲン製剤を投与するなど適切な措置を取らなかった」として，産科医師に高額の賠償を命じました。（医薬品医療機器レギュラトリーサイエンス財団 2013：56）

すなわち，妊婦が出産時に出血多量で亡くなって訴訟となり，その判決において医師は適切な措置としてフィブリノゲン製剤を使用しなかったことが指摘され，賠償を命じられたのである。この判決以降，出血にもかかわらずフィブリノゲン製剤を用いない治療が原因で訴訟がおこされた場合，医療者側の負けを意味した。つまり，1975年のこの判決によって，血液製剤の使用が水路づけられた。第Ⅸ因子製剤は，とくに出血がひどい場合に使用されたようである（薬害肝炎訴訟において第Ⅸ因子製剤を使用された原告は出血多量のケースが多い）。上で挙げた「被害者の被害実態の調査」によれば，治療で使用された血液製剤は，「患者に対する調査」の回答ではフィブリノゲン製剤93％，第Ⅸ因子製剤７％である。ここから，女性の場合，産科での出産時に出血への対処としてフィブリノゲン製剤が使用されていたことが見えてくる。そして，この血液製剤の使用によって，Ｃ型肝炎ウイルス感染も起こっていたということである。

補足として述べておくと，日本の医療にインフォームド・コンセントの概念が紹介されたのは1980年代末から90年代初頭である。臨床現場への導入はもう少し後で，血液製剤の使用について，当時，医師から患者に十分な説明が必ずしもあったわけではないことにも留意しておきたい。

## *3*　薬害肝炎にかんする基礎的知識（2）

### 薬害肝炎の被害例

『薬害肝炎裁判史』（薬害肝炎全国弁護団 2012）には，被害者本人や遺族の証言がつづられている。ここでは，その「声」をよりどころにして，いかなる被害だったのか，いくつかの事例を挙示しよう。

#### 倦怠感

Ｃ型肝炎に罹患してもはっきりとした症状はあまりでない。最もよく現れるのが，全身の倦怠感である。Ｃ型肝炎ウイルス感染ならびに肝炎発症に被害者本人がまだ気づいていない場合，倦怠感の理由を肝炎以外で探すことになる。また，本人以外の他者には，倦怠感は明らかに目に見える症状ではないため，なかなか理解されず，怠けているという謂れなき誤解を受けやすい。

> 体調が悪いときは，ほとんど寝ていることが多かったです。朝，主人と子どもを送り出したら，自分のご飯は食べられないでずっと寝てて，子ども

が保育園とか学校から帰ったときに気づいて起きるような状態がありました。（薬害肝炎全国弁護団 2012：51）

この被害者は夫からも怠けていると誤解され，夫婦・家族関係にひびが入ってしまった。被害者が学生であれば，不真面目な学生というレッテルがはられた。このように，薬害肝炎は，C型肝炎による倦怠感という体調不良（健康被害）ばかりでなく，社会生活における被害ももたらしたのである。

上の例とは異なる社会生活面における被害も紹介しておこう。感染症のために職場などで差別的扱いを受けた被害者である。

職場の同僚に病気のことを話したことが原因でこの職場を辞めることになりました。私の病気のことを聞いた社長のお母さんからは，「C型肝炎ってうつるん違う？」，（略）「そんな病気になって何か悪いことしたん？」などと言われたのです。このようなことがあって以来，私は，自分のことを話す怖さを思い知り，人と接することが，とても嫌になりました。（薬害肝炎全国弁護団 2012：20）

致死性

薬害肝炎訴訟の途中に肝臓がんで亡くなった被害者（姉）がいる。亡くなる前の状態について，遺族（妹）が以下のように証言している。

〈亡くなる1カ月前の状態〉
（がんの進行によって胸水がたまり，それを取り除くと：筆者注）楽になっていくんですが，たまるのがだんだん早くなって，取っても取ってもたまっていく，そういう状況の中で，常に胸が苦しい，息が，呼吸が苦しい，そういう状況になっていきます。
〈亡くなる10日ほど前の状態〉
非常に息が苦しくて，酸素の吸入が必要なときで，足はもうぱんぱん，おなかも本当に妊婦さん以上に膨れ上がってました。（薬害肝炎全国弁護団 2012：34-5）

肝臓がんがいかに過酷な疾病かがよくわかる語りである。また，C型肝炎から肝臓がんにいたる病状経過ならびに当時の治療状況，言い換えれば，その致死性と難治性から，将来に希望を持てなくなった被害者もいた。

私は，みんなとは違って，将来があるかどうかさえわからない。いろんな可能性なんてなくなってしまった。（略）結婚して子どもを産んで家族に囲まれている私。いくつも思い描けていた未来が何も見えなくなりました。（薬害肝炎全国弁護団 2012：18-19）

C型肝炎（慢性肝炎）が進行すると肝硬変を合併する。そして，肝硬変は肝臓がんへとさらに悪化する。以下のように，別の被害者は肝硬変の確定診断を受けていない理由を語っている。

やはり決定的に黒だ，肝硬変だと言われましたら，その後の生活において，精神的にとても耐えられるかどうか心配ですので，やはりそれを知らないで，まだ肝硬変の疑いがありというところでとどめておきたいと思いますので。（薬害肝炎全国弁護団 2012：39）

この被害者にとって，肝硬変合併の判明はその後の生活を精神的に続けられなくなってしまうことであった。それだけC型肝炎は未来を描くことが難しかった疾病ということである。そうした健康被害をもたらしたのが薬害肝炎であった。

引用した肝臓がんで亡くなった被害者（姉）の場合，その子どもも言葉では言い尽くせない想いを抱いている。というのも，その子の出産の際に血液製剤が使用されたために，子どもは自分のせいで母親は感染し亡くなったと考えてしまうからである。そのことについて，遺族（妹）は以下のように語っている。

自分の出産がもとで母親は肝炎になり，自分のせいで母親が亡くなってしまった，と考えてしまうのです。「生きていてほしいのに，亡くならせてしまったのは自分だ」という思いを，今も十字架のように背負っているの

です。(薬害肝炎全国弁護団 2012：38)

この例とは逆に，母親から子どもへの母子感染例もある。母親は，子どもに感染させてしまったことに対して，自責の念を抱いている。

1980年，三男出産の時に出血が止まらなくなり，フィブリノゲン製剤を投与されました。(略) 2年後四男を出産しました。それから十数年後，検査の結果，私は慢性肝炎になっていました。(略) 恐れていた四男への母子感染も判明。何も知らず私は息子に肝炎ウイルスをうつしてしまっていたのです。授業や部活に日々充実した中学校生活をおくっている四男に何と説明したらいいのか……。何日も悩みました。(厚生労働省 2015a)

C型肝炎治療のつらさ

次に，C型肝炎の治療とそのつらさについて見ていく。C型肝炎の治療薬はインターフェロンで，その治療効果には限界があり，加えて副作用も強かった。それらは被害者にとって非常につらいことであった。前者の限界の場合，治療がうまくいかなければ病状はやがて肝硬変・肝臓がんに進んでしまうので，致死性によって，子どもが「20歳になるまで生きられるのだろうか」(薬害肝炎全国弁護団 2012：26) と，死を意識することになった。後者のインターフェロンの副作用については，以下のようにそのつらさが語られている。

治療中は38度以上の高熱と倦怠感，脱毛などの強い副作用があり，治療以外には何もできませんでした。でも生活を犠牲にして私の治療に協力してくれている夫や息子のことを思って副作用にも耐えました。それでも，どうしても耐え切れず，途中で投与量を少しだけ減らしてもらいました。なのに6カ月のインターフェロン治療を終えても，ウイルスはすぐに再燃し，結局，ウイルスを消し去ることはできませんでした。この時の絶望感は忘れられません。(薬害肝炎全国弁護団 2012：26)

この被害者のウイルス遺伝子型は難治性の1bであった。インターフェロンのつらい副作用に耐えて治療を続けたにもかかわらず，ウイルスを排除できず，まさに絶望のどん底に突き落とされたのである。

C型肝炎治療のつらさにかんする引用はこれぐらいにとどめる。本章は「被害とはなにか」ということを論点としている。この論点をあぶり出すためには，薬害肝炎訴訟についても知っておく必要がある。基礎的知識の最後に，薬害肝炎訴訟において，弁護団がなにを問題としたのかを見ておこう。

### 薬害肝炎訴訟——製薬企業と国の問題点

2002年に薬害肝炎訴訟が始まった。被告は製薬企業と国（厚生労働省）である。まず，薬害肝炎訴訟の弁護団が，被告である製薬企業と国のなにを問題視したのかを，ごく簡単に紹介する。

薬害肝炎はC型肝炎ウイルスの混入した血液製剤が使用されたことによって起こった。そこで，弁護団は，製薬企業が汚染された血液製剤を製造・販売したこと，ならびに国が当該製剤に対する製造・販売承認をあたえ，加えて承認を取り消すタイミングがあったにもかかわらず適切に対処しなかったことが薬害肝炎の根本原因であると考えた。そして，C型肝炎ウイルスへの感染，言い換えると血液製剤へのウイルス混入を，少なくとも4つの時点で止めることができる機会があったと，製薬企業と国を批判する（医薬品医療機器レギュラトリーサイエンス財団 2012, 2016）。

第一が1964年のフィブリノゲン製剤の審査と製造・販売承認の時点である。厚生省（当時）は，十分な臨床試験のデータがなかった，言い換えると製薬企業がきちんとした臨床試験をおこなっていなかったにもかかわらず，製造・販売を承認してしまった。第二は1971年に導入された医薬品の再評価制度の時点である。厚生省は，サリドマイド薬害の問題をうけて，1967年9月30日以前に承認されたすべての医薬品の再評価を決めた。ところが，フィブリノゲン製剤は再評価を受ける前の1976年3月に製品名変更をおこない，新たに承認を受けていた。このことでフィブリノゲン製剤は新規品目になってしまい，再評価の対象からはずれてしまった。第三は1977年12月にアメリカ合衆国でFDA（Food and Drug Administration：食品医薬品局）が，フィブリノゲン製剤の効能に疑問があること，肝炎ウイルスの感染リスクが高いこと，そしてそのリスクがより低いクリオプレシピテートのような他の製剤によって代替しうることを理由として，フィブリノゲン製剤の製造承認を取り消した時点である[(3)]。第四は，1987年に青森県の産婦人科医院でフィブリノゲン製剤によるＣ型肝炎ウイルスへの集団感染が発覚した時点である。この４つの機会を厚生省や製薬企業が逸したために，薬害肝炎における被害が大きくなったと弁護団は捉えている。

また，血液製剤にＣ型肝炎ウイルスが混入した要因として，弁護団は「売血の危険性」と「プール血漿の危険性」なども問題視している[(4)]。血液製剤，とくにフィブリノゲン製剤や第Ⅸ因子製剤などの血液凝固因子製剤の原料となる血漿が献血由来に切り替わったのは薬害エイズをきっかけとした1992年のことであり，それ以前は売血由来であった（コラム４）。その売血の危険性が以下のように述べられている。

> 売血は献血と異なり，供血者が社会の最貧困の階層の人々に限られ，供血者の健康管理状態や管理衛生状態が一般に比して劣悪であることが多く，売血者集団の中には麻薬や増血剤を不潔な状態で注射することなどによって肝炎の感染者集団になっている人々もあると言われていた。（薬害肝炎全国弁護団 2012：71）

加えて，売血で得られた血漿をプール血漿にして製造していた。それは，供血者が一人でもヒト血漿由来ウイルスに感染していたら，プール血漿全体が汚染される可能性がある製造方法であった。さらに，1985年に製薬企業は厚生省に一部変更承認申請をしないまま，勝手に不活化処理方法を変えてもいた。その変更後の処理方法も，Ｃ型肝炎ウイルスの不活化には十分ではなかった[(5)]。これらを厚生省や製薬企業が問題視しなかったことも，薬害肝炎に拍車をかけたと弁護団は批判している。

## 4　薬害肝炎以外の「血液製剤によるＣ型肝炎ウイルス感染」

### 血液製剤について

薬害肝炎の原因はＣ型肝炎ウイルスに汚染された血液製剤にある。その血液製剤の中身をもう少し詳しく検討しよう。というのも，検討によって，薬害肝炎以外の「血液製剤によるＣ型肝炎ウイルス感染」を明確にできるからである。図9-1は，血液製剤の系統図である。

見てわかるように，血液製剤は上位カテゴリーである。血液製剤とは「人の血液又はこれから得られた物を有効成分とする医薬品のこと」（厚生労働省 2010b：6）を指し，下位カテゴリーとして輸血用血液製剤と血漿分画製剤がある。輸血用血液製剤には，その下に全血製剤と血液成分製剤がある。現在，前者の血液に保存液を加えただけの全血製剤は供給されておらず，赤血球や血漿などの成分ごとに加工した後者の血液成分製剤が治療に使用されている。

血漿からたんぱく質を取り出すことを「分画」と言う。分画過程をへて製造された製剤が，総称として血漿分画製剤と呼ばれる。血漿から凝固因子（たんぱく質）を分離精製した製剤が血液凝固因子製剤である。その血液凝固因子製剤には，薬害肝炎の原因となったフィブリノゲン製剤と第Ⅸ因子製剤がある。この２つは，もともとは先天性凝固異常症（凝固異常症）を治療するための薬で，フィブリノゲン製剤は先天性フィブリノゲン欠乏症の治療に，第Ⅸ因子製剤は血友病Ｂの治療に用いられる。

血液凝固因子製剤ないし血漿分画製剤は，原材料である血漿をプール血漿にして造られる。スクリーニング技術と不活化技術の水準が低いと，ヒト血漿由来ウイルスに汚染された血液凝固因子製剤が製造される可能性がある。実際，HIVやＣ型肝炎ウイルスが混入した血液凝固因子製剤が製造され，そして治療において使用されたために，前者は薬害エイズを，後者は薬害肝炎を引き起こってしまった（第７章，第８章）。現在は，スクリーニング技術と不活化技術の格段の進歩などにより，異物が混入した血漿分画製剤が製造されることはほぼ起こりえなくなってきている。

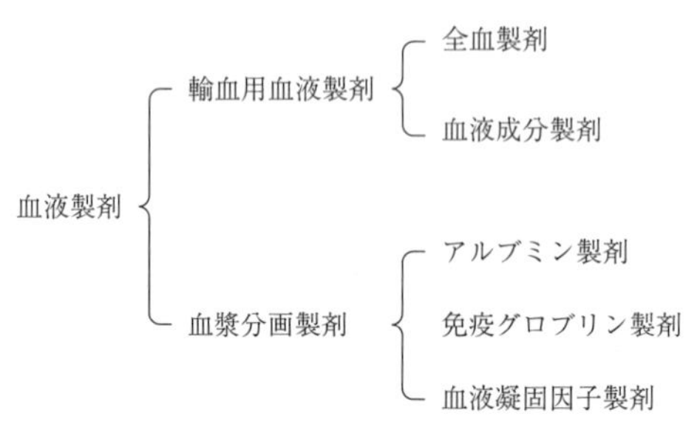


**図 9-1**　血液製剤の系統図
出典：筆者作成。

## 薬害肝炎以外の「血液製剤によるC型肝炎ウイルス感染」

上で述べたように，フィブリノゲン製剤と第Ⅸ因子製剤は，本来は凝固異常症を治療するための薬である。これらの製剤を投与された凝固異常症患者は，C型肝炎ウイルス感染から免れていたわけではない（種田 2019）。凝固異常症の主要な下位カテゴリー——患者数が最も多い——として血友病がある。血友病にかんする 1980 年代初頭ぐらいまでの医学論文には，しばしば「肝炎は必発で，（略）出血の重大性から考えて，現段階では，肝炎にも目をつぶり，血液製剤を使用することになろう」（長尾 1974：967）といったことが記述されていた。凝固異常症（血友病）の治療において，B型・C型肝炎ウイルスへの感染は自明だったのである。

次に，輸血用血液製剤に着目しよう。図 9-2 を見て欲しい。これは 1960 年代から 90 年代後半にかけての日本における輸血用血液製剤使用後のB型・C型肝炎ウイルス感染率の推移を示している。1972 年にB型肝炎ウイルス対策（HBs 抗原検査）が施されたものの輸血後肝炎の発生率は 14.3％あった。つまり，そのとき以降の輸血後肝炎は主としてC型肝炎だったということである。1988 年のC型肝炎ウイルス発見以降，C型肝炎ウイルス対策が組み入れられ，輸血後肝炎は 8.7％から 2.1％へ，そして 0.48％へと減った。

以上の事実から，薬害肝炎以外の「血液製剤によるC型肝炎ウイルス感染」が起こっていたことがわかる。

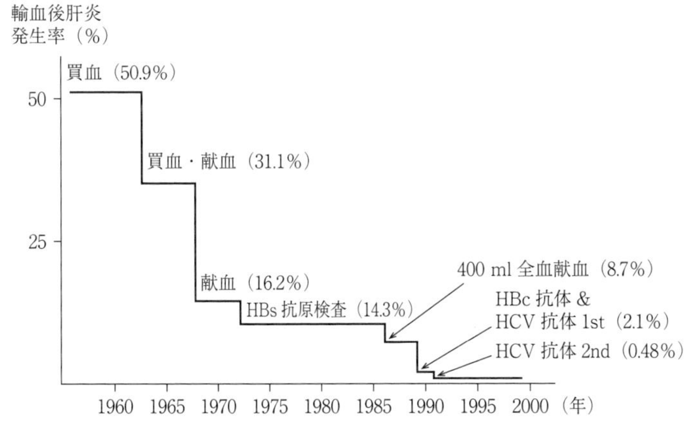


**図9-2**　輸血後肝炎発生率の推移

注：図中のHCV（C型肝炎ウイルス）抗体1stと2ndとは，各々HCV抗体検査の第1世代と第2世代を意味する。

出典：北海道赤十字血液センター（https://www.bs.jrc.or.jp/hkd/hokkaido/process/m3_01_01_02_00000138.html）（2019年12月25日取得）

## 5　感染者と被害者の境界線

薬害肝炎以外の血液製剤によるC型肝炎ウイルス感染の感染者とは，血液凝固因子製剤を輸注された凝固異常症患者と輸血用血液製剤を用いられた患者であった。この薬害肝炎以外の血液製剤によるC型肝炎ウイルス感染者は，薬害肝炎訴訟の原告ではない。なぜ原告ではないのだろうか。

### 原告の要件

薬害肝炎訴訟を起こすに際して，弁護団は原告の要件を定めている。原告になるための条件として，1964年から1994年ごろまでにフィブリノゲン製剤ないし第Ⅸ因子製剤を投与された者，としている(6)。1964年はフィブリノゲン製剤の認可年である。弁護団は，できるだけ多くの人を救済できるように最も古い年を起点にしているのである。また終点が1994年なのは血液凝固因子製剤中のC型肝炎ウイルスを不活化する新たな技術が取り入れられた年だからである。

原告の要件には，さらに以下の付帯事項も書かれている。

但し，血友病あるいは先天性フィブリノゲン欠乏症などの疾患にかかっておられる方につきましては，原告となることを控えていただいております。（薬害肝炎全国弁護団 2020）

つまり，凝固異常症のＣ型肝炎ウイルス感染者はこの付帯事項のために，原告になれないのである。では，輸血用血液製剤による感染者の場合はどうだろうか。凝固異常症の感染者とは異なって，そのような付帯事項は弁護団のサイトには一切書かれていない。ただ，『薬害肝炎裁判史』を見ると，弁護団は凝固異常症の感染者に対する姿勢と同じだったことがわかる（注（7）を参照）。

そこで，ここから先の議論は，凝固異常症の感染者に限定して進めていく。なぜ弁護団は，凝固異常症の感染者は「原告となることを控えていただいております」という付帯事項をつけたのだろうか。

### 血液凝固因子製剤の「有用性」

凝固異常症のうち最も患者数が多いのが血友病である。血液凝固因子製剤がなかったころ，血友病治療は困難を極めた。血液凝固因子製剤が現れたことで，血友病は治療可能な疾病となった（種田 2019）。血友病治療にとって，血液凝固因子製剤は必要不可欠な薬であった。しかも，血液凝固因子製剤よりも効能が高い代替療法は皆無に等しかった。血友病治療に携わっていた医師の長尾大の引用からわかるように，Ｂ型・Ｃ型肝炎ウイルス感染というリスクはあったけれども，止血することのほうが重要視され，感染はとくに医師からは許容されていた（インフォームド・コンセント導入前であり，患者にリスクの説明がなされていたわけではない）。血友病治療において血液凝固因子製剤の「有用性」はきわめて高かったのである。薬害エイズ訴訟で原告となったある血友病 HIV 感染者は，自身が血液凝固因子製剤によって HIV 感染を被ったにもかかわらず，以下のように血液凝固因子製剤の効能，有用性，あるいは必要性について語っている（この語り手に対しては２回にわたって聞き取りをおこなっており，以下の語りは２回目ものである）。

語り手：実は前のインタビューのあとに，どうしても伝えきれてなかったっていう思いがあったのがその，血友病の痛み。

聞き手：ああああ。

語り手：これがわかってもらえないと，伝わらないのじゃないかと。どんなに薬害エイズとは何だったのかという研究いうか，調査をしても，その時になぜ医師は注射をやめなかったのか，（略）製薬会社に対しての恨みとか，厚労省にしてもそうなんですけど。やはりあの痛みを経験して，唯一の治す薬という思いがあって，ですからたとえその HIV に感染したとはいえ，特に自分の話をすると，ここまであの薬があったから生きてこられたんじゃないか。

聞き手：痛みをもっても，

語り手：ええ。頭蓋内出血もやっとるんで，あの薬がなかったらたぶんそこで命が終わっとるやろうし。（輸入血液製剤による HIV 感染問題調査研究委員会 2009c：726）

有用性とは，簡単にいえば，効能（有効性）と副作用などとを，代替療法の有無なども踏まえて比較して，効能のほうが大きいことを意味する（塩野 2013）。たとえ効能があったとしても，それを上回る副作用があれば，とくに代替療法があればなおさら，有用性は低いないし無いということになる。

薬害肝炎訴訟の原告は，当然，凝固異常症ではない。上で示したように，とくにフィブリノゲン製剤の効能には疑問があったこと，ならびに代替療法（クリオプレシピテート）もあったことから，薬害肝炎訴訟の弁護団はフィブリノゲン製剤の有用性は低いと判断して，これを裁判の突破口にしようとした。言い換えれば，凝固異常症のC型肝炎ウイルス感染者を原告に加えてしまうと，有用性による加害構造の立証が難しくなる，と弁護団は考えたのである。つまり，有用性が弁護団に付帯事項をつけさせたということである。(7)

## 特定C型肝炎ウイルス感染者＝被害者という存在の析出

冒頭で述べたように，2008 年に薬害肝炎訴訟は政治決断によって解決が図られた。そのときに制定された法律が，「特定フィブリノゲン製剤及び特定血液凝固第Ⅸ因子製剤によるC型肝炎感染被害者を救済するための給付金の支給に関する特別措置法」（救済法）である。救済法は，文字通り救済対象＝誰を救済するのかなどを定めた法律で，まずいかなる血液製剤によってＣ型肝炎ウイルスに感染したのかで，救済対象の線引きをおこなっている。血液製剤のうちフィブリノゲン製剤または第Ⅸ因子製剤による感染が救済対象となる。輸血用血液製剤のような他の製剤での感染は対象外である。そして，さらなる線引きがなされる。フィブリノゲン製剤や第Ⅸ因子製剤による感染であったとしても，凝固異常症患者は除外される。「獲得性の傷病」によってそれら製剤の投与を受けた者を「特定Ｃ型肝炎ウイルス感染者」と言い表して，救済対象にしている。

救済法は救済対象を規定している。つまり，「被害者」を定めているということである。救済法において，被害者は特定Ｃ型肝炎ウイルス感染者である。言い換えれば，特定Ｃ型肝炎ウイルス感染者以外のＣ型肝炎ウイルス感染者――凝固異常症のＣ型肝炎ウイルス感染者と輸血用血液製剤による感染者――は，単なる感染者にすぎず，被害者ではないということである。同じ血液製剤（薬）からの感染であるにもかかわらず，一方は被害，他方は非被害（単なる感染）に分かれてしまっている。ここにおいて，「被害とはなにか」という薬害を考えるうえでの重大な論点が析出される。

では，なにが被害／非被害に分けるのだろうか。あるいは，薬害肝炎においては分けたのだろうか。Ｃ型肝炎ウイルス感染は「医学的事実」である。それに対して，被害／非被害は「法的（あるいは社会的）事実」である。医学的事実としての感染から法的事実である被害／非被害を導くことはできない。それは血液製剤による感染が被害／非被害に分かれてしまっていることからわかる。医学的事実がなにかしらの「装置」を通って法的事実に変換されて，最終的に被害／非被害であると評価されなければならない。その装置の１つが，薬害肝炎においては上述の「有用性」である。

## 6　訴訟の「真」の目的ないし成果とは

前節の議論には補足しなければならないことがある。確かに，救済法は救済対象を特定Ｃ型肝炎ウイルス感染者と規定している。しかし，薬害肝炎訴訟において国が，有用性から凝固異常症などのC型肝炎ウイルス感染者を被害者ではないと評したわけではないことに留意しなくてはならない。そもそも凝固異常症などの感染者は原告ではなかった。原告に組み入れなかったのは，裁判をできるだけ不利にしないための，弁護団による判断であった。(8)

このことから，以下のように言えるかもしれない。薬害肝炎訴訟とは，原告あっての弁護士ではなく，反対に弁護士あっての原告であったのかもしれないと。しかし，この言い方は酷であろう。B型・C型肝炎は，日本人にまん延していた疾病であった。そのことは，例えば図9-2の，輸血によって多くの人が感染していた歴史からわかる。実際，B型・C型肝炎ウイルス感染者は約350万人いたとされる（薬害肝炎全国弁護団 2012）。こうした肝炎のまん延が背景としてあり，肝炎に対する医療体制を整えるための足掛かりとして薬害肝炎訴訟はあったとも言える。第2章の言葉を借りれば，「現代型訴訟」だったのだろう。であるからこそ，凝固異常症などの感染者を原告から外してまで，弁護団は「有用性」を根拠として用いたのである。この意味で，薬害肝炎訴訟は原告の救済だけを目的ないし成果にしていたのでなく，肝炎対策基本法（2009年成立／2010年施行）を「真」の目的ないし成果にしていたのかもしれない。なぜならば，肝炎対策基本法は，特定C型肝炎ウイルス感染者だけでなく，凝固異常症などのC型肝炎ウイルス感染者も，肝炎に対する「良質かつ適切な医療」などを受けられるようにするために制定された法律だからである。

### 注

(1)　本章は，血友病患者の大西赤人が自身のウェブサイトで公開していた薬害肝炎などにかんするコラムを参考に執筆している。しかしながら，2022年11月現在，そのコラムは閲覧できない状態になっている。

(2)　インターフェロンとは，「ヒトの身体にウイルスなど異物がしたときにそれの増殖を抑えるために体内で作られる蛋白質の一種」（薬害肝炎全国弁護団 2012：52）である。インターフェロン（注射で輸注）によって免疫を高めて，ウイルスの増殖を抑える。近年，経口の直接作用型抗ウイルス薬――ウイルスに直接作用して増殖を抑える薬――によってC型肝炎治療は劇的に進歩し，C型肝炎ウイルスを体内から排除できるようになった。

(3)　クリオプレシピテートとは凍らせた新鮮血漿をゆっくりと融解させたときに析

出する沈殿物である。この沈殿物は第Ⅷ因子などの凝固因子を多く含有している。このクリオプレシピテートをもとに，クリオ製剤が精製されていた。現在も血漿由来の凝固因子製剤（第Ⅷ因子製剤）の製造に用いられている。

(4)　薬害肝炎訴訟の弁護団による「売血の危険性」と「プール血漿の危険性」の主張に対して，批判は可能である。例えば売血の危険性にかんしては，図9-2を見れば一目瞭然である。1974年以降，輸血用血液製剤はすべて献血によって得られた血液から製造されていた。それにもかかわらず，C型肝炎ウイルス対策が組み入れられるまで，輸血後肝炎の発生率は8.7％であったことを見落としてはならない。つまり，売血か献血かといった血液の収集方法の問題というよりも，血液のスクリーニングや不活化処理の問題とも言える。紙幅の関係で述べないけれども，「プール血漿の危険性」の主張についても批判は可能である。

(5)「薬害肝炎事件の検証及び再発防止のための医薬品行政のあり方検討委員会」に提出された資料によると，1970～85年に施されていた不活化処理は，C型肝炎ウイルスを部分的に不活化できていたようである（厚生労働省 2009）。当該方法で使用されていた化学物質が調達できなくなり，不活化する方法を変えないといけなくなった。その際に，手続きを踏まずに勝手に処理方法を変更してしまった。そして，その変更した方法はC型肝炎ウイルスを不活化できていなかった。

(6)　薬害肝炎訴訟の原告総数は2058人（2013年9月時点）である。約1万人いるとされる感染被害者数に比して少ない。原告になるためには，弁護団が設定した要件を満たすとともに，血液凝固因子製剤の使用歴が記載されたカルテや投薬証明書などの資料を必要とする。カルテの保存期間は原則5年である。カルテが破棄されていたため当該製剤が使われた証明が難しく，原告になりたくてもなれなかった感染被害者もいる。そうした人たちはこんにちにおいても救済を求めて裁判で闘っている。

(7)　輸血用血液製剤によるC型肝炎ウイルス感染者を原告から外したのは，凝固異常症の感染者と同様に，加害構造の立証が難しい――「有効性がないとは言いにくい」（薬害肝炎全国弁護団 2012：339）――からであった。

(8)　薬害エイズ訴訟のある原告の話によると，薬害肝炎訴訟の弁護団からごく一部の薬害エイズ訴訟原告に，凝固異常症のC型肝炎ウイルス感染者を原告から外す説明があったようである。

コラム6

## イレッサ薬害――国が薬害と認めない薬害

花井十伍

イレッサ®は抗がん剤ゲフィチニブの商品名である。薬害の名称は，被害者集団が医薬品による被害を社会的問題として提示する際に命名主張することで定着していくが，薬害の名称に商品名を冠するのはイレッサ薬害のみである。また，イレッサ薬害は国が薬害と認めていない薬害である。国は中・高生を対象に配布する「薬害を学ぼう」という教材（第10章参照）への記載も拒んでいる。その理由は後述の通り，裁判所が被告である国・企業の責任を認めなかったからである。しかしながら，薬害という概念は多様であり，裁判は主に責任問題という薬害の一面に過ぎない（第1章参照）。イレッサ薬害は，薬害の新たな意味を示す事例である。

ゲフィチニブは2002年7月5日付で国によって薬事承認され，同月16日に販売が開始された抗がん剤である。この薬剤の対象疾患は，手術不能または再発非小細胞肺がんであり，肺がんの中でもより重篤な症例が対象となっている。こうした症例の場合，2002年当時の化学療法での平均生存期間は8～9ヶ月（ローラン編 2005）であり，ゲフィチニブは，それまでとまったく作用機序の異なる分子標的薬として大きな期待をもって承認された。化学療法が必ずしも良好な成果をもたらすことができなかった当時，分子標的薬に対する医師・患者の期待は大きかった。また，製薬企業側もこうした期待がより高まるような情報を開発段階から提供しており，ゲフィチニブはこれまでの抗がん剤より治療効果が高く，一日一回の経口投与で既存薬より副作用も少ない医薬品であるとの認識が広がっていった。マスコミもこの新薬がこれまでよりも高い治療効果と少ない副作用を有するものであると報じていた（朝日新聞 2001.11.2)。また，専門家の一部も開発中のこの医薬品を，より期待感を高める形容で紹介した（メディカル・トリビューン 2001.10.25)。こうした情報は，治験成績が報道される段階では商品名であるイレッサ®に関するものとして患者の目にも触れることになった。イレッサ薬害に商品名が付された理由は，被害者とゲフィチニブとの出会いが，夢の商品であるイレッサ®への待望から始まったことに由来している。これらを背景に，厚生労働省もゲフィチニブに特段の対応をおこなった。ゲフィチニブは審査期間5ヶ月と10日という異例の早さで2002年7月5日に承認された。当時，新薬承認時期が欧米と比して遅れている（ドラッグ・ラグ）ことに対し，患者や医療者は強く改善を求めていた。こうした状況において，ゲフィチニブの世界初となる早期承認は起死回生となるはずだった。果たしてゲフィチィニブは患者や医療者に歓迎され，発売から3ヶ月足らずの期間で7000人以上の患者に使用された。しかし，事態は発売から3ヶ月で暗転する。10月15日に製造販売業者であるアストラゼネカ社と厚生労働省医薬局安全対策課（当時）は緊急記者会見を開き，投与された患者26人に間質性肺炎の副作用が起き，うち13人が死亡したことを発表したうえで医療機関に向けて「緊急安全性情報」を配布した。加えて同月25日には，アストラゼネカ社が把握していた副作用情報が69人であり内27人が死亡していたと修正し，同社が15日の会見段階でこの情報を把握していたことが明らかとなった。この過小報告は新聞で「薬害根絶に逆行」（毎日新聞 2002.11.18）などと大きく報じられた。事態を重く見た厚生労働省は12月25日に「ゲフィチニブ安全性問題検討会」を開催，医療機関における使用法や企業に対する市販後安全対策強化の通知を発出した。その結果，間質性肺炎等肺障害の副作用および死亡報告数は減少した。このような事態を招いた要因として，審査過程においてアストラゼネカ社が間質性肺炎等肺障害の副作用を軽視していたかもしくは目立たせたくないという意図を持っていたことが伺われる。承認審査時点においても審査当局の指摘ではじめてこれら副作用は重大な副作用の項目として添付文書に記載されたが，この小さな注意喚起の記載は，より安全で有効な新薬という先入観によって見過ごされがちであった。当局も承認当初からより強い注意喚起を指導していれば，市販直後の悲劇は防ぐことができたはずであった。

ゲフィチニブは，有効性においても問題をかかえていた。抗がん剤の有効性は最終的には延命率で確認するが，ゲフィチニブは延命効果不明のまま腫瘍縮小効果による評価をもって承認され，延命率を確認する試験は市販後におこなうこととされていた。アメリカでは延命効果を示すことができずに2012年に承認が取り消されている。

ゲフィチニブ被害者グループは，2004年に大阪と東京の地方裁判所に国ならびにアストラゼネカ社を被告として損害賠償訴訟を提起した。「薬害イレッサ裁判」である。この裁判には，これまでの薬害訴訟とは異なる点がいくつかあった。1つめは提訴時点においてもゲフィチニブは販売継続しており，医療現場でも使用が継続していたという点である。それまでの薬害訴訟は，当該医薬品が提訴の時点または提訴中には市場から排除されており，結果として危険認識とそれにもとづく対応や時期が争点とされてきた。対して，ゲフィチニブは，提訴後も必要とする医師や患者が存在し続けた。2つめは進行がんに使用される医薬品であるがゆえに，他の医薬品よりも副作用リスクを大きく負うことに医師や患者も一定程度暗黙の了解があったとされる点である。当時の進行肺がん治療の状況からは，2ヶ月間の延命効果でも大きな有効性があると評価される。逆に副作用によって2ヶ月寿命が短くなった場合，薬害によって失われた患者の命は2ヶ月ということになり，損害賠償訴訟では逸失利益が小さいものであると認定されるおそれがあった。それでも訴訟は提起された。それは，企業のプロモーションやマスコミ報道などで，副作用はほとんどなく驚くほどの腫瘍縮小効果がある夢の新薬という表象を信じた結果，より大きな苦しみの末に亡くなっていった患者の遺族がゲフィチニブ販売直後の国や企業の対応に納得することができなかったからに他ならない。この訴訟は，「がん患者の命の重さを問う訴訟」と位置づけられた（清水 2013）。

2011年1月7日に東京・大阪両地方裁判所は，和解勧告をおこなった。この勧告に際する所見において，緊急安全性情報が発出される以前における国と企業の責任を認定していた。原告側は和解を受け入れ，被告側に和解協議に応じるよう申し入れをおこなった。しかしこの和解案に対する批判が日本医学会をはじめとする関連学会から文書でおこなわれ，こうした意見に賛同する医療機関の記者会見に一部のがん患者団体も同席するなど，専門家集団やがん患者が被告側の擁護に与する動きが広がった。実は和解案に対する批判の文書は，厚生労働省が組織ぐるみで下書きを作成し，関連学会に指南していたことが明らかとなった。これまでの薬害裁判の歴史において，和解勧告後に被害者が市民側から批判されることはなかった。結局被告側は和解を拒否し，2月25日に大阪地裁で3月23日に東京地裁でそれぞれ判決が言い渡された。これら判決は，基本的に和解所見を踏襲する内容であり，緊急安全性情報発出前に服薬した原告の勝訴であった。判決を受け，東日本大震災直後の状況で十分な政治的働きかけができないままだったが，被告・原告とも控訴した。その結果，本訴訟は高等裁判所によって地裁判決を全面的に覆され，続く最高裁判所の上告棄却によって原告の全面敗訴という形で終結した。高等裁判所の判断は，「添付文書に重要な副作用として記載があれば，その記載の仕方がどうであれ専門医は認識できたはずであり，それを否定することは専門医の読解力，理解力，判断力を著しく低く見ていることを意味し，真摯に医療に取り組む医師の尊厳を害するものである」という言い分である。この極端とも言える非現実的現場主義は，法律の専門家からも批判されている（吉村 2013）。

イレッサ薬害裁判の敗訴は，国の公式見解としてイレッサ薬害は薬害ではないという主張の根拠となった。しかしながら患者にとってみれば，製薬企業や医師とくらべて圧倒的な情報格差があるなか，新薬ゲフィチニブに大きな希望をもって服薬を決断したのである。結果として患者らが現疾患に加わる過大な苦しみをもたらされながら亡くなっていった事実を鑑みるとき，本件を薬害ではないと断ずることはできない。薬害という言葉は，被害者が自ら被った理不尽な状況からはい上がっていくために絞り出した言葉であり，裁判の結果のみをもって否定すべきではない。むしろイレッサ薬害は，医薬品と言う商品を政策の流れやイメージによって評価してはならないという教訓を刻んだ新たな形の薬害である。

コラム７

## 「子宮頸がんワクチン」接種後の有害事象ないし健康被害

**種田博之**

いわゆる「子宮頸がんワクチン」とはHPV（human papillomavirus）に対する感染予防ワクチンであることから，正確に言えばHPVワクチンである（子宮頸がんワクチンという名称は製薬企業が販促目的でつけた，と語られることがある）。このHPVワクチンは，2013年に接種後の有害事象ないし健康被害（「HPVワクチン接種問題」）が表面化し，社会問題になった。有害事象とは，因果関係の有無を問わず，医療行為の後に生じた好ましくない徴候を意味する。2016年には「HPVワクチン接種問題」は「HPV薬害訴訟」として係争化して，2022年11月現在も審理中である（種田 2021）。接種後の副反応によって健康被害を受けたとする被接種者は以下のように語っている。

> 現在も全身の痛み，（略）頭痛やめまい，筋力低下，姿勢の保持が困難，（略）等の症状に悩まされています。痛み具合により起立や歩行困難になるので移動には，杖・車いすが必要です。（略）今は身体障害者手帳の交付を受けています。（全国薬害被害者団体連絡協議会 2017：13）

HPVは高リスク型と低リスク型に大別できる。前者の典型がHPV16型や18型（以下，型を略）で子宮頸がんのがん細胞から検出され，後者の典型がHPV6や11でいぼから検出される。その事実から，HPV16ないし18への持続感染ががんの主要要因と考えられて，感染予防ワクチンが作られた。HPV6，11，16，18に対応した4価ワクチンが2006年にアメリカ合衆国で認可され，16と18に対応した2価ワクチンが2007年にオーストラリアで認可された。日本では2価ワクチンが2009年に，4価ワクチンが2011年に認可された。日本において推奨される被接種者は，子宮頸部への感染が主に性的接触によることから，性的接触前と想定される11〜14歳の女子である。ワクチンは約6ヶ月の間に3回接種される。

2000年代以降の日本では，比較的若い年齢層の子宮頸がん罹患率と死亡率とが高い状況にあった（厚生労働省 2011）。そのため，海外でHPVワクチンが認可されると，日本でもワクチン接種を導入しようとする動きが現れた。例えば2008年11月に，HPVワクチン接種を推進すべく，「子宮頸がん征圧をめざす専門家会議」が発足した。また，2009年10月には，日本産科婦人科学会・日本小児科学会・日本婦人科腫瘍学会が連名で，「ヒトパピローマウィルス（HPV）ワクチン接種の普及に関するステートメント」を発表した（日本産科婦人科学会ほか 2009)。

2010年11月に，国はHPVワクチン接種に対する公的助成である「子宮頸がん等ワクチン接種緊急促進事業」をスタートさせた。そして，2013年4月の予防接種法改正によって，HPVワクチンは定期接種の勧奨接種に組み入れられた。同年6月に副反応が報告され，勧奨接種は一時停止となった。その後2021年11月に一時停止は解除された。一時停止される前の2013年3月には，「全国子宮頸がんワクチン被害者連絡会」が設立されていた。つまり，「HPVワクチン接種問題」は2013年の予防接種法改正前である2010年の子宮頸がん等ワクチン接種緊急促進事業に端を発するということである。

「HPVワクチン接種問題」の当事者である，接種時にはそのほとんどが未成年であった被接種者の女性は，接種後，上で挙示したような症状を訴えている。原因がわからなかったため，さまざまな医療機関に足を運んだ。検査で異常が出ないので，心理的，精神的要因が原因と診断されたり，場合によっては「詐病扱い」されたりした。

詐病扱いは，ワクチンに対する副反応を診療するために国が指定した医療機関においても起こった。また，2014年1月に，「HPVワクチン接種問題」を検討していた国の機関が，接種時の痛みや不安感などによって症状が現れたとする「心身の反応」説を唱えたことで，詐病扱いに拍車がかかった（厚生労働省 2014a，2014b)。この詐病扱いは，「HPVワクチン接種問題」に巻き込まれた被接種者の女性とその家族（「巻き込まれた女性」）をひどく傷つけた。接種後に起こった症状に追い打ちする形で，とくに社会的な被害を与えたとも言える。

> 医療機関は今までに11か所も回りました。そして行く先々で「そんな事はありえない，こんなに症状があるのもありえない，これは演技だ，何も診るところはない，もう帰って下さい」と言われ，どんなに苦しくてもまともに取り合ってはくれませんでした。（略）「これが医者の言葉か⁉」と疑いたくなる様な，とても酷く失礼な言葉を浴びせられていました。何処にいっても同じ様な扱いを受けました。（全国薬害被害者団体連絡協議会 2016：13）

そうしたなか，2014年9月に，「HPVワクチン関連神経免疫異常症候群」説が日本線維筋痛症学会によって主張された。HPVワクチン関連神経免疫異常症候群説とは，HPVワクチン接種によって過剰な免疫反応が起こり，それが上で挙示した症状を引きこしているとする考え方である。すなわち，HPVワクチン接種後の有害事象を副反応による「健康被害」と捉えたのである。これによって，「巻き込まれた女性」は

「被害者」と扱われるようになった。また，自認できるようにもなった。

医薬品の健康被害に対しては，救済制度が設けられている。しかし，その救済制度によっても，再び「巻き込まれた女性」は傷つけられた。

2013年4月以降に1回でも接種を受けていれば，予防接種法のもとでの接種として扱われ，予防接種法での救済対象となる。2013年3月末までに全3回の接種を終えていれば，子宮頸がん等ワクチン接種緊急促進事業による接種となるため，医薬品副作用被害救済制度での救済対象となる。

これらの救済制度を使うには申請を必要とする。しかし，当初，申請自体ができなかった。医師が「巻き込まれた女性」の訴えを詐病と見ていたため，申請書の作成に非協力的だったからである（全国薬害被害者団体連絡協議会 2018)。HPVワクチン関連神経免疫異常症候群説が現れたことで，申請はしやすくなったであろう。しかし，予防接種法における救済制度と医薬品副作用被害救済制度とでは，その仕組みに大きな違いがあった。前者は「接種後の症状が予防接種によって起こることを否定できない場合も対象とされ」るの対し，後者は「通院に係る医療費・医療手当の支給対象が，入院相当の医療に対するものに限られてい」た（厚生労働省 2015b)。すなわち，医薬品副作用被害救済制度の対象者は申請できたものの，「入院相当ではない」などの理由で不支給決定が下された。この不支給決定は，「巻き込まれた女性」にとって，自らに現れている症状（健康被害）の否定であった。こうして，救済を求めて「薬害」として係争化した。

「HPVワクチン接種問題」が顕在化して以降，さまざまな調査の結果が明らかになってきている。例えば名古屋市がおこなった調査により，ワクチン接種群と非接種群とで関節の痛みやめまいなどの副反応の現れ方に統計的に差はないという結論が出ている（村中 2018)。そうした調査結果を受けて，勧奨接種の再開を求める声が徐々に高まり，「HPV薬害訴訟」が勧奨接種再開の足かせになっていると，原告らが非難されるようにもなった。そして，2020年に全世界がいわゆるコロナ禍に見舞われワクチン接種をとりまく状況が激変し，ワクチン接種に対して消極的・否定的姿勢は「反ワクチン」として揶揄されるようになった。このことはHPVワクチンにおいても同様であった。このバックラッシュによって，「巻き込まれた女性」は傷つけられている。

「HPVワクチン接種問題」を健康被害とみなすにしろ，健康被害を否定するにしろ，HPVワクチン接種後の有害事象によって苦しんでいる女性と家族がいることを忘れてはならない。彼女らを非難しても，問題解決にはならない。解決に向けた必要条件は，そうした人たちに理解を示すことである。

# 第Ⅲ部　応用篇

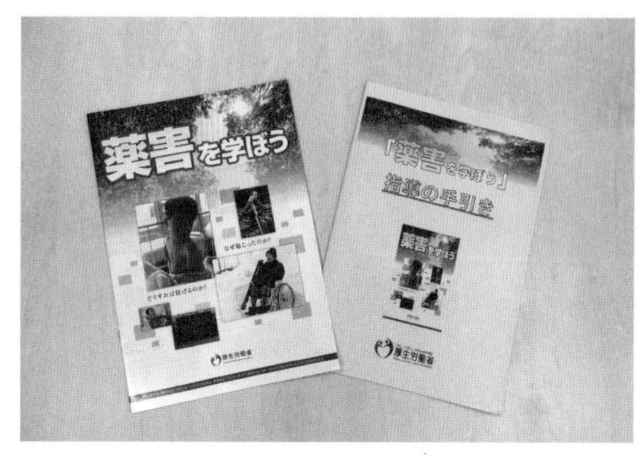


◀「薬害を学ぼう」小冊子と指導の手引き

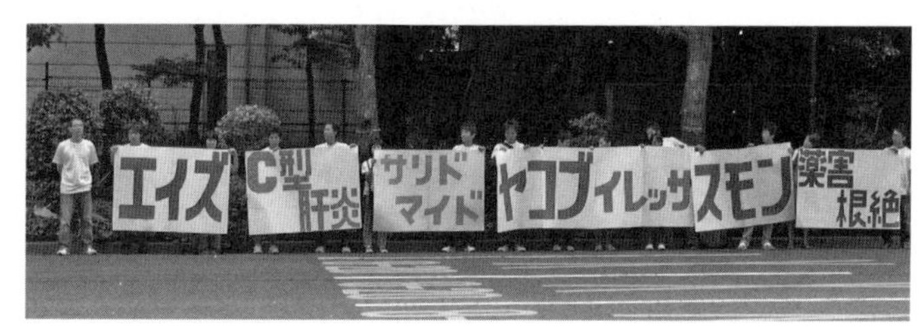


▲全国薬害被害者団体連絡協議会に加盟する各団体の名前が並ぶ薬害根絶デーの様子（2003年8月24日撮影）

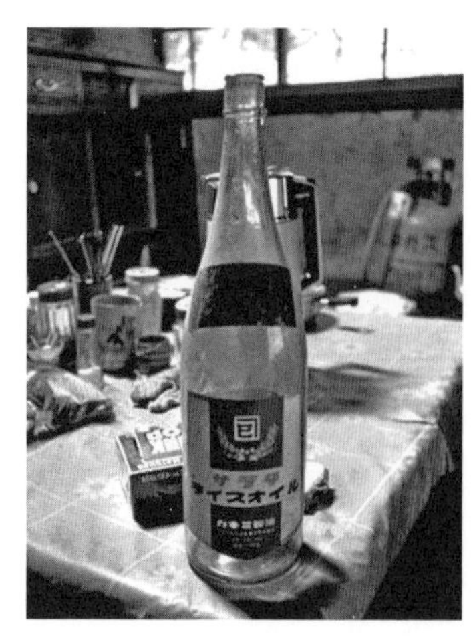


◀カネミ油症の原因となったカネミ倉庫製造の「ライスオイル」（撮影：河野裕昭）

# 第10章
# 薬害根絶への思いと薬害教育

中塚朋子

## 1　薬害根絶と薬害教育

### 薬害教育とは

薬害被害者や支援者を中心として掲げられた「薬害根絶」は，薬害の再発防止をめざした目標であり理念である。社会を構成する人びと（「わたしたち」といいかえてもよい）がその目標や理念を分かち合い，自らの立場や状況を適切に判断し行動することにより，薬害という惨禍が再び起きないことを理想とする。その薬害根絶の方途として示されたのが，薬害に関する学習の機会や内容の充実を図った「薬害教育」である。過去のさまざまな薬害事件の反省を踏まえ，薬害の歴史や構造，被害の現実に対する理解を深め，薬害を再び起こさない社会を実現すべく，薬害教育は提唱された。

薬害教育の取り組みは，薬害被害者や支援者の働きかけに応じる形で，近年，各方面で模索が試みられている。学校教育では，教育課程を編成する公式の基準として学習内容の範囲や順序などの指針が学習指導要領という形で定められている。中等教育の学習指導要領で「薬害問題」が最初に明記されたのは，2009年12月に公表された高等学校学習指導要領解説の公民編である。これにより薬害教育は中等教育の教育課程に正式に組み込まれ，中学校や高等学校で使用される教科書における薬害に関する取り扱いが促進された。また，2010年に厚生労働省は文部科学省と連携し，「薬害を学び再発を防止するための教育に関する検討会」（以下，薬害教育検討会）を設置した。薬害教育検討会は，中学校3年生を対象に薬害を学ぶための小冊子「薬害を学ぼう」を制作し，小冊子や映像による副教材をウェブサイトで公開するとともに全国の中学校に毎年配布している。さらに2022年度から，薬害教育検討会における議論を経て全国の高等学校に対しても小冊子「薬害を学ぼう」の配布を開始した。また，医師・薬剤師・看護師など医療専門職を養成する高等教育では，卒業時の到達目標を示したモデル・コア・カリキュラム（またはモデル・コアカリキュラム）にもとづいて学習内容が編成されている。それら各養成課程のカリキュラム改訂時に，薬害に関する学習項目が加わり，薬害被害者を招いた授業や講演会などが薬害教育の一環として実施されている。これらの薬害教育の取り組みは，薬害被害者や支援者たちによる薬害根絶をめざした運動を通して具現化された。

そこで本章では，まず薬害被害者や支援者たちの薬害根絶への思いやその実現に向けた運動に焦点をあて，薬害教育が成立した背景およびその経緯を述べる。そのうえで，薬害教育を通して求められる社会や個人のあり方について考えたい。第2節では，薬害根絶を掲げ，薬害教育という共通課題を通して薬害被害者団体が結成された経緯について記述する。第3節では，薬害教育を公教育に位置づけるための枠組みについて，薬害被害者とその支援者たちによって主張されてきた見解を示す。第4節では，薬害被害者団体と行政との交渉が薬害教育の制度化に及ぼした影響を明らかにする。第5節では，薬害教育の取り組みを踏まえ，薬害の再発防止をめざす社会の連帯について論じる。

## 2　薬害被害者・支援者たちが要望する薬害教育

### 薬害根絶「誓いの碑」

1989年に厚生省（当時）と製薬企業を相手に血友病患者たちが大阪と東京で提訴した薬害エイズ訴訟は，1996年3月29日に和解が成立した。その後，厚生省の前庭に「誓いの碑」が建立されたのは，1999年8月24日のことである。「誓いの碑」は，裁判所が示した所見の恒久対策にもとづき，原告団と厚生省との3年余りにわたる交渉の末に設置された（ネットワーク医療と人権 2017b）。裁判所の所見では，厚生省や製薬企業は被害者への鎮魂・慰霊について最大限の配慮をすることや，HIV感染拡大の責任を公に認め将来に向けて再発防止を誓うことが肝要であると述べられている。被害者遺族の共通の思いは，「なぜこのような薬害が起きたのか明らかにしてほしい」「二度とこのような悲惨な薬害を起こさないでほしい」そして「薬害エイズのことを人びとが忘れないでほしい」というものであった。そのため，原告団が厚生省に求めたのは，慰霊碑ではなく薬害根絶を誓う碑の建立であった。

原告団と厚生省は「薬害根絶誓いの碑建立等準備会」を設置し，設置場所や碑文について協議を重ねた。その間，碑の設置場所・文言・名称など，原告団と厚生省の双方で考えや方針が一致しないといった対立が起き，激しい議論が交わされた。碑の銘文，建立のいきさつを説明する文言の記載，「薬害」「反省」「誓い」などの表現を使用することに消極的な対応を示す厚生省に対して，碑の建立に対する自覚が不十分であると原告団は批判した。原告団は名称を「薬害根絶誓いの碑」とすることを厚生省に求めたが，希望は叶わず最終的に「誓いの碑」となった（コラム1参照）。

薬害被害者と支援者たちは，「誓いの碑」が建立された8月24日を「薬害根絶デー」と定めた。2000年以降，毎年，薬害根絶デーないしその前後の日に薬害被害者と支援者たちは要望書を厚生大臣（厚生労働大臣）と文部大臣（文部科学大臣）宛に提出し，薬害根絶に向けた取り組みの状況を回答するよう求め，午前に文部科学省との交渉，午後から厚生労働省との交渉をおこなっている。2つの交渉の間には，「誓いの碑」を前に薬害被害者団体から厚生労働大臣に要望書を手渡すセレモニーが実施されている。

## 共通課題としての薬害教育

薬害被害者や支援者たちが医薬行政だけでなく教育行政とも協議をおこなう理由は，省庁組織の垣根を越えて薬害教育の推進を働きかけるためであった。薬害被害者団体が薬害教育の必要性を訴え，運動に取り組むようになった経緯が『薬害が消される！——教科書に載らない6つの真実』（全国薬害被害者団体連絡協議会 2000）に記されている。薬害スモンの被害者たちが中心となり1987年から開催してきた薬害根絶に向けた講演会は，一般市民とともに薬害根絶を達成することをめざした公開討論会である。その後，薬害エイズ事件の教訓を明らかにし，薬害根絶の方策を解明すべく，複数の薬害被害者団体によって薬害根絶フォーラム実行委員会が組織され，1996年1月31日に「1・31薬害根絶緊急フォーラム」が開催された（薬害根絶フォーラム編 1996）。これらの活動が基礎となり，京都スモン基金の呼びかけに応じる形で，1999年10月22日に6薬害8団体の薬害被害者団体からなる全国薬害被害者団体連絡協議会（以下，薬被連）が結成された[(1)]。薬被連は，結成したその日に文部省（当時）と初めての交渉をおこない，翌日に薬害根絶フォーラムとシンポジウムを開催した。テーマは「薬害と教育」であった。薬害に関する教育を推し進めるという共通の課題が，被害者団体の結束を促した。

薬害の経験や認識枠組みの違いを越えて薬被連が発足するきっかけとして，文部省の検定意見を受けて小学校の社会科の教科書から薬害の記述が全文削除されるという事件があった。検定前の教科書では，新しい公害の事例として，高度先端技術の製造業で発生する公害とならび，輸入血液製剤によるHIV感染被害が取りあげられていた。この記述に対して文部省が単元と事例との関連に留意した記述の工夫を求めたところ，出版社はHIV感染被害の記述をダイオキシン公害の事例に書き換えることで対応した。その結果，薬害エイズ事件の記述が削除されることになった（全国薬害被害者団体連絡協議会 2000：25）。

スモンの会全国連絡協議会は，高等学校の教科書から薬害の記述が削除されていく動きに対して抗議をおこなうなど，長年にわたり学校教育の問題に取り組んでいた。また，薬害被害者団体は個別に厚生省と交渉をおこなっていた。教科書から薬害の記述が削除されるという事態が再び起きたことで，薬害被害者団体の間で協調して教育行政と交渉する必要があるという機運が高まり，薬被連は結成された。薬害の再発防止のため，学校教育，生涯学習，専門職の養成や再教育における施策の見直しが課題としてあげられた。そして，厚生省と文部省に対して，相互に連携して薬害を繰り返さない方策に取り組むことを薬被連は要望した。

## 3　薬害教育の枠組み

### 公害教育と袂を分けた薬害教育

薬害概念は，公害概念と関連を持って意味が拡張されてきたが（第1章・第

2 章参照），薬害教育もまた公害教育と関連を持ちつつ展開されてきた。薬被連が結成された当時は，薬害に関する学習内容は初等・中等教育の学習指導要領には記載されておらず，公害の一事例として関連づけられていた。しかし，上に示したように教科書から薬害の記述が削除されたことなどから，薬害を公害教育の枠組みで取り扱うことの難しさが明るみとなった。

そうした状況について，薬被連の代表世話人である花井十伍は，薬害を明確に教育課程のなかに位置づけなければ，その記述は教科書から抜け落ちていくと述べている（全国薬害被害者団体連絡協議会 2000：25）。また，薬害スモン患者の家族である中西正弘は，中学校や高等学校の教科書を遡って参照し，薬害の記述の少なさについて言及している（全国薬害被害者団体連絡協議会 2000：20）。中西は，薬害エイズがなければサリドマイドやスモンをめぐる事件が薬害として教科書に再び記述することはなかったと述べている。その一方で，過去の薬害が教科書に適切に記述されていなかったために，薬害エイズ事件という形で薬害が繰り返されたと主張する。学校教育で教えるべきことは，医薬品が持つ副作用や危険性だけではなく，薬害を引き起こす構造，製造・認可・販売する関係者の倫理性，消費者・国民への情報が秘匿された事実や被害者への差別・偏見があったという歴史であると中西は論じている。薬害被害者や支援者によるこれらの主張は，公害教育と薬害教育の差別化を図り，薬害の構造や倫理，そしてその歴史を捉え直す新たな学習課題として，学校教育における独自の輪郭を形作っていくこととなった。

### 「社会」を科学する視点を重視した薬害教育

一方，大学などの高等教育においても，薬害教育は十分とはいえない状況であった。保健学や社会薬学の立場から薬害研究に取り組んできた片平洌彦は，医療専門職を養成する大学での薬害問題を学習する機会の少なさを指摘している。片平もまた公害教育と比較しながら，独自に確立すべき分野として薬害教育について論じている。片平自身，大学や消費者教育の場で薬害教育を実践してきた研究者であり，高等教育における薬害教育の必要性を唱えてきた。

片平の主張は，「自然科学的な『副作用教育』だけでなく，社会科学的視点を含めた『薬害教育』が必要であり，そうでなければ，『薬害根絶』の課題は達成できないだろう」というものであった（全国薬害被害者団体連絡協議会 2000：33）。自然科学と社会科学という区別は，「自然／社会」という二値的な認知区分を用いて研究対象を便宜的に分類した学術領域を指している。こうした認識は，現象を「自然」あるいは「社会」に区分けし，科学の対象として考察しようとする学術的な視座に過ぎないと捉えることもできる。ここでは，片平がそうした認識枠組みをあえて用いたことの意味を考慮する必要がある。すなわち，自然科学や社会科学という学術的な区分に従ってしまえば，「自然／社会」のいずれかの対象にしか関心を寄せなくなる可能性がある。そこで片平は，従来の医学における視座を批判的に捉え，「自然科学的」な副作用教育だけでなく，「社会科学的視点」を含めた薬害教育の必要性をあえて強調したといえる。

また，分野の異なる研究者や専門職の生涯教育も薬害教育にとっては課題であった。これらに対しては，片平によれば，一部の薬学系の学会や研究会が，高等教育における薬害教育の推進を図るための方策について提言をおこなってきた（片平 2000）。日本臨床薬理学会は1996年に薬害検討委員会を設置し，「薬害防止のための教育のあり方」や「薬害防止策の提言」をおこなっている。同年，社会薬学研究会（1999年10月より日本社会薬学会と改称）は薬害防止対策委員会を設置し，「医療・研究・教育機関のあり方について」を含む「薬害防止政策についての提言」をまとめている。これらの提言は，高等教育における医療者養成課程の教育プログラムにも影響を与えていくこととなる。

## 4　薬害教育の制度化に向けた薬害被害者・支援者たちの働きかけ

先に述べたように，薬被連は毎年関係省庁に要望書を提出してきたが，それら要望書の内容は，薬害防止の取り組みの現況や実施状況に応じて毎年細部が書き改められており，その記述の変遷を社会状況の変化とともにたどることができる。ここでは，薬被連がおこなってきた医薬行政（厚生省，2001年から厚生労働省）や教育行政（文部省，2001年から文部科学省）との交渉ならびにその内容に着目し，薬害教育について検討したい。

## 医薬行政への要望

まず，薬被連が医薬行政に提出してきた要望書の内容から薬害教育に関する記述を検討する。薬被連を結成した1999年10月22日，薬害被害者とその支援者たちは，「悲惨な薬害の被害者として，もう二度とこのような悲劇は起きてほしくない」という思いを胸に，厚生省に要望書を提出した。薬害根絶のために過去の薬害が発生した構造を検証し，その教訓にもとづく薬害防止のシステムの構築が不可欠であると薬被連は訴えた。

薬被連による交渉開始後も，クロイツフェルト・ヤコブ病，陣痛促進剤などの係争中あるいは未解決の薬害事件や，薬害肝炎，イレッサ薬害，HPVワクチンなど新たに発生した薬害事件があった。薬害事件のなかには，訴訟後に薬害教育の推進の根拠となる誓約や提言が出されたケースがある。代表的なものとしては，薬害ヤコブ病事件[(2)]における「和解確認書」(2002年3月25日）や，薬害肝炎事件の検証及び再発防止のための医薬品行政のあり方検討委員会による「薬害再発防止のための医薬品行政等の見直しについて（最終提言)」(2010年4月28日）である[(3)]。これらの誓約や提言が後ろ楯となり，薬被連は薬害教育の推進に努めるよう医薬行政に対して働きかけを強めた。

薬害ヤコブ病事件の和解確認書には，「我が国で医薬品等による悲惨な被害が多発していることを重視し，その発生を防止するため，医学，歯学，薬学，看護学等の教育の中で過去の事件等を取り上げるなどして医薬品等の安全性に対する関心が高められるよう努めるものとする」という高等教育における薬害教育に関する誓約が盛り込まれた。薬被連は，第3回薬害根絶デー（2002年8月22日）に提出した要望書のなかで和解確認書について言及し，医療者養成課程の改善に重点を置きつつ誓約の具体化を求めた。

薬害肝炎事件をめぐる最終提言においては，薬害再発防止のため「薬害教育・医薬品評価教育」として取り組むべき課題が明記された。最終提言では，高等教育において薬害問題や医薬品評価に関するカリキュラムを増やし，医療に従事することになる者の医薬品に対する認識を高める教育が必要であると記された。具体的な方策として，関連省庁と連携し，コアカリキュラムや国家試験の問題作成基準を見直すことや，医療者としての生涯学習の必要性が示された。さらに，薬害防止のために，専門教育だけではなく初等・中等教育における薬害教育の重要性が強調された。薬被連は厚生労働省に対して，第5回薬害根絶デー（2004年8月24日）からは医師や薬剤師の国家試験での出題状況を確認しており，第12回薬害根絶デー（2011年8月24日）からは試験問題で薬害の問題が出題されるよう踏み込んだ要請をしている。また，初等・中等教育における薬害教育については，文部科学省との連携を推し進め実現化を図る働きかけがなされている。

## 教育行政への要望

では，医薬行政と教育行政との連携によって薬害教育はどのような展開をみせたのだろうか。次に，薬被連が教育行政に提出してきた要望書の内容を検討する。例年，要望書は「文部科学行政全般に関して」「公教育（小・中・高の教育）に関して」「大学などの高等（専門）教育に関して」「生涯学習に関して」「国立大学法人付属病院に関して」の5項目に整理され提出されている。ここでは教育の種別に従って分類し，①公教育における薬害教育，②生涯学習における薬害教育，③専門教育における薬害教育，④医療関係者に対する薬害教育という観点から，薬害被害者や支援者の訴えがどのように達成されたのかについて明らかにする。

### ①公教育における薬害教育

薬被連は，第1回薬害根絶デー（2000年8月24日）に，薬害に関する学習が公教育でおこなわれるよう，学習指導要領への記載を求める要望を出した。そのさい，再発防止の観点から，薬害被害者の視点に立った薬害の歴史教育，医薬品を使用する消費者教育の充実を図ることを求めた。しかし，2000年以後も薬害事件が相次いだ。再発防止を求めた薬被連の要望を受けて，2009年12月公表の高等学校学習指導要領解説の公民編（「現代社会」[(4)]「政治・経済」）においてはじめて，「薬害問題」を「消費者に関する問題」として取り扱うことが明記された。同じころ，薬事法改正に伴い，中学校の保健体育の学習指導要領に，医薬品の適正使用や安全性に関する学習項目が記載された。他方，薬害肝炎事件をめぐる最終提言において，「薬害教育・医薬品評価教育」と「薬害研究資料館の設立」の実現が課題として示された。提言を受けて2010年7月に薬害教育検討会が発足し，国はこれらの課題に着手し始めた。

薬害教育検討会は，「若年層が医薬品に関する基本的知識を習得し，薬害事件を学ぶことにより，医薬品に関する理解を深め，健康被害の防止等に資するため，中学生用教材のあり方について検討する」とともに「薬害に関する資料の収集，公開等を恒常的に行う仕組みについて検討する」ことを目的としている。薬害教育検討会の設置の背景には，「薬害問題」ならびに「医薬品の理解と適正使用」という二点における学習指導要領の改訂と，新たに生じた薬害事件への反省があった。小児科の医師が座長となり，薬害の被害者や支援者，指導的立場にある薬剤師や薬学者，社会科教育や健康教育の研究者，消費者団体関係者らが委員として選ばれた。薬害教育検討会は，半年の間に6回開催され，中学校3年生を対象とした薬害を学ぶための副教材を制作した。初年度の2011年度は「薬害って何だろう」というタイトルで小冊子が発行された。次年度から薬害被害者の写真を用いた表紙デザインへ変更され，名称も「薬害を学ぼう」に変わった（中塚 2016, 2017, 2020）。だが，教材配布時に実施するアンケート調査で，学校現場で十分活用されていないことが明らかとなった。そこで，手引書の作成や薬害被害者の声を収録した視聴覚教材の制作など，薬害教育検討会は改善策を毎年検討・実施してきた。

薬害教育検討会では，これらと並行して，薬害研究資料館の設立に関する検討や調査研究が進められている。薬害研究資料館の設立は，薬害エイズ訴訟の和解の時点から薬害被害者や支援者が行政に求め続けてきた。薬害研究資料館設立の目的は，過去に起きた薬害の事実に学び，次世代において再発防止に役立てることである。薬害研究資料館は，資料の収集・保管および調査研究の拠点であるともに，資料の展示・公開を通して薬害を学ぶ教育の拠点となることが期待される。薬害資料データ・アーカイブズの基盤構築研究，文書資料調査研究，被害者インタビュー映像調査研究など，複数の研究者を中心とした調査班による薬害に関する資料の収集・整理が進行中である。被害者の声の保存・公開も，薬害被害者の高齢化に伴い喫緊の課題である。2020年3月30日，医薬品医療機器総合機構（PMDA）に「薬害の歴史展示室」が開設されたが，薬害研究資料館の構想は実現に向けた検討と準備の途上にある。

②生涯学習における薬害教育

教材や研究資料館は，生涯学習の機会に活用が可能である。生涯学習とは，人びとが生涯にわたり主体的に継続しておこなう学習行為ないしその理念を意味する。学校教育・社会教育・家庭教育などのさまざまな教育制度を総合的に活用しながら，人びとが生涯にわたり学習活動をおこなうことが推奨されている。

そうした生涯学習において薬害に関する学習がおこなわれるよう，環境の整備や実施の支援を薬被連は教育行政に求めてきた。例えば，第8回薬害根絶デー（2007年8月24日）から，人権教育啓発推進センターが発行する小冊子に「エイズと事件」「エイズと薬害」の項目が入ったことを受けて，小冊子の配布状況を明らかにするよう求めている。第14回薬害根絶デー（2013年8月23日）以降は，中学生に配布されている「薬害を学ぼう」に類する小冊子を人権教育啓発推進センターで企画・発行するよう働きかけている。これらの働きかけにより，第19回薬害根絶デー（2018年8月24日）の交渉では，全国生涯学習・社会教育主管部課長会議や消費者教育に関する全国協議会，社会教育主事講習において「薬害を学ぼう」が配布されているという回答が文部科学省から出された。

薬害は被害者が社会的なスティグマを負った歴史や構造的特性から，人権教育や消費者教育とも結びついてきた。それゆえ，薬害教育は人びとの権利と責任ある行動を前提とした市民性を育む教育と親和的な側面があるといえる。

③専門教育における薬害教育

医薬品を取り扱う専門職を養成する高等教育機関では，薬害教育はどのようにおこなわれているのだろうか。薬被連の要望を受けて，2003年度から文部科学省は「薬害問題に対する各大学の取組状況」に関する調査を実施している[(5)]。2003年度は国立の医学部医学科・看護学部・薬学部のみが調査対象であったが，2004年度以降は国公私立の医学部医学科・歯学部歯学科・看護学部・薬学部を対象として調査が実施されるようになった（「薬害問題に対する各大学の取組状況の推移」）。この調査の質問項目は，「1．薬害問題について，薬理学などの医学的な観点だけでなく，医療倫理や社会医学及び人権学習的な観点からの授

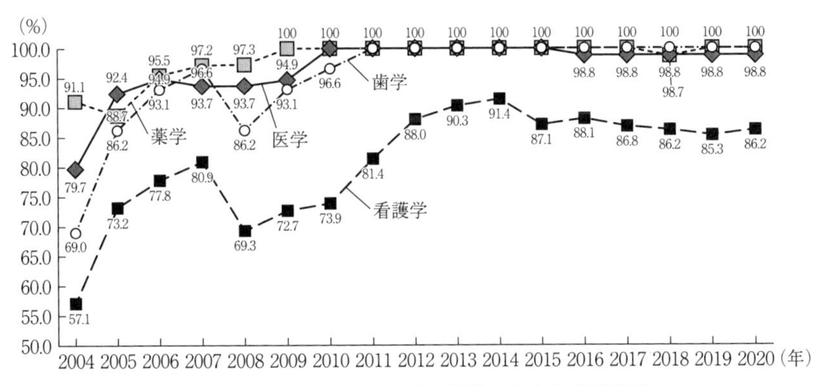


**図10-1**　薬害被害について学ぶ授業の実施率（分野別）

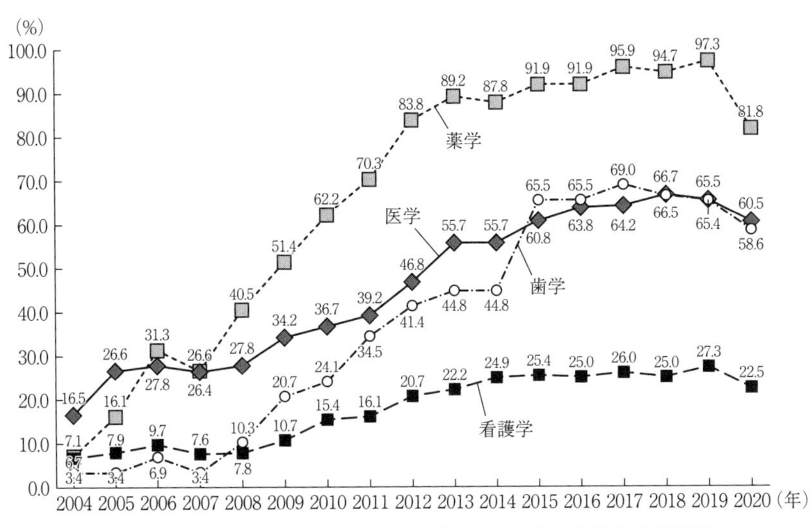


**図10-2**　薬害被害者の声を聞く授業・特別講演会等の実施率（分野別）

業の実施」と，「2．薬害被害者の声を直接聞く授業（特別講義など）あるいは特別講演等の実施」の2つであり，各大学での実施状況を調べている。そのうえで，該当する授業科目名や特別講演名と，薬害被害者の声を直接聞く授業を受講した学生の様子や感想をたずねている。

図10-1の「薬害被害について学ぶ授業」の実施状況をみると，2019年度までに医学・歯学・薬学系はほぼすべての大学で実施されるようになったことがわかる。ただし，看護学系は85.3%の実施率にとどまっている。図10-2に示

すように2019年度の「薬害被害者の声を聞く授業・特別講演会等」の実施率は，薬学系97.3%であったのに対し，医学系65.4%，歯学系65.5%，看護系27.3%であった。2020年度は，新型コロナウイルス感染症（COVID-19）拡大の影響を受け，薬害被害者の声を聞く授業や特別講演会を見合わせた大学が多数あり，実施率が全体的に低下した。分野ごとに差が見られる要因としては，到達すべき学修目標や養成する人材像の違いがあげられる[(6)]。実施率は全体的に上昇傾向がみられるが，文部科学省が調査を毎年実施することでモニタリング作用が働き，各大学の取り組みに影響を与えていると思われる。各分野のモデル・コア・カリキュラムについても，改訂時の検討会に薬被連の代表者が出席し提言をおこなうなどの働きかけがあり，薬害被害者による運動が一定の影響を及ぼしているといえる（コラム8参照）。

この調査では，医薬品の専門家を養成する薬学系の実施率の高さが際立つ。他方で，医師を養成する医学系や歯学系での6割強という実施率をどう評価すべきだろうか。病院におけるチーム医療では，患者にとって望ましい医療の実現をめざして，医療者が対等な立場から協働を図っている。とりわけ，医師はチーム医療のリーダーとして重要な役割を担うことを期待されている。学生時代という早期の段階で薬害被害者の声を聞く機会を得ることは，医療従事者を志す者としてその後のキャリアや信条に少なからず影響を与えられる可能性がある。「学生の反応や感想」（自由記述）をみると，薬害被害者の話を直接聞く機会がほとんどなかった学生たちが，被害の実態やその苦悩に衝撃を受けつつも，真剣に聴講する様子が報告されている。授業によっては，講演に加え，グループごとの話し合い，講師との意見交換や懇談などの取り組みもみられる。学生たちは薬害問題の重大さを認識し，医療従事者としての使命と責任を自覚しつつ，薬害防止のための知識や態度を学ぶ好機と捉えている。医学系・歯学系・看護系の養成課程においても，薬害被害者の声を聞く授業や特別講演に参加する機会の充実を図ることが課題となるだろう。

④医療関係者に対する薬害教育

これらに加えて，医療関係者に対する卒後教育も薬害教育を推進するうえで課題である。文部科学省は，全国に42ヶ所ある国立大学病院に対して調査をおこない，薬害被害者や医療事故被害者などを講師に招いた職員研修の実施状況を公表している。被害者を招いた研修を実施する病院は一定数あるが，年度によってばらつきがあり継続的に実施されているとは言えない状況である。

また，医療関係者，行政関係者，製薬企業や医療機器企業の関係者，一般の人びとを対象とした薬害教育としては，一般社団法人医薬品医療機器レギュラトリーサイエンス財団が，書籍の発行やDVDの制作・販売をおこなうほか，毎年薬害教育研修講座を開催している。財団が発行した書籍やDVDを活用し，薬害研修プログラムをe-learningで実施しているという製薬企業もみられる。薬害教育の目的は「過去の薬害事件等を教訓として，医薬品による健康被害をできる限り回避する方策を将来に向けて探ること」であると財団理事長であった土井脩は述べている（医薬品医療機器レギュラトリーサイエンス財団 2011)。そして，「薬害教育の目的はあくまでも薬害の再発防止」であり「その点を忘れた薬害教育は，単なる知識の詰め込みになり効果は期待できない」としている（土井 2014)。

## 5　薬害の再発防止をめぐる社会的連帯

ここまで，薬害被害者やその支援者たちの薬害根絶への思いとその実現に向けた運動に焦点をあてつつ，薬害教育が成立した背景およびその経緯を明らかにしてきた。以下ではさらに，医薬品に関わる専門職だけではなく，公教育や生涯学習の場で広く一般市民に薬害教育をおこなうことの意味を考えたい。ここでは特に，公教育や生涯学習の現場に配布される小冊子「薬害を学ぼう」の内容から，薬害教育のねらいに着目する。社会学者のデュルケムの議論と重ね合わせることで，薬害の再発防止をめざす社会の連帯の可能性について考えていく。

### 「薬害が起こらない社会を目指して私たちにできること」

「薬害を学ぼう」は，義務教育の最終学年である中学校3年生を主な学習対象者として制作された。とりわけ，社会科（公民的分野）の授業で副教材として活用することが推奨される。薬害教育検討会において文部科学省の行政官は，中学校の公民という科目で薬害を扱う理由として，中学校１・２年生で地理・歴史を学び，３年生で公民を学習する社会科という科目の体系や目標との適合性をあげている（第５回検討会)。公民の目標は，「社会とのかかわりを理解」し，「社会の形成に参画する態度を養う」ことである。最後の単元「よりよい社会を目指して」では，解決すべき問題を探究し，「社会にとって自分たちは何ができるのか」を考える。義務教育で学ぶ社会科の「総決算」として公民が位置づけられている。このように，薬害を学ぶ時期や科目として中学校３年の社会科（公民的分野）が最適であるという見解が示され，薬害教育検討会で共有された。

「薬害を学ぼう」の学習内容から，薬害教育のねらいを整理すると，次の４点にまとめられる。第一に，薬害が単に医薬品の副作用ではないと理解することである。「①薬害の歴史を知る」というページでは，薬害年表を参照しながら過去のさまざまな薬害事件について学び，薬の安全性を守るために関係者が担うべき役割が果たされていなかったことを知る。

第二に，医薬品の使用による被害は，身体的・精神的な苦痛に加え，社会的な偏見や差別など，個人の生活や人生を含め人権を侵害するような二次的被害をもたらす可能性があると学ぶことである。「②被害者の声を聴く」というページでは，６名の薬害被害者の声が掲載されており，薬害の再発防止に対する薬害被害者の共通の思いを読み解くことが期待される。

第三に，薬害が，単に医薬品という物質によって引き起こされるものではなく，医薬品という人工物を取り扱う人びとの相互行為の過程で生じると知ることである。「③薬害発生の過程を学ぶ」というページでは，代表的な薬害の事例を通して，薬害の因果関係を究明し，関係者がどのような役割を果たせばよかったのかを考察させる。また，人びとの相互行為を媒介し調整する機能を持つのが社会制度である。薬害の発生を契機として制定された諸制度を紹介し，薬害を防止するための目的や働きについて理解を促している。

第四に，学習者はさまざまな立場に置かれる可能性があるため，医薬品の流通の仕組みを知るとともに，社会の一員として医薬品との関わり方を自覚することである。「④薬害が起こらない社会の仕組みを考える」というページでは，薬害を起こさない社会にするためになにをすべきか考えさせる。国/PMDA，製薬企業，医療従事者（医療機関）/薬局，国民など，具体的な立場における役割とその関係性を捉え，薬の副作用や安全性に関する情報の共有や，相互に連携・協力すべき事柄を明確にすることが期待されている。

以上のように，薬害防止のための社会の仕組みや個人の役割を理解し，「薬害が起こらない社会を目指して私たちにできること」を考えるのが，薬害教育のねらいとして設定されていることがわかる。

**人格の尊重を基本とする薬害の再発防止**

デュルケムは，『道徳教育論』（1925年）に収録されている「教育の科学」という講義で，教育について社会学の立場から論じている。デュルケムは近代社会における個人と社会の関係を考察するなかで，両者を結びつけるものとして道徳を位置づけた（Durkheim 1925=2010 : 155）。デュルケムによれば，道徳とは，権威と規制を伴う義務である（義務の理論）と同時に，人びとを結びつける愛着の対象，つまり善きものであり（善の理論），知性によって自律的・合理的に理解できるはずのものである（自律の理論）という3つの側面を有している。他方で，デュルケムは『社会分業論』（1893年）で，近代社会における分業と連帯のありかたについて論じている。社会的分業は，個人の人格の多様性を高め，諸個人の協同を前提として成立している。分業が進展した社会では，道徳がその紐帯を作り出す（Durkheim 1893=2017 : 638-639）。分業による相互依存性が高まるほど社会の凝集性が高くなり，そのようにして成り立つ異質な諸個人による連帯をデュルケムは有機的連帯と呼んだ（Durkheim 1893=2017 : 224-225）。デュルケムは，人格と個人の尊厳性への畏敬は「多くの人々の集合する唯一の核心となる」と述べ，分業こそ社会的連帯の源泉であり，同時に道徳的秩序の根底であると主張した（Durkheim 1893=2017 : 642）。

デュルケムの主張は，薬害の再発防止をめざした社会の連帯を考えるうえで一定の示唆を与えてくれる。薬害の再発防止は，薬害教育が制度化されることにより，社会の構成員であるわたしたちが共有すべき道徳的目標として位置づけられた。その目標は規制を伴うものであるが，同時にその結果として有機的連帯という社会的な統合をもたらす。その連帯は，諸個人の人格の尊厳という規範に支えられていると同時にそれを実現するものとなる。そもそも薬害は，社会的分業が進展した状況のもとで，その歪みとして生じ，社会問題化した現象である。これまでみてきたように，薬害とは単に医薬品による副作用ではなく，医薬品そのものをめぐる人びとの相互行為によってもたらされる惨禍である。そして，医薬品を取り扱う専門家だけが関わり対処する事象ではなく，社会の構成員すべてが理解を深めるべき道徳的事象として，薬害は問題提起されている。薬害教育は，ある種の道徳教育として，その問題解決のための方策として掲げられた。「薬害を学ぼう」で確認したように，薬害の再発防止という理念を理解する知性や個人の自律性を育むことを，薬害教育はねらいとしている。

最後に，薬害被害者とその支援者たちによる薬害根絶への思いと薬害教育の可能性について触れておこう。薬害被害者とその支援者たちは「二度と薬害の被害者も加害者もつくりたくない」という思いのもと，次世代を担う子どもたちをはじめとして広く一般市民に向けて，薬害に関する教育や啓発活動に取り組んできた。医薬品は，わたしたちの生活の質や生命を維持するうえで，身近かつ不可欠な存在である。それゆえ，薬害は誰にでも起こりうる問題であり，立場や状況によっては「被害者」にも「加害者」にもなり得る可能性がある。薬害教育の取り組みについて「社会において薬というものと一緒に生きていく上で，どうやってよりよくしていくかということをみんなで考える契機にしたい」と薬被連の花井十伍は述べている（第１回検討会）。薬害問題を通して，わたしたちが生きる社会や個人のあり方について，ともに学び，思慮することが期待されているのである。

**注**

⑴　2022年２月現在，10薬害12団体の薬害被害者団体で構成されている。

⑵　薬害ヤコブ病事件とは，ヒト乾燥硬膜ライオデュラの移植によりクロイツフェルト・ヤコブ病に感染した被害のことである。

⑶　薬害肝炎事件とは，フィブリノゲン製剤や血液凝固第Ⅸ因子製剤によりＣ型肝炎ウイルスに感染した被害のことである（第９章参照）。

⑷　2018（平成30）年７月に告示された高等学校学習指導要領では，「現代社会」が廃止され，「公共」が新設された。「公共」「政治・経済」ともに高等学校学習指導要領解説で「薬害問題」を扱うことが明記されている。新たに導入される「公

共」という科目に対応し，2022年度から厚生労働省は小冊子「薬害を学ぼう」の全国の高等学校への配布を開始し，授業での活用を促している。

(5) 2002年8月23日の交渉で，薬被連は薬害ヤコブ病事件の和解確認書について言及し，その誓約への取り組み状況を明らかにするよう求めた。薬害を医学的観点だけではなく，医療倫理学や社会学，人権学習の観点から学ぶ必要があるとして，国立大学のカリキュラムを適切なものにするよう要望した。また，悲惨な薬害を繰り返さないためにも，将来医療従事者になる学生が薬害被害者の意見・体験を直接聞くことは貴重な体験につながるとして，薬被連からも講師派遣の準備があることと，そうした教育を推奨するよう通達することを文部科学省へ求めた。

(6) 各分野のモデル・コア・カリキュラム（モデル・コアカリキュラム）の薬害に関する記述を比較すると，薬学教育が最も記述が多く，歯学教育は記述がみられない。薬学教育では，「薬剤師の使命」として「薬害防止における役割を理解する」ことが明記され，代表的な薬害について理解・説明することが学修目標とされている。医学教育では，「医師として求められる基本的な資質・能力」のうち，医療の安全性に関する情報として薬害の事例や経緯に学ぶことが学修目標に追加された。看護学教育では，薬害を概説できることが学修目標とされている。

## コラム８

# 薬剤師養成の日英比較と医療安全を支える薬剤師への期待

松岡一郎

薬害について語られるとき，薬剤師という言葉が登場することは希である。過去の薬害事件においては，薬剤師がその責任を問われることはなかった。しかし，薬剤師が果たすべき役割は本当になかったのだろうか。

サリドマイド事件では，サリドマイド剤が原因と推定される奇形児の出産が報告され，日本では1962年9月に製品の回収が発表された後も（ドイツでの回収は1961年11月），サリドマイド剤が薬局・薬店で販売されていた事実がある（栢森 2013）[(1)]。しかし，この事実が当時の議論の俎上に上ることはなかった。残念ながら当時の日本社会においては，薬剤師が医薬品の安全に関わる情報を素早く入手して適切に対処する存在であるとの認識は希薄であったと言わざるを得ない。本コラムでは，イギリスと日本の薬剤師養成・薬学教育の歴史を比較しつつ，これまで見過ごされてきた医療安全を支える薬剤師の役割に光を当てたい。

医薬品を用いた病気の治療は医薬分業によっておこなわれている。医師が患者を診察・診断して治療法を決定し，治療薬の選択と使用法を示した処方せんを発行する。一方，薬剤師は処方せんにもとづいて準備（調剤）した治療薬を患者に投与する。これが医薬分業の基本的枠組みである。13世紀半ばに神聖ローマ帝国皇帝が医師による薬の調合（調剤）と患者への投与を禁じることを宣言して以来，欧米では医薬分業が確立し，薬剤師の職能がさまざまな面で発達を遂げた。

イギリスにおける近代的な薬剤師制度の始まりは19世紀半ばに遡る。当時，薬剤師に免許制度はなく，薬局では病気の予防薬・治療薬の調合に加えて農薬や花火など，さまざまな化学製品の取扱いや販売がおこなわれていた。しかし，粗悪な製品による健康被害も頻発しており，これを憂えたロンドン周辺の薬剤師たちが団結して政府による規制を求めるために1841年に結成したのが，イギリス薬剤師会（現在の王立薬剤師会，Royal Pharmaceutical Society：RPS）の始まりである。翌1842年にイギリス薬剤師会は，質の高い薬剤師の養成を自ら保証するために薬剤師会附属薬学校を開設した。これがイギリス最初の近代的薬学部である。

一方，日本では古事記の時代より医師と薬剤師の間には区別がなかった。生薬などを用いて病気の治療をおこなう者は薬師（くすし，後の漢方医）と呼ばれ，日本独特の漢方（和漢）を発達させてきた。黒船の到来により明治維新を迎えた日本では，医制（1874年）の制定を通じて，医師（西洋医）と薬舗主（薬局主，後の薬剤師）の職能を分離した欧米式の医薬分業の導入をめざした。しかし，医師が調剤権を手放すことに強い抵抗を示したために，後に制定された薬律（1889年）においても医師の自家調剤は例外規定として残り，現代に続く不完全な医薬分業が固定化された。

その後，医師による治療薬としての西洋薬の供給が急務となり，明治期には公私あわせて29校もの薬学校が設置された。しかし，医師の自家調剤の壁に阻まれて，卒業して薬剤師となっても多くは町の雑貨商になるという状況に，薬学校の薬剤師養成の使命感は薄らぎ，廃校が相次いだ。そこで，薬学校の多くは，有機化学・生薬学などの薬学の振興や薬学研究者の養成に主たる目標を置いて発展の道を歩むことになり，世界に通じる日本の薬学研究と研究者養成に向けた薬学教育の土台を築いた（兼松・山川 1998)。皮肉にも明治期の薬学校におけるこのような目標設定が，結果的に日本の薬剤師の職能を空洞化させ，薬剤師の地位向上を阻害する隠れた要因となった。

産業の発展に伴い，薬の調合は，薬局から工場における生産・製剤へと場所を移した。1970年代以降のイギリスでは，医師や看護師と相補的に役割を分担するチーム医療の導入とともに，薬の専門性を身に付けた薬剤師は患者への対応（ケア）にも積極的に関わるようになった。また，患者・市民の安全を脅かす医薬品の副作用（1960年代のサリドマイド剤ほか)，医療犯罪（1990年代のシップマン事件）(Queiro 2014)，医療過誤（2001年の毒性のある薬剤の誤投与）(Donaldson 2002）の多発は法規制の強化を促すとともに，すべての医療者に対して社会正義を重視した適格性（fitness to practice）や道徳規範（standards）を強く求めるようになった（福島 2014)。王立薬剤師会から薬事行政権限を分離して2010年に設立された薬事評議会（General Pharmaceutical Council：GPhC）は，「安全で効果的なケア」を目的に掲げて，「患者中心ケア」など，薬剤師，薬学生等が共通に守るべき「９つの規範（Standards for pharmacy professionals)」を示している[(2)]。イギリスの大学薬学部では，この「９つの規範」に対応する薬剤師に必要な資質（competency）を身につけるための教育がおこなわれている。とくに，医療倫理，患者コミュニケーションと患者安全など，医療人としてのプロフェッショナリズム教育が重視されている。独自の判断で患者に処方せんを出せる「独立処方者」の資格を薬剤師に与えるなど，資質向上へのたゆまぬ努力を通じて，イギリスは薬剤師の職能が従来の医薬分業の枠組みを超えて世界で最も発達した国の１つとなった。また，イギリスの薬剤師は薬局でワクチン接種をおこなえるなど，新型コロナウイルス感染症（COVID-19）の状況下でもその活躍が著しい。

一方，明治期以来，不完全な医薬分業が続いた日本では，1970年代以降，医師への処方せん発行料を増加させるなど，経営分業としての医薬分業率を高める政策が取られた。これによって医薬分業率は上昇し，全国津々浦々の病院・医院の周囲には処方せん薬の調剤に特化した薬局（調剤薬局／門前薬局）が開設される風景が出現した。

しかし，薬剤師の職能向上が置き去りにされたまま，患者にとっての利便性の低下や医療費の増加などの弊害も明らかになってきた。また，近年の医学・薬学の発展に伴う医療の複雑化や社会の高齢化，さらには度重なる薬害の発生などは，薬剤師が薬の専門性を高めるだけでなく，多様な患者に対応できるコミュニケーション能力を身に付けて，医療現場での実践能力を発揮することを強く促すようになった。これらが，日本独自の6年制薬学教育を生み出す原動力となった。

2006年に始まった6年制薬学教育は，基礎科学研究を重視したそれまでの4年制教育から臨床現場における薬剤師の実践力を重視する職業教育に，大きく舵を切った。6年制移行とともに作られた薬学教育モデル・コアカリキュラムでは，日々生み出される医薬品が有する特性，相互作用，副作用などの莫大な情報を医療現場で活用できるようになることなど，薬剤師の新たな職能についての教育が重視されるようになった。2013年のモデル・コアカリキュラムの改訂では，医療人としての資質養成が重視されるようになり，科学に根ざす専門性以外に，「薬剤師の使命」，「患者・生活者本位の視点」などの方向性を加えた「薬剤師に求められる10の基本的資質」が提示された[(3)]。全国薬害被害者団体連絡協議会からの長年の要望が改訂モデル・コアカリキュラムに取り入れられ，薬剤師の使命である「患者安全と薬害の防止」には多くの記述が割かれた（日本薬学会 2015）。また，患者中心の倫理観を醸成するために薬害被害者の話を聞いて薬学生に考えさせる授業が全国の薬学部で実施されるようになってきたが（10章参照），これは海外では希な日本の薬学教育の特徴である。

以上のように長く続いた「空洞化」の時代を経て，「6年制」時代の日本の薬剤師は，治療薬の効果確認，副作用早期検出などを含む患者への直接的なケアの提供，医師へのフィードバックと医薬品についての情報提供，さらに処方提案をおこなうなど，イギリスにおけると同様に高度で多様な職能を発揮することが求められるようになった。日本の6年制薬学教育に掲げられた目標が「画に描いた餅」にならぬよう医療現場における職能を高め続けることにより，薬剤師が薬害を防ぐうえで重要な役割を果たしうることが社会から広く認識されるようになることを期待したい。いまこそ日本の薬剤師の真価が問われている。

**注**

(1)　佐藤嗣道氏からの私信によると，氏の父親が1962年10月にサリドマイド配合の胃腸薬プロバンMが薬局で販売されていることを確認している。

(2)　イギリス薬事評議会（GPhC）が示す規範（Standards for pharmacy professionals：2017年改訂版：https://www.pharmacyregulation.org/standards/standards-for-pharmacy-professionals）の9項目：1. 患者中心ケア，2.

医療者間のパートナーシップ，3. 効果的なコミュニケーション，4. プロフェッショナルな知識と技能，5. プロフェッショナルな判断，6. プロフェッショナルな行動，7. プライバシーの尊重と保護，8. 過ちや不正行為に対する誠実義務，9. リーダーシップの発揮

(3) 薬剤師に求められる10の基本的資質（薬学教育モデル・コアカリキュラム：2013年改訂版：https://www.mext.go.jp/a_menu/01_d/08091815.htm（2022年2月25日取得））：1. 薬剤師としての心構え，2. 患者・生活者本位の視点，3. コミュニケーション能力，4. チーム医療への参画，5. 基礎的な科学力，6. 薬物療法における実践能力，7. 地域医療における実践能力，8. 研究能力，9. 自己研鑽，10. 教育能力（2022年度再改訂にて修正予定）

# 第11章

# 薬害エイズ事件のメディア表象の分析

山田富秋

## 1 メディアの功罪

この章では，薬害エイズ事件について一定の影響力を持ったメディア表象の問題を取り上げる。例えば1980年代において，HIV/エイズ[(1)]をめぐる偏見と差別意識を拡大させることになった，1986年から1987年にかけてのエイズ・パニックは，現地で取材をせず，事実を誇張した報道によって引き起こされたと言っても過言ではない（池田 1993)。1990年代に入ってからは逆に，血友病患者でHIV感染した当時高校生の川田龍平が，実名を公表して東京HIV訴訟原告団に入ったことが大々的に報道され，厚生省（当時）の建物を人間の鎖で包囲する抗議活動の中継などは，彼をアイコンとして，国と製薬会社を糾弾する闘いに多くのタレントやマンガ家を巻き込みながら，裁判を原告側に有利に進めていくうえで強力な追い風となった。

裁判が終盤になっていくにつれて，薬害エイズ事件について多くのドキュメンタリー番組が過去を遡及して作られた。その典型的なストーリーは，HIVの混入した血液製剤[(2)]を輸入し，販売を許可した政府（当時の厚生省)，HIV感染の危険性に気づきながらも販売を継続した製薬企業，そして医療現場で当の製剤を使った医師をひとからげにして道義的に断罪する一方，HIVに感染した血友病の患者たちを無辜の被害者＝犠牲者として表象するという構成である。このような善悪二元論の構図は，視聴者にわかりやすいストーリーを提供する一方で，他方では，被害の犠牲者を表象した衝撃的な映像について，医療人類学者のクラインマンが映像の「流用（appropriation）」として批判したように，事件の単純化と脱文脈化を帰結することになる。すなわち，メディアの単純化された出来事のストーリーは「すでに社会の中に存在するさまざまなステレオタイプを強化し，わかりやすい〈物語〉に転換することで，より多くの人びとの関心を惹きつけ」，出来事の「別の解釈の可能性を封じ，その出来事の固定されたイメージや〈当事者〉像を強力に作り上げる」（石田 2010）のである。

当時のメディアによる有名な批判点は，加熱製剤の承認の遅れによって多くの犠牲者を出したというものである。多くのメディアが紋切り型のようにこの批判を繰り返すだけであったのに対して，NHK が制作した「埋もれたエイズ報告—血液製剤に何が起こっていたか」（NHK スペシャル，1994 年 2 月放送，以下，「埋もれたエイズ報告」）は，独自の取材にもとづいた批判を組み立てているように見える。すなわちこの番組は，1983 年 3 月に「安全な」[(3)] 加熱製剤がアメリカで認可されたのに対して，日本では 2 年 4 ヶ月遅れの 1985 年 7 月に認可されたことを強く批判し，HIV に感染する危険があるとわかっていながら加熱製剤を緊急輸入せず，危険な非加熱製剤を 2 年以上にもわたって使い続けたことが，HIV の感染拡大につながったと主張した。そして，加熱製剤を超法規的に緊急輸入する機会があったにもかかわらず，この緊急輸入に反対し，通常の治験手続きを取るように誘導した，当時血友病治療の指導的立場にあった医師である安部英（たけし）（当時帝京大学副学長）を，この 2 年 4 ヶ月の遅れをもたらした中心人物として非難する。

薬害エイズ問題に関心のある者であれば，誰しも知っているように，この「埋もれたエイズ報告」という番組は，薬害エイズ裁判に対する世論の注目を集めることに大きく貢献した，まさにターニングポイントとなる番組として評価してよいだろう。実際，わたし自身もこの番組から大きな影響を受け，わたしも委員の一人として加わった調査[(4)]において，医師に対しても患者に対しても，なぜ危険な非加熱製剤を使い続けたのかと，この番組の設定した問いをインタビュー調査の中でもそのまま引き継いで質問してしまっていたことは事実である。さらに，アメリカでの加熱製剤の認可は肝炎対策としてなされたという歴史的事実があるにもかかわらず，この番組から，アメリカでは HIV 感染の危機意識から緊急に加熱製剤が認可されたと読み取れるため，わたしは加熱製剤が肝炎対策として開発されたということ自体を認識できなかったのである（山田 2011）。わたしだけでなく，他の多くのメディアも，加熱製剤を肝炎対策として開発された製剤ではなく，HIV 感染に対して「安全な」製剤として扱った。

なぜこのような事実に反する見解が，メディアや世論の圧倒的な支持を得るまでにいたったのだろうか。この章では，「埋もれたエイズ報告」を映像テキストとして捉え直し，番組の最初の部分を取り出して，映像のシークエンス（継起した順番）に沿って批判的に分析する。その際に，緻密な取材にもとづいているように見える番組の組み立てについて，事件の単純化や脱文脈化がなされていないかに注意し，さらに 1980 年代当時の歴史的・社会的文脈に位置づける。加えて悪者として描かれた医師について，当時の血友病医療における価値判断に照らして，医師たちの行為を再解釈していこう。このような批判的読み取り作業を通して，「埋もれたエイズ報告」がどんな構成を取ることで一定の説得力を獲得していったのか理解できるようになるだろう。そしてそれは，この番組の主張の限界も示すことになる。

## 2　加熱製剤の意味の転換

### 番組のナレーションと映像シークエンス

以下の文章は，NHK スペシャル「埋もれたエイズ報告」の番組内で語られたことをできる限り正確に文字に起こしたトランスクリプトである。この場面の背景映像は，①から③へと時間的に推移していき，映像に付け加えられるナレーションは「　」で示した。

最初に次のナレーションが入る。

「CDC（アメリカ防疫センター）が 1983 年 1 月に会議を招集し，こう報告した。すなわち，CDC が行った半年間の調査によれば，全米ですでに 8 人の血友病患者がエイズを発症し，3 人がエイズと疑われている。さらに，この 11 人はすべて血液製剤を使っていた。」

次の映像では，CDC のドナルド・フランシス博士のコメントが入る。「血友病患者の 3 割から 5 割に免疫異常がみられました。かなり深刻な事態でした。私の子どもが血友病だったら，製剤を決して使わせません。危険だとわかっている製剤を子どもに打つなんてできません」。

以下は映像のシークエンス

①CDCが1983年1月にアトランタに関係者を招集して警告したときの映像

「CDCは，製剤メーカー，民間血液銀行，赤十字など，全米の血液関係者に対し，危険性の高い血液提供者を血液バンクに近づけないよう警告した。CDCの警告は関係者に衝撃を与えた」

②加熱製剤の製造工程の映像から瓶詰めされた非加熱製剤と加熱製剤の映像に移る

「会議から2ヶ月後，1983年3月，アメリカ政府は感染原因が血液中のウイルスではないかと考え，加熱処理をした血液製剤を緊急に認可した。しかし日本で加熱製剤が認可されたのは，1985年7月。アメリカに遅れること，2年4ヶ月後だった。この間，日本では加熱処理をしない非加熱製剤が使われ続けたのである」

③霞ヶ関にある厚生省のビルの映像

「なぜ2年4ヶ月ものあいだ，日本の血友病患者たちは危険にさらされ続けたのだろうか。アメリカで警告が発せられた1983年以来，日本の厚生省とその関係者は，この事態をどう受け止めていたのか。その全容はいままで明らかにされてこなかった」

番組ではこの問いかけに答える形式で，1983年1月の3ヶ月後，元日本輸血学会会長の村上省三がアメリカでの血液製剤への警告に影響を受けて，厚生省に働きかけ，1983年6月に「エイズ研究班（エイズの実態把握に関する研究班）」を発足させたことが紹介される。輸血学や血友病の専門家からなる研究班の構成メンバーからして，血液の問題を強く意識していたことは明らかだとする。そしてこの研究班の最大の関心は日本にエイズ患者がいるのかどうか，その原因はなにかということだったのであり，現在使われている非加熱血液製剤をどうするのかが議論の焦点になったと続く。

第二回の会議で，厚生省生物製剤課の郡司篤晃課長（当時）から加熱製剤を超法規で緊急輸入してもよいという提案があった。これに対し，一部賛成意見はあったものの，ウイルスの権威である委員は，まだエイズの原因がウイルスであるかどうかわからないので輸入すべきではないという意見を述べ，輸血学の委員は，外国からの輸入ではなく安全な国内血液を使って製造すべきだと言った。しかし誰よりも委員長の安部英が強く反対した。加熱製剤を使って，もしなにかあったら，困るのは現場の医師であり，医師が責任をとらなければならなくなるからである。この結果，加熱製剤の緊急輸入はしないことになった。このとき，他の委員に対して安部委員長が，わたしが血友病の専門家グループを率いているから，わたしにまかせてほしいと述べたと，番組は言う。ナレーションは，安部医師が血液製剤の家庭療法（home infusion，自己注射のこと。第7章参照）を強力に推進した医師であったことも追加する。結局，エイズ研究班の結論は，委員長の意見によって，加熱製剤は治験をおこなってから輸入することになった。この結論に対して「それは考えられるもっとも時間のかかる方法であった」との評価を入れて番組は締めくくられる。

### 映像テキストの分析

ここからは，上で紹介した映像シーケンスを分析する。映像はまず，アメリカのCDCのフランシス博士の警告を紹介し，自分の子どもに使わせないほど血液製剤が危険であることを，この問題を考えるときの前提として視聴者に印象づける。これは，当時日本よりもこの問題についてよく知っていると思われたアメリカの専門家の発言を冒頭に示すことで，血液製剤の危険性を権威づけして主張していると分析できる。そのうえで，HIV感染の危険性の高い，いわゆるリスクグループに対するCDCの警告[(5)]を紹介し，この警告の2ヶ月後には「感染原因が血液中のウイルスではないかと考え，加熱処理をした血液製剤を緊急に認可した」とするのである。つまり，アメリカでは血液製剤によるHIV感染の危険性が早くから問題にされ，その結果，加熱製剤が緊急に認可されたと視聴者が受け取ることのできるメッセージが発せられる。ところが日本ではそれと対照的に，アメリカに遅れること2年4ヶ月もの間，非加熱製剤が使われ続け，日本の血友病者たちに感染被害が拡大したという，番組独自のストーリーが提示される。そしてアメリカでの警告を受けて招集された「エイズ研究班」は，一時は加熱製剤の超法規的輸入も考えたが，血友病治療の権威である安部英の強い反対によって取り下げられ，「もっとも時間のかかる」通常の治験手続きを経ることになった。こうして，危険な非加熱製剤が長期間使い続けられることによって，HIV 感染の犠牲者が増大することになった。このストーリーからすれば，血友病医のいわば代表である安部英委員長が感染被害拡大に手を貸した非難されるべき人物だと，視聴者は受け取ることになるだろう。

この番組の打ち出したストーリーの前提として，加熱製剤が「安全な」製剤だということがある。だが，なにに対して安全な製剤なのだろうか。番組のシークエンスから解釈すると，アメリカが「感染原因が血液中のウイルスではないかと考え，加熱処理をした血液製剤を緊急に認可した」以上，視聴者はナレーションの中の「ウイルス」を HIV と読み，加熱製剤は HIV に対して安全な製剤と解すことが自然である。実際このドキュメンタリーを見たわたしは，加熱製剤が HIV 対策として開発されたと受け取ってしまい，それが動かしがたい信念となっていた。すでに山田（2011）でも書いたように，わたしは医師へのインタビューの中で，医師から発せられた「肝炎用に用意していた加熱製剤」という発言が，意味不明の言葉として宙づりにされ，この発言の文脈を特定することがしばらくのあいだ困難であった（山田 2011：8；第8章）。

その後，加熱製剤の開発目的について調べるうちに，それがB型肝炎ウイルスを不活化するために開発されたことがわかった。すなわち，加熱製剤がアメリカで認可された1983年3月は，エイズがウイルス性の疾患であるかどうかさえわかっておらず，「まだ同定されていない未知のウイルスに対する効果を確認する術はなかった」（大阪 HIV 弁護団 1998：46）のである。アメリカ医学研究所（Institute of Medicine：IOM）がエイズ問題を検証した報告書『HIV と血液供給』には，アメリカでの加熱製剤の認可は，「エイズ原因ウイルス」ではなく，B型肝炎ウイルスの不活化のためであったと明確に述べられており，この間の情報の流れを検証した種田（2019）によっても確認されている（IOM1995=1998，種田 2019：30）。しかも「当時，米国の血友病治療医の大半は加熱製剤の効果に懐疑的であり，治療現場に普及したのは 1984 年 10 月の NHF（全米血友病財団）の推奨以降であった」（大阪 HIV 弁護団 1998：46）という。加熱製剤を認可した FDA（アメリカ食品医薬品局）も，それと同時に非加熱製剤の使用を禁止しなかった事実があることが指摘されている[(6)]。

ここから明らかになることは，加熱製剤がHIVではなくB型肝炎ウイルスの不活化のために開発されたということであり，番組のシークエンスが誘導するような，開発者側が「感染原因が血液中のウイルスではないかと考え」て，HIV対策用の製剤を開発したという歴史的事実は存在しないということである。したがって「加熱処理をした血液製剤を緊急に認可した」というような事実の経過もなかったということになる。しかも医師たちは，B型肝炎ウイルスに対する加熱処理後の効果について懐疑的であった。この加熱処理の効果に対する懐疑は日本でも見られた。例えばAd医師は自分の患者のうち，最初に加熱製剤を処方した人がB型肝炎に感染したことで，加熱処理の効果に疑問を持ったという（種田 2019：120-121）。それにもかかわらず，肝炎対策として開発された加熱製剤は，ひょっとしたらエイズにも効くのではないかといった「漠然とした期待」（種田 2019：120）があり，実際に加熱処理によってHIVを不活化できることがわかったとCDCが報告したのは，1984年10月であった。

その後番組をもとに書籍化したNHK取材班編・桜井均（1997：61-62）では濃縮製剤の加熱処理は肝炎ウイルスの不活化のためと断っているものの，1983年3月の認可時には「エイズ原因ウイルス」も同時に不活化することが期待されていたと書かれ，その期待は同年5月に保健担当次官補ブラントの「期待声明」として強化され，加熱処理が事実上は「エイズ原因ウイルス」の不活化を期待していたというふうに読める。この知識を背景として映像を見ると，加熱製剤の認可とは肝炎ウイルスと「エイズ原因ウイルス」の両方をターゲットにした認可だったと解釈できなくもない。しかし，この解釈はこれまで見てきた歴史的経過には反することである。そして，少なくともこの番組の映像シーケンスだけに限定すれば，血液濃縮製剤の加熱処理は，B型肝炎ウイルスの不活化を目的になされたという歴史的事実はまったく伝わらないのである。以上のように，当時どのように出来事が歴史的な順番で起こったかを考慮すれば，日本で加熱製剤が認可された1985年7月という歴史的時点をとりだして，HIV感染に対して安全な血液製剤の開発が「アメリカに遅れること，2年4ヶ月後」であるという解釈は成り立たないことになる。また，アメリカで非加熱製剤の回収措置がとられなかったことは，アメリカと違い日本だけが危険な製剤を売り続けたという，この番組の非難の効果を弱めることになるだろう。

しかしながら，この番組の伝えるようなエイズに対する危機感が，当時の日本の医療界や医療行政の中にまったく存在しなかったのかと言えば，それは事実ではない。この点は，次の節に入る前に，当時の動向を伝えることがフェアであろう。正体不明のエイズの感染拡大という現象に対して，当時の日本の医療者は，確実なことが何一つわからない中で意思決定を迫られるという困難な事態に直面していた。とくにエイズの血液感染の可能性を認識しながら，同時にアメリカから輸入された血液製剤を使わざるを得ない血友病の治療医たちが大きな判断材料として参照したのは，血友病の世界規模の当事者団体であるWFH（世界血友病連盟）の声明である。WFHは，1983年6月のストックホルムでの第15回国際会議において，現時点では治療法の変更を勧告するに足る十分な証拠はないため，現在の治療は，個々の医師の判断に従って，どのようなものであれ，入手可能な血液製剤を用いて継続するということを提案した。現在から振り返ってみれば，日本の医師たちの多くが非加熱濃縮製剤による治療法をそれまで通り継続することと，この提案を解釈したと考えられる。声明によって，多くの医師たちの迷いがある程度軽減されたことは事実である[(7)]。他方，アメリカ国内の血友病団体であるNHF（全米血友病財団）は1983年6月に，メディアが増幅した不安を鎮めるために濃縮製剤による治療の継続を促したけれども，血液製剤を媒介した感染の危険性を早くから認識していた。例えば，1982年12月から1983年1月には，新生児，4歳未満の小児，新たに血友病と診断された者，血友病治療歴のない者，軽症血友病患者を対象としてクリオ製剤の使用を勧告した。そして1984年10月には，医師は加熱処理濃縮製剤への変更を積極的に検討すべきであると勧告したのである[(8)]。

## 3　医師の価値判断の世界

「埋もれたエイズ報告」は，安部英医師が加熱製剤の緊急輸入をしないという決断に関わった中心人物であり，それゆえ，その結果生じた感染被害に対してなんらかの責任を負うべき人物だという推論が視聴者に自然に働くよう編集されている。それでは「エイズ研究班」において実際になされた議論とはどのようなものだったのだろうか。現在わたしたちの手元には，安部英医師を裁いた2001年の「薬害エイズ帝京大学病院事件第一審判決文[9]」(以下「判決文」判例時報社 2001）がある。NHKが1994年に「埋もれたエイズ報告」を制作するときには，この資料を参照することができなかったという意味で，これを参照することは確かにフェアとは言えない。しかしながら，当時の歴史的文脈を再構成するために，「エイズ研究班」でなされた議論の録音の文字起こしが載っているこの判決文は必須の資料であると思われる。この判決文に従ってわたしたちは，「エイズ研究班」で議論された実際の内容を確認し，決定されたことを参照することができる。

この委員会を招集した厚生省の郡司課長は，1983年6月13日の第一回の会議の最後に，トラベノール社が非加熱製剤を自主回収した例に触れ[10]，緊急事態に対応するために，どのような超法規的措置が考えられるのかを各委員に問いかけたという。すると，ある委員から，血液製剤の輸入を止めたら血友病の人が死ぬだろうという発言があり，他の委員からも，輸入の停止は不可能であるという発言があり，超法規的措置の話題はそれで打ち切りになったという(「判決文」2001：38)。確かにここで「埋もれたエイズ報告」が指摘するような「超法規的措置」への言及があったことをわたしたちは確認できる。ところが各委員に受け取られた「超法規的措置」の意味は，加熱製剤の緊急輸入ではなく，アメリカからの血液製剤の輸入の停止であったことが明らかになる。

それでは，加熱製剤も含め血液製剤に関することが話題となったのはいつだろうか。それは1983年8月19日に開催された第三回の会議が初めてである。輸血学を専門とする委員から，血友病治療にクリオ製剤も併用すべきであるという提言があったときに，血友病を専門とする他の委員から，濃縮製剤による自己注射が患者も希望する最適の治療であるという反論が出て「激しい議論」が交わされたという(「判決文」2001：40)。その結果，血液製剤をめぐる検討は，安部英がメンバーには入らない下部委員会として血液製剤小委員会を立ち上げ，そこに委ねることになった。これを受けた9月14日の血液製剤小委員会第一回の会議では，共通のコンセンサスとして「エイズよりも，肝炎対策の一つとして，加熱製剤は試みてみたい。ただし，治験は行うべきである」(「判決文」2001：40）という結論になったという。

ここで重要な点は，「埋もれたエイズ報告」の主張に反して，加熱製剤の緊急輸入に反対したとされる安部英は，血液製剤を議論する小委員会にはメンバーとして入っていなかったということである。また，加熱製剤はエイズ対策ではなく肝炎対策として考えられていたのであり，治験をするかどうかは安部英の主導で決められたのではなく，小委員会メンバーのコンセンサスであったということである。当時，加熱製剤がエイズ対策ではなく肝炎対策として考えられていたことはすでに指摘した通りであるが，血液製剤小委員会の動向を見れば，安部英が加熱製剤の緊急輸入を否定し，加熱製剤を治験に付す決断をしたという「埋もれたエイズ報告」の主張する事実は確認できない。

小委員会の最終報告書は，翌年の1984年3月27日に出される。そこでは，エイズに対する対策として，濃縮製剤開発以前に使われていた製剤であるクリオ製剤を限定的に使うことを提言する。すなわち，フォン・ウィルブランド病に対してはクリオ製剤を絶対的に使い，血友病乳幼児の軽・中等度の出血および血友病年長児・成人の軽度の出血，皮下出血などは，クリオ製剤でも治療可能な相対的適用とした。ところが，多くの血友病者が当てはまるであろう，血友病の重篤な出血と年長児・成人については，クリオ製剤では治療不可能であると評価したのである。そして加熱製剤については，「より安全な因子補充療法のためには，汚染の少ない血漿の確保や加熱処理のような製法の改良などによってこの問題が対処されるべきである」（「判決文」2001：41–42）としたにとどまる。

ここで，議論の焦点を安部英から血友病治療にあたった一般の医師に広げ，血友病の治療にあたった医師たちが，HIV感染の危険性を意識しながらも，なぜ治療法を変更することなく，非加熱製剤を使い続けたのかという問いを立ててみたい。なぜなら，もし血友病医の指導者とされる安部英に感染の責任があるなら，程度の差こそあれ，他の血友病医にもまた責任が帰されることは避けられないからである。それを明らかにするために，当時医師たちが置かれていた血友病の治療環境を明らかにする必要がある。

「埋もれたエイズ報告」では，血友病が関節出血による激痛を伴う病気であり，血友病性関節症による身体障害のことも紹介されている。そして，血友病者にとっては血液製剤がなくてはならないものであり，患者にとって利便性の高い濃縮製剤の自己注射（家庭療法）が1983年に健康保険適用されると，製剤使用量が劇的に増加したことにも触れている。しかしそれだけでは，医師が当時どんな状況に置かれていたのかを理解するには不十分である。

すでに第7章と第8章でも述べられているが，ここでも血友病をめぐる医療の文脈をもう一度説明しておきたい。血友病は，遺伝または突然変異によって生じる。血液凝固因子が通常と比べて非常に少なく，症状としては出血が止まりにくくなる疾患である。外傷や打撲によって激痛を伴う大出血を起こし，出血部位（頭蓋内）によっては致命的なダメージもあると言われる。血友病者を日常的に苦しめたものは「地獄の痛み」とも形容される激痛であり，とくに毛細血管が関節内で切れて起こる関節内出血の痛さは想像を絶したという（山田 2011：165）。治療法は，不足する凝固因子を補充する対症療法的な補充療法のみである。日本での治療法は，最初は全血輸血であったが，1967年に血漿から凝固因子を抽出して製造した血液製剤が認可された。1978年には，遠心分離技術を用いて，凝固因子だけをとりだして濃縮した血液製剤（非加熱）の輸入および国内での製造販売が許可された。

1970年代末当時この濃縮製剤の利便性は革命的とまで認識され，患者や医療者の間で期待をもって歓迎された。なぜなら「突発性の出血の減少を約束する血液製剤――奇跡の第Ⅷ因子製剤――の開発によって，それまで頭蓋内出血や関節出血のために行動を制限され，苦痛や障害や早世に直面していた血友病の若者が，突如として正常な家族生活や激しい運動を期待できるようになった」（Feldman, et.al., 1999=2003：304-305）からである。こうして，「二十歳までしか生きられない」と言われていた血友病者が，濃縮製剤の家庭療法を通して，ほぼ「常人と同じような生活」を望めるような時代が到来したとされ，実際に平均寿命の大幅な伸長が見られたことによって，就職や結婚までも視野に収めた人生設計が，血友病患者の友の会において夢を持って語られた。ところが偶然にも同時期に，アメリカから輸入された濃縮製剤にHIVが混入していたのである。

血友病治療について革命的な展開があったのとは対照的に，HIV/エイズについてはまだまだ未知の部分が多く残されていた。歴史的には1983年5月にフランスのパスツール研究所において，L・モンタニエらによってHIVが分離された。しかし「この時点では，HIVはAIDSの数ある原因の一つでしかなかった。HIV についての調査・研究はまさに始まったばかりであり，科学的に確固として言えることはごく限られたことであった」（種田 2009：73）のである。また1984年にはアメリカで抗体検査が開発されたが，検査の結果，抗体陽性とわかっても，それがなにを意味するのか不明であった。というのも，抗体ができることは抗原に対する免疫力がついたと常識的に理解されるが，HIV の場合は抗体が抗原を排除することができず，持続感染していることを逆に意味するからである。種田によれば1985年以降もなお，レトロウイルス系の専門家以外では必ずしも HIV 抗体の「意味」は正確には理解されていなかった（種田 2019：31）。この状況は1984年暮れにアメリカから輸入した検査キットを使ってすぐに抗体検査をおこなった Ad 医師の下記の語りに表れている。

＊＊　それは抗体検査のキットを使ってやってみたら，陽性の方がいらしたと。その段階では，抗体陽性の意味はわからないわけですよね。
Ad：それはね，裁判記録をみていただければわかるし，ご覧になったかわからないけれども，私が証人で出た時にもその話はしたんです。抗体は中和抗体といいますか，ある程度，何でもね，ワクチンやると抗体できますでしょ。防御抗体がね，それと同じ可能性もあるんじゃないかと。だから，今考えると，いったい何言ってるんだ，って感じがするんですけどね。うーん。（桜井・山田・藤井編 2008：60）

ここで医師は2つの病気の前でジレンマに立たされていることがわかる。つまり，一方では頭蓋内出血や関節症を防止するといった，対応が明確な血友病があり，他方ではどのように対応したらよいのかわからない，HIV/エイズという病気がある。このジレンマに直面した医師はどのような行為を選択したのだろうか。この当時，医師にとって客観的数値として把握できるのは，きわめて危険視された頭蓋内出血の発生頻度と1980年初頭のエイズ発症率である。現在から振り返ると，確かに公衆衛生学や感染症学におけるような統計的数値の読み取りが不十分であったことは指摘できるが，この両者を比べると，前者の確率がはるかに高かったのは事実である。1980年代において，HIV/エイズが感染も発症メカニズムもわからない未知の病であったことを踏まえるなら，西田恭治・福武勝幸（1996）の比較衡量論文は当時の血友病治療者の認識の一端を示すものと解釈できる。

> 臨床現場では，日本国内での公式に認定された発症報告がなく，米国からの情報も前述のごとく0.1%以下という発症率の低さであったため，非加熱製剤を使い続けることによるエイズの危険性と非加熱製剤を使わないことによる出血の危険性およびQOLの低下を比較衡量した結果，大半の医師たちが“当面，十分な止血のためには，非加熱製剤でも使い続けることのほうがメリットが大きい”と判断した。患者に対しても，「安全だ」「心配ない」と説明し，非加熱製剤の使用を継続した。（西田・福武 1996：54）

ここで注目すべきは，医師たちがエイズの発症率と，濃縮製剤を使わない場合の頭蓋内出血やQOL低下のリスクを比較衡量した結果，メリットの大きい非加熱製剤の継続使用を選択していることである。つまり，「埋もれたエイズ報告」が安部英の発言を医療現場における責任回避の言い訳に受け取られるようにしか表現しなかったので，他の医師たちも同様に責任逃れをしているように推測されるかもしれない。ところが実際には，医師たちは患者にとって可能な限りよい医療を施そうという医師の規範に従って血友病の治療をおこなうという判断を下していたのである。とはいえ，医師たちの比較衡量が冷静な判断にもとづいていたかといえば，そうではなかろう。というのも，未知の病のリスクを衡量することは不可能であり，直面する明確な問題である血友病の出血リスクを前にして，「迷いながら」選択せざるをえなかったというのが実情だったと考えられるからである。

種田は当時，血友病のリスクとHIV/エイズのリスクとは二律背反の関係にあったと指摘する。つまり「医師は安全に対する配慮を欠いていたわけではない。少なくとも，医師はHIV/エイズに漠然としたリスクを抱きつつ，血友病をより良く治療しようとしていたと」言えるのである（種田 2019：164）。

結論として，「埋もれたエイズ報告」の安部英に対するネガティヴな表象は，医師の置かれた血友病の実際の治療環境，HIV/エイズに関する1980年代前半の理解，さらに1980年代前半に限定しても刻々と変わっていったエイズ認識を単純化し，HIV感染のメカニズムがわかった1994年という時点から振り返って再構成した映像の「流用」（Kleinman, et.al. 1997=2011）に当たると言えよう。わたしたちが医師へのインタビューから見いだしたのは，医師の勤務する地域や医師の属性（小児科／内科／開業医／勤務医等）によって，血友病治療の内容や認識水準はもちろん，HIV/エイズに関する情報や認識にも大きな差異があり，それ自体も歴史的に変化するということだった。

## 4　映像の流用

「埋もれたエイズ報告」は，クラインマン（Kleinman, et.al. 1997=2011）が警告する脱文脈化され浅薄化された映像の「流用」として考えることができる。それに陥らないためには，当時の社会的・政治的文脈を詳細にたどり，それによって医師や患者の「ローカルな声や行為の抹殺」を回避しなければならない。クラインマンは言う。

> しかしそれ［表象］を最善なかたちでおこなうためには，地域の複雑な状況を周到に考慮に入れ，その共同体の組織と連携しておこなう必要がある。正当な証言をおこなうためには，その他の思想的・政治的前提についても，認識しておかなければならない。（Kleinman, et.al. 1997：8=2011：10）。

この章では，脱文脈化された映像による主張を一度解体した。そして解体した後に，それをもう一度1980年代の血友病治療という，歴史的・社会的文脈に適切に位置づけ直した。それによって，この出来事に関与した人びとにとって公平（フェア）と言えるようなメディア表象に近づくことができる。

**付記**

本章は山田富秋，2015「映像資料における「当事者性」の問題――被害者の物語における「映像」の流用」『社会学評論』65(4)，465-485を全面的に改稿した論考である。

**注**

(1) HIVとはHuman Immunodeficiency Virus＝ヒト免疫不全ウイルスであり，エイズ（AIDS）とはHIVによって引き起こされるAcquired immune deficiency syndrome＝後天性免疫不全症候群である。

(2) ここで言う血液製剤とは血液凝固因子を濃縮した凝固因子製剤のことである。これを加熱して，肝炎ウイルスを不活化した製剤が加熱濃縮製剤である。これに対して，加熱処理していない製剤を非加熱濃縮製剤と呼ぶのは，メディアが「非加熱」にネガティヴな意味を付与したからだと考えられる。

(3) ここで「安全な」というナレーションにカギ括弧を付けたのは，のちに説明するように，この映像の伝える主張と歴史的事実とが食い違うからである。

(4) 私は2001年から2009年まで，ネットワーク医療と人権（MERS）が招集した養老孟司を委員長とする「輸入血液製剤によるHIV感染問題調査研究委員会」に所属し，医師と患者（感染被害者）を対象とした調査に従事した。

(5) CDCの1983年の警告は実際には奏功したのだろうか。1996年11月に神戸で開催された「薬害エイズ国際会議」でフランシス博士は，緊急に招集された1983年1月の会議は困難をきわめたと語っている。なぜなら血液収集業者は，エイズが血液を媒介して感染すること，そして緊急の対応を要するということを受け入れたがらなかったからである（大阪HIV弁護団 1998：35）。会議で到達できたのは，ハイリスクグループに供血対象からはずれてもらうという程度の弱い合意であったという。この点について「埋もれたエイズ報告」の大きなインパクトを与えたという表現は事実と食い違う。

(6) IOM（1995=1998：168）によれば，「加熱処理製剤は適度に供給されていたにもかかわらず，FDAが非加熱処理AHF濃縮製剤の回収を命じたのは，1989年のことであった」。

(7) 1963年6月のWFHの提案の詳細については，「判決文」(2001）の38-39頁を参照のこと。種田（2019：110頁以下）は，医師に「バイアス」を招いた背景について説明する。すなわち医師たちは，クリオ製剤による治療よりも優れた濃縮製剤による家庭療法がちょうど軌道に乗り始めた時期に，原因不明だが血液を媒介として感染する可能性のあるエイズに直面し，よりよい治療法をめぐって「迷い」の中にいた。そのとき，WFHによる「どのようなものであれ入手可能な血液製剤を用いて」治療を継続せよという提言は，医師たちにとって望ましく，受け入れやすい「非加熱濃縮製剤による治療継続」の提言として解釈されるバイアスが働いたということである。

(8) この間のNHFの勧告の状況については，IOM（1995=1998：194）の表7・1を参照のこと。IOM 報告書は，NHF がクリオ製剤の限定的使用と加熱製剤への転換の勧告をしたものの，時には従来通り非加熱血液製剤の使用を継続すべきであるとするなど，NHF の矛盾した対応を批判している。また，NHF が非加熱血液製剤の継続使用を促した理由として，メディアが血友病患者にエイズのリスクを気づかせたため，多くの患者が濃縮製剤の使用を控えるようになり，それが頭蓋内出血などのひどい損傷を招来するようになったからだと指摘されている。(IOM1995=1998：215)

(9)　安部英は部下の医師に「外国由来の非加熱製剤の投与を控えさせる措置を講じ」(「判決文」2001：25) なかったとして，業務上過失致死の刑事責任を問われ，1996 年に起訴されるも，2001 年の一審判決で無罪となった。

(10)　「埋もれたエイズ報告」では，この自主回収措置について当時の各委員に質問し，誰も記憶にないことをもって委員への通知がなかったと結論している。そして，もしこの通知が「エイズ研究班」で周知されていれば，なんらかの超法規的措置もありえたという推論を視聴者に与える。ところが歴史的事実は，トラベノール社の通知文は委員会で実際に回覧されたが，当時の委員は誰もそれを重要なものとして取り上げなかった。そして，誰もこのことを覚えていなかったということである。この間の状況については，郡司 (2015) に詳しい。

# 第12章

# 制度化からみる薬害と食品公害

宇田和子

## 1　薬害と食品公害の共通性

### 「黒い赤ちゃん」

カネミ油症（以下，油症）という食品公害事件がある。米からできた油を商店で購入し，炒め物や天ぷらを作って食べた。やがて家族の顔や背中一面に吹き出物ができ，手足の爪がひび割れ，疲れやすくなった。体力をつけようと，さらに揚げ物を作って食べた。そのような中で母が出産した。生まれた子の皮膚の色は黒かった。母は周囲から「黒人と浮気をしたのではないか」と中傷された[(1)]。

顔や背中の吹き出物をつぶすと独特な臭いがし，出血することもあった。学校に行けば級友に「汚い」と言われ，バスに乗ればまわりの乗客に嫌そうな顔をされる。体調のせいで親はそれまでと同じようには働けなくなり，また医療費の負担が増え，家庭の経済状況が厳しくなった。

家族で食べた油には，有害化学物質であるポリ塩化ビフェニル（PCB）とダイオキシン類が混入していた。これらの混入物質が人びとの健康を破壊し，さらに母親から胎児に汚染が引き継がれた。西日本各地で油症の母親から「黒い赤ちゃん」が生まれたことは，世間を騒がせた。被害者であることがゆくゆくは子の就職や縁談の妨げになることを恐れ，親たちは被害を隠した。子の中には，被害を連鎖させたくないと恋愛や結婚を諦める者や，病を理由に進学を断念する者がいた。被害者は，身体だけでなく経済的状況や社会における他者との関係にまで打撃を受けた。被害が初めて報道されたのは1968年10月のことで，2022年にいたっても治療法は解明されていない。このように有害食品によって長期的に身体的・経済的・社会的被害が生じる事件を食品公害と呼ぶ。

## 公害・薬害・食品公害

薬害と食品公害は，しばしば同種の問題として論じられてきた（川名 1989；高橋 1993）。日本では厚生労働省（以下，厚労省）が医薬品と食品の安全を管理し，アメリカでも食品・医薬品局が「食薬行政」（石居 1999：33）を担ってきたように，政策上も2つの問題は同一の部局により所管されてきた。

では薬害と食品公害にはどのような共通点があるのか。第一に，どちらも「公害」の派生語として理解されたことのある現象である。食品公害は文字通りである。薬害は60年代には「薬禍」と称されるのが一般的だったが，70年代には「くすり公害」や「薬品公害」と呼ばれていたことがある（佐藤 2016）。そもそも公害とはなにか。公害の法的な定義は，「環境の保全上の支障のうち，事業活動その他の人の活動に伴って生ずる相当範囲にわたる大気の汚染，水質の汚濁，土壌の汚染，騒音，振動，地盤の沈下及び悪臭によって，人の健康又は生活環境に係る被害が生ずることをいう」（環境基本法2条3項，旧・公害対策基本法）。公害という概念は，1967年以降に連鎖的に公害訴訟が起こされたことを通じて（友澤 2014），日本資本主義の体制批判（庄司・宮本 1964；宮本・淡路 2014）を含むものとして形成されてきた。薬害と食品公害もまた，こうした批判や告発を含むものである。

第二に，有害な製造物によって消費者が害を被る点である。サリドマイド薬害（第5章参照）では，妊婦にとって有害な薬品が処方・販売され，それを服用した母親から生まれた子どもは障害を持って生まれた。また，前述の油症では，汚染食品を食べた人びとおよびその子どもに被害が生じた。医薬品も食品も市場を介して広く消費者に届くため，被害発生は地域を問わない。それとは異なり公害の場合，水俣病や四日市ぜんそくといった病名に地名が付されるように，被害は特定の地域で生じる。さらに，公害では消費者だけでなく原因企業の工場で働く従業員や汚染環境で農漁業を営む生産者も被害者になりうる。

第三に，原因となる製品の同質性である。医薬品も食品も生命と健康の維持

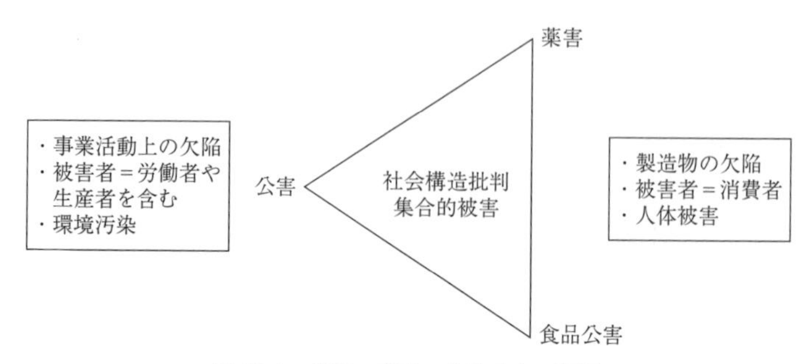


**図 12-1**　公害・薬害・食品公害の関係

出典：筆者作成。

にとって欠かせないものであるが，たとえ製造過程で汚染事故が起きなかったとしても，どちらも毒に転じうる製品である。食品は腐敗したりアレルギーを引き起こしたりする場合に，また医薬品は期待される効果よりも副作用の方が強い場合に，さらに両者とも適量を超えて摂取した場合には毒となる。加えて，どちらも工業的に生産される製造物である。健康破壊が井戸水や魚介類といった自然環境の質の悪化によりもたらされた場合は公害と呼ばれるが，食すことや治すことを目的として作られた製品が原因である場合には食品公害や薬害と呼ばれる。

第四に，被害が必ず人体におよぶ点である。公害は，必ずしも人体に被害が発生しない生活妨害や権利侵害の問題を含む。例として悪臭や地盤沈下がある。それに対して薬害と食品公害では，製造物により人体が破壊されることが前提となる。

図 12-1 の通り，公害・薬害・食品公害には，用語に込められた社会構造批判に加え，被害は一人でなく集合的に経験されるという共通点がある。同時に，被害の発生原因や被害者の属性など，薬害と食品公害には公害と異なる共通点がある。では，このよく似た 2 つの問題を比較してみると，どのような違いや特徴が明らかになるだろうか。

### 制度化への着目

薬害と食品公害を比較するにあたり 2 つの問題が社会でいかに位置づけられているのかを理解するために，制度化に注目したい。制度化とは，人びとの間の相互行為が類型化され，「社会において自明のもの，変わらざるものとして立ち現れ，個人からすれば，外在的で拘束的な性格」（佐藤 1993：863）を持つようになることである（Berger and Luckmann 1967=1977）。例えば電車で座席に座っているときに自分より年配の人が目の前に立ったら，「席を譲るべきだろうか」とか「まわりから席を譲れと思われているかもしれない」とか考えるだろう。なぜなら当該社会において，若年者は年配者を尊重すべきであるという規範が一種の制度と化しているからである。もしこうした制度がなければ，社会の多様な場面で多様な他者に出会うたび，わたしたちはどのように振る舞えばよいのか悩んでしまうだろう。つまり，社会学的にいう制度とは，自らの位置づけや役割についての社会で共有された理解の枠組みを指す。

では薬害の制度化とはどういうことか。薬害事件が起きれば自動的に薬害被害者が生まれるわけではない（第2章参照）。自らの体調不良や障害が体質や不摂生によるものではなく，医薬品や医療機器の欠陥に起因することを知ったとき，その人は被害者になる。さらに，そうした問題が薬害と呼ばれ，社会に定着することで，被害者は自己を個別の事件被害者であると同時に，より広い意味での薬害被害者としても認識するようになる。類似事件の被害者も，自らの経験を薬害という枠組みの中で理解するようになる。この一連の過程が薬害の制度化である。

ここでは上の社会学の定義よりも狭く，被害者の訴えや運動が具体的な法政策と相互に作用する局面に限定し，制度化と呼ぼう。すなわち①行政組織に薬害/食品公害という問題枠組みが認められる過程，②問題の再発防止と解決のための法制化がおこなわれる過程，③薬害/食品公害の名を冠した組織が形成される過程である。このように限定する理由は，①は被害救済に関わる行政の担当部局や適用される制度を規定する要因として，②は救済策を直接的に左右するものとして，③は社会における被害認識の表れ，またその認識に影響を及ぼすものとして，それぞれ重要だからである。

制度化が進展することは，一見よいことのように思えるかもしれない。しかし，制度化は必ずしも解決を意味しない。薬害肝炎の被害者は，「いくら国と和解しようとも，法律ができようとも，肝炎患者のおかれた現実は何も変わっていない。失われた時間，失われた命は返ってこない」（中川 2012：10）と語る。

また薬害被害者の花井十伍は，制度化の功罪を次のように述べる。

> 実はその後「薬害」という言葉がある意味，公認されて行くという流れがあります。（中略）公認されることはひとまず良いことかも知れません。しかし一方で，医学や薬学などの文脈上において受け入れられるということは，国家が「これは大事な問題だ」という位置を，場所を与えてくれたという意義と，反面，それは私たちが本当の意味で言う「薬害」とは必ず距離ができてしまいます。（中略）つまり，「何かを得るために公的なものになるプロセスには，必ず公権力側の整理がルールの中に入る」ということも意味するので，それには危険性もあるということを考えました。（ネットワーク医療と人権 2017a：45-46．傍点部引用者）

制度化により薬害の被害が重要な社会問題であると公認されるが，他方で一部の意味は捨象される。よって，制度化のありようは，その問題が社会でどのように扱われているのかを知るために重要な手がかりとなる。多様で複雑な薬害と食品公害の事例群を俯瞰するためにも，制度化に注目して問題を整理してみよう。

## 2　薬害の制度化

### 薬害の法的位置づけ――事実上の公認

薬害はどのように制度化されてきたか。薬害という言葉を含む法令はなく，定義も存在しない。しかし，肝炎対策基本法および「特定フィブリノゲン製剤及び特定血液凝固第Ⅸ因子製剤によるＣ型肝炎感染被害者を救済するための給付金の支給に関する特別措置法」の本文には薬害の語が登場している[2]。厚労省の組織「薬害肝炎事件の検証及び再発防止のための医薬品行政のあり方検討委員会」ならびにその公文書の中にも薬害という表現がみられる（厚生科学審議会医薬品等制度改正検討部会 2012）。さらに，文部科学省と厚労省は薬害教育を推進し，薬害を制度化する立場にある（本郷 2017）。つまり，薬害という問題枠組みは行政に事実上公認されている。

**表 12-1**　主な薬害事件と法制化

| 事件名 | 時期 | 民事訴訟 | 法制化 | 法制化・改正の内容 |
|---|---|---|---|---|
| サリドマイド薬害 | 1958 販売 | 和解 | 1967 | 医薬品の製造承認等に関する基本方針制定。添付資料の明確化，新開発医薬品の副作用報告等。1999 年見直し |
| | | | 1967 | 治験論文の公表要件制度成立。のち廃止 |
| | | | 1967 | 医薬品副作用報告制度成立 |
| 薬害スモン | 1950 多発 | 原告勝訴・和解 | 1979 | 改正薬事法公布。再評価・再審査制度，企業の副作用報告義務化，緊急命令・回収命令規定，臨床試験に関する規定等 |
| | | | 1979 | 医薬品副作用被害救済基金法公布 |
| ソリブジン | 1993 販売 | 和解 | 1997 | 医薬品医療機器審査センター設立（現・独立行政法人医薬品医療機器総合機構，PMDA） |
| | | | 2001 | 市販直後調査制度成立。新薬販売開始直後の安全性確保 |
| ダイアライザー事故 | 1982 発生 | 訴訟なし | 1995 | 医療機器に対する製造・点検における品質管理システム導入 |
| 薬害ヤコブ病 | 1973 輸入開始 | 和解 | 2004 | 生物由来製品による感染症被害者救済制度成立 |
| 薬害エイズ | 1983 社会問題化 | 和解 | 1988 | 後天性免疫不全症候群の予防に関する法律公布。1999 年廃止 |
| | | | 1988 | 医薬品副作用被害救済・研究振興基金法の一部を改正する法律公布。発症者への補償 |
| | | | 1989 | 血液製剤による HIV 感染者の救済制度（HIV 救済基金）成立。事件被害者，二次・三次感染者に健康管理費用の支給等 |
| | | | 1998 | HIV 感染者の身体障害認定制度開始 |
| | | | 2002 | 改正薬事法公布。企業の感染症報告・海外措置報告の義務化，市販後安全対策の強化等 |
| | | | 2002 | 安全な血液製剤の安定供給の確保等に関する法律（血液新法，旧・採血及び供血あっせん業取締法）公布 |
| | | | 2002 | 独立行政法人医薬品医療機器総合機構法公布。審査・安全対策業務の充実・強化 |
| | | | 2004 | 生物由来製品による感染症被害者救済制度成立 |
| | | | 2016 | 厚労省が「血友病薬害被害者手帳」配布 |

| | | | | |
|---|---|---|---|---|
| 薬害C型肝炎 | 1987 発症報告 | 和解 | 2008 | 特定フィブリノゲン製剤及び特定血液凝固第Ⅸ因子製剤によるC型肝炎感染被害者を救済するための給付金の支給に関する特別措置法公布。2012年改正 |
| | | | 2009 | 肝炎対策基本法公布。C型・B型肝炎感染に対する国の責任明記，予防・治療等の施策推進等 |
| | | | 2010 | 薬害肝炎事件の検証及び再発防止のための医薬品行政のあり方検討委員会が「薬害再発防止のための医薬品行政等の見直しについて（最終提言）」公表 |
| イレッサ薬害 | 2002 販売 | 最高裁で原告敗訴 | 2006 | 改正薬事法公布。市販後安全対策・条件付承認制度・市販直後調査制度の強化。2014 年薬機法に改正 |

出典：松山（2015），土井（2012），日本科学者会議（2003），蘭（2010b），薬害肝炎全国弁護団（2012），山村（2012），医薬品医療機器総合機構（2022），厚生労働省（2016）より作成。

## 薬害をめぐる法制化

医薬品に関する法制度は薬害が起きるたびに整備しなおされてきた（第2章，図2-1参照）。被害と法制化の連関は複雑であり，事件と法律を一対一の関係で捉えることは難しいが，とくに法制化を促したと思われる事件と制度を対応させると表12-1のようになる[(3)]。ほとんどすべての事件が裁判で和解にいたり，被害救済がおこなわれてきた。しかし，事件が起こるたびに裁判を起こしていたのでは被害者の時間的・経済的負担が大きい。そこで，訴訟から切り離した救済を可能にするための制度が形成されてきた（表12-1のアミ掛け部分）。

また，被害の再発防止のために，複数回にわたる薬事法の改正，医薬品・医療機器の審査機関の設置，調査制度の創設などがおこなわれてきた。さらに，「薬害再発防止のための医薬品行政等の見直しについて（最終提言）」においては薬害全体の再発防止が謳われている。このほかに法制化まではいたらない水準の対策として，医薬品の販売中止，使用上の注意の改訂，使用基準の改訂，使用の制限，劇薬指定，副作用情報の配布などがある（日本科学者会議 2003）。

薬害を名前に掲げた組織には，複数の薬害事件の被害者らが組織する「全国薬害被害者団体連絡協議会」（薬被連）がある[(4)]。ほかにも民間の医薬品の監視機関として「薬害オンブズパースン会議」，支援組織として「薬害対策弁護士連絡会」がある。以上，薬害の制度化については，①問題枠組みの公認，②再発防止と被害救済を目的とした法整備，③名を冠した組織の存続が確認された。

## 3　食品公害の制度化

### 食品公害の具体的事例

続いて食品公害の制度化について検討しよう。あらためて食品公害とはなにか。1960年代に食品の大量生産がおこなわれるようになると，不当表示や不良商品が横行し，各地で食の安全を求める消費者運動が展開された。70年代には，食品偽装や食品添加物のリスクなど，必ずしも健康被害が明らかでない問題も食品公害と呼ばれた。このように食品公害の範囲は広いが，実際に大規模な健康被害が確認された事件は，森永ヒ素ミルク中毒（最初の被害報道は1955年），油症（同68年），昭和電工トリプトファン事件（同89年）である[(5)]。

まず，森永ヒ素ミルク中毒とは，森永乳業株式会社の徳島工場が製造した粉ミルクに製造工程でヒ素が混入し，これを飲んだ乳幼児に大規模な中毒が生じた事件である。森永乳業は，粉ミルク製造時に品質安定剤として第二リン酸ソーダを添加していた。第二リン酸ソーダ自体は人体に害のないとされる食品添加物であるが，森永乳業はヒ素含有廃棄物から作られた粗悪な工業規格品を使用しており，そこにヒ素が含まれていた（中島 2005）。被害は岡山県を中心とする西日本地域一帯に広がり，55年の被害発生から一年以内に少なくとも130名が死亡した。被害者数は累計1万3451名（2021年現在）で，脳性まひや知的障害など中枢神経系の問題を抱える者が多い（森永ひ素ミルク中毒の被害者を守る会 2022）。現在も毎年数名が被害者として認定されている（公益財団法人ひかり協会 2022）。

次に，油症は先述した通り，カネミ倉庫株式会社が製造した米ぬか油にPCBとダイオキシン類が混入した事件である。PCBは油を加熱し脱臭する際の熱媒体として使用されていた。被害は西日本地域一帯で生じ，1969年当時1万4627名が被害を届け出た。2022年3月末までの認定患者数は累計2363名（厚生労働省 2022e）で，現在も患者の新規認定がおこなわれている。吹き出物や爪の異常以外に油症には特異な症状がなく，誰でもかかる病気に数多く罹患しやすいのが特徴である。

最後に，昭和電工トリプトファン事件とは，昭和電工が製造したアミノ酸の一種であるL－トリプトファンが健康被害を引き起こした事件である。アメリカの錠剤メーカー約100社が当該物質を健康食品に加工し販売したところ，製品を摂取した人びとに被害が生じ，全米で大規模な訴訟が提起された（内藤 2007）。日本国内で報告された被害は3例である（米谷・齋藤 2009）。このほかに1973年に千葉ニッコー油事件と呼ばれる食用油の汚染・回収騒動が起きたが，健康被害の訴えは明確でなかった（水原ほか 1973）。いずれの被害も国内では大規模に顕在化しなかったため，食品公害として森永ヒ素ミルク中毒と油症の二事例ほどには参照されない。

**食品公害の法的位置づけ――問題定義の否定**

では食品公害はどのように制度化されてきたか。食品公害という言葉は法令名にも本文にも存在しない。厚労省によると，公害と食品公害は「似たような形であることは間違いない」が，「行政的には『食品公害』とはいわない」（金光ほか 1970：15）。ではどのように呼ぶのかというと，医薬を除くすべての飲食物による危害は食品衛生法において食中毒と定義される。同法の主な目的は食中毒の発生防止であり，被害救済に関する規定はない。法から抜け落ちた被害救済については，1960年代末から70年代にかけて国会で議論されてきた。69年には斎藤昇厚生大臣（当時）が，油症被害に対する企業の補償が不十分であることを受け，次のように述べている。

> ちょうど公害による被害患者のような扱いを場合によってはしなければならないのじゃないだろうか。それにはまた法律も要るんじゃないだろうか。公害被害に準じたような扱いをしなければならないのは，この（油症の）場合だけでなしに，他にも起こってくるんじゃないだろうか，そういうこと。（1969年9月10日，衆議院社会労働委員会40号，括弧内引用者）

この提案は，翌70年1月に第三次佐藤栄作内閣が発足し，斎藤が大臣を退任したことで立ち消えとなった。再び斎藤が厚生大臣に任命され，72年に食品衛生法が改正される際，衆議院社会労働委員会での法律案に対する附帯決議に

「食品事故にかかる被害者の救済制度について，遅くとも一両年中に発足するよう検討すること」（厚生省食品衛生課 1972：40）と盛り込まれたが，実現しなかった。このように被害救済の必要性，公害との類似性が国レベルで認識されてきたが，具体的な制度制定には結びついていない。

### 食品公害の社会学的位置づけ

食品公害は法的には存在を否定されてきたが，では社会科学の研究においてはどう位置づけられてきたか。一方には，食品産業の発展を阻害するなどの理由から食品公害という枠組みを否定する立場がある（福武 1966；庭田 1975）。他方，食品による被害は公害と同じカテゴリの問題だとする立場もある。環境社会学者の飯島伸子は，「医薬品と食品を含めた有害な消費物によって人命や健康が損なわれる問題は，産業廃棄物のずさんな管理によって生じる公害と同様であり，被害を発生させる構造も同質である」（飯島 2000：13）と指摘する[(6)]。さらに次のように問題の相違点と共通点を整理している。

> 厳密に言えば，環境侵害の結果として生じる公害病と，物それ自体が有毒・有害であった結果の食品・薬品中毒とは分けて論じた場合が良いこともあるが，ここでは，企業や行政の利潤追求最優先方針によって国民の健康破壊が生じるという共通点でくくって，同一範域の疾病として扱いたい。（飯島 1976：26）

飯島が公害・労災・薬害に共通するとした被害の構造，すなわち生命，健康，生活のレベルにおける被害者本人と家族の受けてきた被害（飯島 1979）は，食品公害の被害においてもみられる（宇田 2015）。

食品公害という事態が存在するとして，それは食中毒とどこが違うのか。まず，原因物質である。食品を有害化させる物質には，カビや細菌などの生物，フグ毒やキノコの成分などの自然毒，製造工程で混入する虫や金属片などの異物がある（吉田 1974）。それとは異なり，人工化学物質による食品汚染は食品公害と呼ばれる傾向にある（吉田 1975）。

次に，被害の性質である。典型的食中毒は短期間で軽快し，被害者が一人で

**表 12-2**　食品公害の被害救済と法制化

| 事件名 | 民事訴訟 | 法制化 | 法制化・改正の内容 |
|---|---|---|---|
| 森永ヒ素ミルク中毒 | 1974 年に訴えを取り下げ | 1957 | 改正食品衛生法公布。添加物の規制強化，食品衛生管理者の設置等 |
| | | 1968 | 消費者保護基本法（現・消費者基本法）公布。商品の品質表示，危害防止基準の整備 |
| カネミ油症 | 1987 年にカネミ倉庫・カネカと和解。国に対する訴えを取り下げ | 1972 | 改正食品衛生法公布。営業者責任の強化，食品衛生責任者の義務化等 |
| | | 1973 | 化学物質の審査及び製造等の規制に関する法律公布 |
| | | 2007 | カネミ油症事件関係仮払金返還債権の免除についての特例に関する法律公布。一部の原告に生じた債務を免除 |
| | | 2012 | カネミ油症患者に関する施策の総合的な推進に関する法律公布。認定患者に対する給付拡大，三者協議開始 |

出典：松田（1957），塩田・平松（2012），宇田（2015）をもとに作成。

も一件の事件と数えられる。また，被害を受けるのは原因食品を食べた本人のみである。それに対し，完治することがなく慢性的で，大人数に生じ，油症のように当該食品を食べていない次世代にまで及ぶような被害は，食品公害として食中毒と区別される（宇田 2015）。

### 食品公害をめぐる法制化

続いて，食品公害の二大事件の被害救済と法制化はどうなされたのか。表12-2 の通り，食品公害では被害者が裁判で国と和解した例はない。被害救済制度は油症においてのみ制定されている。森永ヒ素ミルク中毒の救済法は存在しないが，1973 年に厚生省，森永乳業，被害者団体の三者会談で確認書が結ばれ，これにもとづき救済事業がおこなわれている。

また，事件の再発防止を目的に食品衛生法が複数回改正されてきた。森永ヒ素ミルク中毒事件を契機に食品添加物の規制強化と食品衛生管理者制度の設置がおこなわれ，油症事件を契機に食用油脂製造業の営業に関する規則が強化され，容器包装に入れられた加工食品の製造者の情報や含有する添加物などの標示が義務づけられた（厚生省五十年史編集委員会 1988）。さらに PCB のような有害化学物質を規制するため，化学物質の審査及び製造等の規制に関する法律が制定された。

**表 12-3**　薬害に関する法制度の目的

| 目的 | 制度（公布） |
|---|---|
| ①再発防止 | 医薬品の製造承認等に関する基本方針（1967），治験論文の公表要件制度（1967），行政指導による医薬品副作用報告制度（1967），改正薬事法（1979），医療提器に対する製造・点検における品質管理システム（1995），市販直後調査制度（2001），改正薬事法（2002），安全な血液製剤の安定供給の確保等に関する法律（2002），改正薬事法（現・薬機法）（2006） |
| ②事件被害者の救済 | 血液製剤によるHIV感染者の救済制度（1989），特定フィブリノゲン製剤及び特定血液凝固第Ⅸ因子製剤によるC型肝炎感染被害者を救済するための給付金の支給に関する特別措置法（2008），血友病薬害被害者手帳配布（2016） |
| ③薬害被害者の救済 | 医薬品副作用被害救済基金法（1979），独立行政法人医薬品医療機器総合機構法（2002），生物由来製品による感染症被害者救済制度（2004） |
| ④疾病者全体の救済 | 医薬品副作用被害救済・研究振興基金法の一部を改正する法律（1988），HIV感染者の身体障害認定制度（1998），肝炎対策基本法（2009） |

出典：表12-1より作成。

食品公害の名を冠した組織には，1973年に安全な農産物の確保をめざした「食品公害をなくす会」が結成されたが，2003年に解散している（藤田 2006）。反食品公害運動が盛んだった60～70年代にはこうした組織がいくつか存在したことが推測されるが，2022年現在，食品公害の名を含む組織は管見の限り見あたらない。以上，食品公害の制度化については，①行政による否認，②再発防止と個別事件の救済に関する法整備，③名を冠した組織の不在が確認された。

## 4　薬害と食品公害の相違点

### カテゴリ的救済の法制化

薬害と食品公害の制度化における相違から，薬害の特徴はどのようなものと理解されるだろうか。薬害の第一の特徴は，法制度の目的において個別の事件ではなく薬害全体の救済，さらには薬害被害者に限らない疾病者全体の救済が掲げられていることである。各法の目的は，①被害の再発防止，②個別の事件被害者の救済，③類似事件を含めた薬害被害者の救済，④疾病者全体の救済に分類される。表12-3の通り，①被害の再発防止をめざした法制化が最も多く，薬事行政の基盤をなす薬事法（現在の医薬品，医療機器等の品質，有効性及び安全

**表 12-4**　食品公害に関する制度の目的

| 目的 | 制度（公布） |
| --- | --- |
| ①再発防止 | 消費者保護基本法（1968），改正食品衛生法（1972），化学物質の審査及び製造等の規制に関する法律（1973） |
| ②事件被害者の救済 | カネミ油症事件間係仮払金返還債権の免除についての特例に関する法律（2007），カネミ油症患者に関する施策の総合的な推進に関する法律（2012） |

出典：表 12-2 より作成

性の確保等に関する法律）の改正が重ねられている。また，②事件被害者の救済のために，非加熱濃縮製剤による HIV 感染者や，特定フィブリノゲン製剤および特定血液凝固第Ⅸ因子製剤によるＣ型肝炎感染被害者など，個別の事件被害者を対象とした救済法が公布されている。

さらに，③薬害被害者全体の救済をめざし，医薬品副作用被害者を救済するための基金法，生物由来製品による感染症被害者を救済するための制度，医薬品医療機器に関わる被害者の救済をおこなう制度が構築された。

加えて，薬害被害としてその病に罹患したかどうかは問わない④疾病者全体の救済を目的とする制度もある。例えばエイズ発症者を対象とする医薬品副作用被害救済・研究振興基金法の一部を改正する法律，HIV 感染者を対象とする HIV 感染者の身体障害認定制度[(7)]，そしてウイルス性肝炎患者を対象とする肝炎対策基本法である。このように薬害に関しては，個別の被害救済をめざしたものから疾病者すべてを救済しようとするものまで，幅広い目的の制度が整備されてきた。

では食品公害についてはどうか。法制化の目的は，①被害の再発防止，②事件被害者の救済のみである。③食品公害被害者の救済，④疾病者（食中毒患者）全体の救済をめざした法律は存在しない（表 12-4）。

薬害と食品公害をめぐる法制化を比較すると，薬害には薬害被害者全体および疾病者全体の救済を目的とした法律がある。薬害という名称や病名にもとづく，換言すればカテゴリにもとづく救済を「カテゴリ的救済」と呼ぶとすると，薬害にはカテゴリ的救済をめざした法律があるが，食品公害についてはない（表 12-5）。制度化の進展が問題解決と同義ではないのと同様に，カテゴリ的救

**表 12-5**　薬害関連制度における「カテゴリ的救済」

| 法の目的 | 薬害 | 食品公害 |
|---|---|---|
| ①被害の再発防止 | ○ | ○ |
| ②個別の事件被害者の救済 | ○ | ○ |
| ③薬害／食品公害被害者の救済 | ○ | ― |
| ④疾病者全体の救済 | ○ | ― |

済の法制化が適切な被害救済につながるとは限らない。例えば肝炎対策基本法における救済の対象は限定的であり，先天性凝固異常症患者の感染者が排除されている（第9章参照）。とはいえ，薬害被害の救済においては，少なくとも理念としてカテゴリ的救済が追求されてきた。

### 問題定義の拡張による被害者の連帯

薬害の第二の特徴は，被害が薬害にあたるか否かを先行する薬害の被害者が判断し，その認識をもとに薬被連として連帯している点である。薬被連のメンバーが自らの経験を語るとき，しばしば登場するのが「繰り返された」,「薬害の構図」,「薬害の構造」という表現である（全国薬害被害者団体連絡協議会 2000）。新たに薬害と思われる被害が生じたとき，薬被連から既存の薬害と共通する被害・加害の構造があるとみなされれば，被害者は薬被連に加盟することができる。[(8)]公害の定義が環境基本法で規定され，行政による地域指定や患者認定によって被害が公害と承認される[(9)]のとは異なり，問題が薬害であることの承認は被害者によって与えられる。

しかし，厳密にはすべての薬害で同じ構図が繰り返されてきたわけではない。栗岡（2006）によると，薬害エイズはほかの薬害とは異なる構図を持っていた。

> すなわち，被害をもたらしたものが，期待される効果をもたらすその成分ではなく，混入した異物であったということ。この意味では，HIV 感染被害問題はいわゆる「薬害」事件よりも，森永ヒ素ミルク事件，カネミ油症事件といった「食品公害」事件に近いといえるだろう。（中略）この意味で「薬害エイズ」ないし「薬害 HIV」という呼称には，使用法の拡大の第一歩があったと言えるかもしれない。（栗岡 2006：13，傍点部引用者）

政府や製薬企業による医薬品の安全管理のずさんさや，諸外国に比べた事後対応の遅れ，加害者による責任の否定など，社会的な被害発生・拡大のメカニズムに被害者らは「繰り返された構図」，「酷似の構図」（全国薬害被害者団体連絡協議会 2000：50，106）をみたのである（コラム1参照）。

食品公害においても，被害者は「繰り返された構図」を認めている。森永ヒ素ミルク中毒の被害児の親は次のように語る。

> 森永事件以後，同じような事件が次々と起きています。私達が十五年前に，もっと徹底的に森永を糾弾していたならば，カネミ油症事件は起きなかったし，もし起きたとしても，もっと正しく処理されていたはずです。（森永砒素ミルク中毒事件資料館 2022）

ほかにも1972年の東京大学五月祭において「カネミ油症事件・森永ヒ素ミルク事件合同講演会」が開催されたり，被害者団体の相互カンパがおこなわれたりしたが，薬被連のような横断的組織の発足にはいたらなかった[(10)]。その理由は不明であるが，薬害との比較を通してこそ，横断的組織の不在という事実が浮かび上がる。両事件のほかには，雪印乳業が製造した低脂肪乳への細菌混入（1955年）および毒素混入（2000年），O-157による集団被害（1990年以降），中国製冷凍餃子への有機リン系農薬混入（2008年）などが起きたが，いずれも食中毒と呼ばれ，食品公害として問題化されなかった。

### 製品使用プロセスにおける専門家の関与

薬害の第三の特徴は，被害の発生から回復までのプロセスにおいて医学・医療の専門家の関与があるということである。医療行為のなかで生じた薬害の場合，医薬品・医療機器が使用され，健康被害が顕在化し，因果関係が検討され，治療がおこなわれるというプロセスにおいて，常に医療従事者（以下，医療者）が関与する。もちろん医療者は加害者であるともいえるが，被害発生から経過を見届ける専門家がいるということは，被害者にとって有力な支援になりうる。例えばカルテや処方箋は被害の客観的な証明となる。しかも被害者は，事件が起きた後も病や障害を抱え，継続的な治療や管理を必要とする。その意味でも被害者にとって医療者は関わりを断つことのできない存在である。

では薬害が医療行為以外で起こる場合はどうか。一般用医薬品は医師の処方なしに購入することができる。これは一見，医療者の手を離れた一般的な消費行為のように思える。しかし，そもそも医薬品が製造販売されるまでには，基礎研究の段階から医薬品，医療機器等の品質，有効性及び安全性の確保等に関する法律（薬機法）の規制対象となり，市販化にあたっては厚労省および医薬品医療機器総合機構による承認審査を経る必要がある。つまり，消費者が自由に医薬品を購入しているようでも，それは専門家と行政機関によって管理された製品なのである。また，医薬品を購入する者はなんらかの痛みや不調を抱えた者であり，潜在的な患者すなわち医療の対象である。

これに対して食品の製造販売においては，都道府県等が事業施設に対し営業許可を与えるが，製造された１つ１つの食品の安全性までは審査しない。そのため食品による健康被害が起きた場合，医薬品による被害と比べて行政の責任が問われ難く，製造者と消費者の間で解決されるべき問題だとみなされる。また，食事はきわめてありふれた行為であるため，なにをどこで購入して食べたかということを本人が詳細に覚えているとは限らない。カルテや処方箋などの記録が残る医薬品の使用とは異なり，食品購入時の領収書や容器包装をすべて保存しておくことも少ないだろう。このように食品の消費については，消費プロセスを見守る専門家が存在せず，当人の記憶があいまいで，記録も残りにくい。

### 製品の代替困難性

薬害の第四の特徴は，代替品の使用によるリスク回避が困難という点である。医薬品は，そもそも副作用のリスクをはらむ製品であるが，それを使用しないことで生命維持に支障をきたしたり耐えがたい痛みが続いたりするのであれば，使わざるをえない。患者が代替品を探したり使用の是非を判断したりすることが難しいからこそ，医薬品の使用には専門家の介入が必要とされる。

食品であれば，特定の食品が摂取できなかったとしても，同等のカロリーや栄養素をほかの食品から得ることができる。代替品によって同じ効用が得られなかったとしても，医薬品とは異なり，１つの製品を消費できないことが致命的となることはない。もちろん食物アレルギーのように食品の摂取が命に関わる場合は医療の対象となり，アレルゲンの除去において専門家の意見が必要となる。しかし一般に消費者が食品を購入する際は，それぞれが予算や嗜好にもとづき選択をすれば足りる。

## 5　制度化の含意

以上みてきたように，薬害と食品公害の制度化を比較した結果，行政による問題枠組みの肯定，カテゴリ的救済の制度化，名を冠した組織の存在の3点において薬害の制度化は食品公害のそれと比較して進展していることが明らかになった。これは被害者運動の成果であるとともに，医薬品が行政による高度な介入と承認を必要とする製品であることにもよるだろう。さらに，薬害事件が次々に生じることは，皮肉にも被害者運動に新たな人的資源を動員し，薬害根絶の取り組みが必要であるという論理を強化し，薬害という問題枠組みを正統なものとして再生産することに寄与してきた。

医薬品に関する多くの法制化の歴史からみて，単線的に安全志向が強められてきたとは言えない。2017年に医薬品の条件付き早期承認制度が実施されるなど，むしろ薬害発生のリスクを高めるような制度も運用開始されてきたからである。

しかし，薬害という問題認識が制度化されているからこそ，その名のもとに行政も含めて人びとが連帯し，根絶をめざすことができる。食品公害のように制度化がなされなければ，被害者は事件ごとに補償の獲得や救済法の制定を求めざるをえない。薬害の制度化の進展は，被害者が公害とは区別される独自の問題枠組みを設定し，その内発的な問題定義を社会に認めさせてきたことの表れである。

**注**

(1)　九州朝日放送，「背負いし十字架――カネミ油症事件40年目の証言」，2009年5月16日放送。以下の記述は筆者が2006年から2011年にかけておこなった被害者を含む関係者への聞き取り調査の記録を組み合わせたもの。

(2)　また，農薬取締法施行規則では農薬による農作物への害を薬害と呼ぶ。

(3)　予防接種による薬害および制度形成は除く。それについてはコラム7参照。

(4)　その設立経緯については第10章参照。

(5)　ほかにキユーピーマヨネーズ回収騒動，ショートニング類製造における指定外化学合成品の使用発覚，有害アイスクリーム事件，プラスティック容器に入ったケチャップやビニール内面包装のバターからの可塑剤検出（吉田 1974：32），野菜加工場における洗浄水への機械油混入，清涼飲料水のびん王冠へのグリスの付着（斎藤 2004：710）があるが，いずれも健康被害が明確でない。

(6)　ただし，飯島は私的な研究メモを除き食品公害という表現の使用を避けている（宇田 2015）。他方，食品公害という呼称を用いた研究は複数存在する（戸田 1992；堀田 2008）。

(7)　このほかに後天性免疫不全症候群の予防に関する法律もあるが，これは感染者の把握と管理を促進するために個人のプライバシーに行政が介入することを可能にするもので（本郷 2007），救済を目的とした制度とは言えない。同法は1999年に感染症予防法の施行にともない廃止された。

(8)　2018年9月6日，薬被連代表世話人の花井十伍氏の発言による。

(9)　だからこそ未認定問題が生じると考えられるが，この点はより詳細な考察を要する。

(10)　1972年にサリドマイド被害者を支援する会が森永ミルク中毒のこどもを守る会へ共闘を申し入れ（岡崎 1977），サリドマイド薬害の被害者が森永製品の不買運動に協力したり（2020年1月24日，サリドマイド薬害の被害者である佐藤嗣道氏からの教示による），「スモン・カネミ公害被害者救済！」と題した集会が開かれたり（全大阪消費者団体連絡会 1985），食品公害と薬害の被害者による連帯もみられる。1970年代には薬害や食品公害の外縁が明確でなく，公害・薬害・食品公害が渾然一体となった問題理解の枠組みがあったと考えられる。

コラム9

## 薬害アーカイブズ——記憶を伝え，教訓を活かす

**藤吉圭二**

アーカイブズという言葉は，日本ではデジタル・アーカイブ（ズ）という表現でよく使われるようになった。ここ25年ほど，パソコンの普及とインターネットの発展に伴って広まった言葉だ。さまざまな資料をデジタル化して公開しているインターネット上のサイトを利用したことのある人もいるだろう。アーカイブズとは，端的には集積された資料またはその保管場所を意味する。

こうしたサイトの中には実際は「デジタル・ミュージアム」や「デジタル・コレクション」と呼ぶ方がふさわしいものもある——このようにいうとき「ミュージアム」や「コレクション」と「アーカイブズ」を分ける特徴はなにか。資料を収集・整理して保管し，人びとの閲覧や利用に供する仕組という点で，これらには共通点がある。そのなかでアーカイブズに特徴的なのは，古賀崇が簡潔にまとめるように「個人または組織がその活動のなかで作成または収受し，蓄積した資料で，継続的に利用する価値があるので保存されたもの」という点だ（古賀 2008：3)。どんな組織もその活動の経過に合わせて書類を作る。事前の計画，活動中の進捗，事後の総括など活動の節目ごとに記録が作成され，整理・保管されて後日の検証に供される。このような，組織や人の活動の記録を時系列に沿って整理し保管してあるものが，ミュージアムやコレクションとは区別してとくにアーカイブズと呼ばれる。記録の一点一点はアイテムと呼ばれ，それらのアイテムを案件ごとにまとめたものはファイルや簿冊と呼ばれる。公的なものでいうと，日本にも国立公文書館があり，一部の都道府県や市町村もアーカイブズを運営し資料を公開している。

では薬害に関連するアーカイブズにはどのようなものがあるだろうか。そもそも，なぜ健康被害が生じるような成分を含んだ薬が製品として流通してしまったのか，どこに見落としがあったのか，あるいは意図的な見落としだったのか——これらを検証するなら薬を開発・販売した製薬会社のアーカイブズを見るのが適切だ。しかし私企業の内部活動の記録が，作られた状態のまま隠蔽なしに公開されることは，とりわけ企業秘密を伴う薬品開発に関してはほとんど期待できない。薬品の製造・販売あるいは使用に関し，国民の健康と安全を守る立場にある政府の施策や指導は適切だったのか——例えば，薬害エイズ事件のさい職員の庁内捜索により重要な関連文書が「発見」されたと厚生省（当時）から発表されて大きなニュースになった。これに限らず，各省庁の記録が適切に保存・管理され公開されているか，市民へのアカウンタビリテ

ィ（説明責任）は確保されているかという点については，残念ながら周知の通り万全とは言い切れない。

企業や行政の記録に加えて重要なのが，被害者自身の残した記録である。被害者が集まって原告団をつくり，企業や国を相手に長期にわたって裁判を闘った際の膨大な記録が残されている。これらの多くは法廷に提出するための公文書のような資料だが，このアーカイブズの中には，発症当初は原因不明のまま突然生活に支障をきたし，体の痛みや先行きの不安に耐えながら過ごす日々の困難をつづった日記や私信のようなものも見つかる。どうやらあの薬が原因らしいとわかってからも製薬会社や行政には誠実に対応してもらえず，遂に裁判を起こそうと決意するまでの経緯をうかがわせるような手紙のやりとりなどもあり，そうしたものからは裁判という公的な場では見えにくい被害者の心情を知ることができる。

いくつもある薬害被害者団体のうち，「スモンの会全国連絡協議会」の資料を含む薬害スモン関係の資料が法政大学大原社会問題研究所環境アーカイブズで保存・一部公開されている。後世の視点で整理された「歴史」ではなく，損なわれた健康が「薬害」によるものと明確になる以前，「奇病」とも呼ばれ周囲から忌避されていた時期に，リアルタイムにつづられていた日記やメモ書きは，当時を知るための１つの重要な手がかりとなるだろう。

コラム10

## 薬害調査研究を振り返って

若生治友

### 薬害エイズ調査研究の始まり

わたしたちが始めた薬害エイズ調査研究は，多くの研究者らの努力が続き20年以上が経つ。ここでは本調査研究を企画した理由，調査初期に起きたトラブルとその再起の過程を紹介したい。

薬害エイズとは，血友病患者が輸入血液製剤によってHIV感染した問題である。当時すでにアメリカやカナダなどでは，公的機関によるHIV感染問題の調査報告書が発行されていた（IOM 1995=1998, Commission of Inquiry on the Blood System in Canada 1997=1998）。一方，日本では体系的な検証作業がなされず，ともすれば犯人探し的な検証になるおそれがあった。

HIV訴訟の和解後，大阪HIV訴訟原告団は薬害エイズの検証作業をおこなうべきと考え，その作業を担う組織としてネットワーク医療と人権の設立を発起した。わたしたちは血友病の医療現場でHIV感染問題はどのように捉えられていたのか，HIV訴訟やマスコミの言説とは異なる視点での調査・検証をおこない，薬害再発防止への提言をまとめることになった。

わたしたちが調査研究を進めるにあたり，社会学者らを中心に「輸入血液製剤によるHIV感染問題調査研究委員会（委員長は養老孟司氏。以下，養老研）」を立ち上げ，血友病診療医への聞き取り調査を始めた。

### 調査初期のトラブル

医師への聞き取り調査を始めたものの，マスコミや訴訟の言説に寄った聞き取りとなったことや第一次報告書（輸入血液製剤によるHIV感染問題調査研究委員会 2003）の一部仮説に対して，聞き取り対象の医師や読み手らから痛烈な批判を受けた。さらには調査への不信感から聞き取り拒否を受けることもあった。そして事実上，調査研究が暗礁に乗り上げた。当時養老研メンバーの一人であった横田は次のように振り返っている。

> 「第1次報告書」におけるいくつかの論文が，医師を中心とする読み手から「医師・医療実践批判」と受け取られ，批判的なやりとりが起こったことは事実である。（横田 2008：240）

> 「薬害エイズ問題」にかかわった医師たちには，相手の「無知」に対する警戒感もある。（略）「新たなステレオタイプを生み出すだけの素人」に嫌気がさしていた人々だからである。信頼関係を醸成し得ないうちに露呈した調査チームの「無知」は，彼らにとってはマスコミが濫用した「無知」とたいして違いはなかったのだろう。（横田 2008：243）

調査体制・メンバーの立て直し

この「トラブル」から抜け出すため，別の研究者にも参加してもらい調査体制を再編成し，患者・家族調査からスタートし徐々に医師を紹介してもらう方法を模索することになった。またHIV医療の現場にフィールドワークをおこなったり，対象を広げて血友病医療に携わった看護師やカウンセラーなどにも聞き取りをおこなったり，薬害エイズの多様な語りを集めるように努めた。やがて医師たちからの信頼も得られるようになり，HIV感染に直面した医師に加え，その後の世代の医師など，さまざまな立場の医師の語りを集めることができた。一方でいまだに聞き取りに応じていない医師も存在するが口を閉ざす理由は明らかになっていない。

調査研究20年を迎えて

養老研は2009年の最終報告書の発行で一区切りとなった（輸入血液製剤によるHIV感染問題調査研究委員会 2009a, 2009b, 2009c）。ただしその後も研究者たちは研究費を活用しながら，薬害教育，海外比較，スモンやサリドマイド，食品公害など幅広く，いまもなお調査研究を続けている。

日本ではスモンをはじめ，訴訟にいたるさまざまな健康被害と薬害が繰り返し起きている。医薬品との因果関係が判明するまで，健康被害を被った人びとは，身体的苦痛に加えて社会から奇病や感染症扱いされるなど，差別・偏見を受け排除されてきた。まさに二重三重の被害を受けたといえる。それらもまた薬害の一部である。このような悲惨な薬害を繰り返さないことに，長期にわたる薬害調査研究の成果としての本書が大きく寄与できるものと確信している。

# 推薦図書一覧

**1．平沢正夫，1965，『あざらしっ子――薬禍はこうしてあなたを襲う』三一書房。**

被害児を持つ京都市在住の洋裁店店主中森黎悟氏に取材したサリドマイド薬害に関するルポルタージュ。中森氏が遭遇する日常生活上の困難や大学図書館での文献調査・新事実の発掘，新聞縮刷版による広告量の調査といった原因究明の取り組み，他被害者との連帯，訴訟までの道のりが詳述されるとともに，「薬禍」の起こる社会的背景をするどく指摘している。なお，表題はサリドマイド胎芽症の障害児の特徴を捉えた当時の呼称である。（蘭由岐子）

**2．吉原賢二，1975，『私憤から公憤へ――社会問題としてのワクチン禍』岩波書店。**

インフルエンザ予防接種による息子の重度障害をきっかけに，種痘禍被害者らとともに1970年に全国予防接種事故防止推進会を立ち上げ，雑誌『ワクチン禍』を刊行してこの問題を問い続けた著者の運動の軌跡。著者が科学者であることから，統計資料と聞き取りで予防接種行政の問題を明らかにした。著者らは1973年に損害賠償請求訴訟を開始し，本書刊行から19年後の1992年に厚生大臣が謝罪，後に予防接種法も改正された。（佐藤哲彦）

**3．淡路剛久，1981，『スモン事件と法』有斐閣。**

民法・環境法を専門とする著者によるスモン訴訟に関する法社会学的・法解釈学的研究。法的側面の研究に限定せず，当事者の行動や運動にまで踏み込んで分析している点に特色がある。薬害事件における企業と行政の動きを批判的に検討しつつ，法が本来果たすべき役割を規範的に問い直す本書は，今日なお薬害スモンに関する社会科学的な分析として最も優れたものであり続けている。（田代志門）

**4．宮本真佐彦，1981，『サリドマイド禍の人びと——重い歳月のなかから』筑摩書房。**

全国の原告家族に取材した読み物。国際障害者年の出版。被害児たちは20歳前後になっており，父親になった者もいた。障害を持って生き続けなければならない彼らにとって「サリドマイド禍は昨日のことではなく，今日のことであり明日のことでもあった」と著者が述べるように，本書は，被害児・家族の経験を通して事件の複雑さ，深刻さ，そして希望を知らせてくれる。レンツ博士のインタヴュー記録，年表の参考資料がつく。（蘭由岐子）

**5．莇昭三，1983，『なくなったカルテ——医師とスモン』あゆみ出版。**

北陸スモン訴訟で中心的役割をになった医師による連載を単行本化したもの。スモン患者との関わりが時系列を追って丁寧に描かれており，薬害における医師の責任とはなにかを考えるうえで必読書。なお，莇はのちに全日本民医連会長を務め，公害・薬害に加え戦争と医療の問題にも取り組んだ。本書を含む全著作物は『莇昭三業績集　いのちの平等を拓く』（日本評論社，2013年）付属のDVDにPDF化して収録されている。（田代志門）

**6．宝月誠編，1986，『薬害の社会学——薬と人間のアイロニー』世界思想社。**

本書は薬害に関する社会学研究の嚆矢である。本書の独創的な点は，逸脱論の視点から企業の組織犯罪として薬害を捉えている点にある。時代的にみると，薬害スモン裁判が1979年に結審し，副作用を隠蔽したままがんの新薬を販売しようとしたダニロン事件が1981年に起こったことも，この視点と親和的である。さらに，スモン患者の手記から薬害被害者の「意味世界」が，ダニロン事件の内部告発者の語りから反薬害運動の実際がそれぞれ描かれている。（山田富秋）

**7．後藤孝典編，1988，『クスリの犯罪——隠されたクロロキン情報』有斐閣。**

実際には有効性がないにもかかわらず，腎臓疾患やリウマチなどに適応拡大されたクロロキン製剤により1000人以上が視力を奪われたとされるクロロキン薬害。本書を執筆した弁護士たちは，失明した被害者の提訴を医師と結託して妨害する製薬企業，自分だけクロロキンの服用をやめた旧・厚生省製薬課長などを相手取った訴訟を担当した。補償の道筋を作るための現代型訴訟を展開することの当時の困難さが，本書から伝わってくる。（本郷正武）

**8．実川悠太編，1990，『グラフィック・ドキュメント　スモン』日本評論社。**

スモン訴訟東京地裁原告団（いわゆる「第2グループ」）からの要請で作成された薬害スモンの記録集であり，写真を主にしたもの。大きくは「被害・生活編」と「事件史編」から構成され，巻末にスモンに関する「文献目録」および詳細な「スモン年表」が付く。薬害被害者の生活・人生を主眼に据えつつも，薬害スモンがなぜ生まれ，原因究明や裁判・運動がどのように進んだかを詳細な資料を用いて跡付ける。（田代志門）

**9．草伏村生，1993，『増補版　冬の銀河——エイズと闘うある血友病患者の訴え』不知火書房。**

本書は薬害エイズ訴訟の原告の一人である草伏村生の手記である。草伏はある地方の血友病患者会のリーダー的存在で，また東京訴訟において第一次提訴した人である。そして，草伏は和解後の1996年10月に亡くなる。その草伏が，原疾患の血友病，非加熱濃縮製剤によるHIV感染・製薬企業への怒り・責任追及のための裁判，被害者への差別などにかんし思いを綴っている。石田吉明のインタビュー（10の書籍）と対比しながら読むと，共通点や相違点が見え非常に興味深い。（種田博之）

**10．石田吉明・小西熱子，1993，『そして僕らはエイズになった——HIVが暴れ回らないうちに語り残しておきたいことがある………。』晩聲社。**

本書は薬害エイズ訴訟の原告の一人である石田吉明へのインタビューとルポルタージュで構成されている。石田は，「エイズ予防法」への反対，「京都からの手紙」の発行，大阪HIV原告団団長など，薬害エイズのキーパーソンの一人である。石田は和解を見ずに1995年に亡くなる。その石田の，原疾患の血友病，エイズパニック，非加熱濃縮製剤によるHIV感染，裁判などについての思いがインタビューにおいて語られている。そこから，感染だけが被害ではないことがわかる。（種田博之）

**11. 浜六郎，1996，『薬害はなぜなくならないか――薬の安全のために』日本評論社。**

第1部では薬害が臨床医の指点で解説される。著者の薬害観は，医薬品のもたらす害作用一般の延長線上に存在し，第2部において，薬害の生ずる構造を日本の医療における医薬品使用のあり方に見いだす。第3部においては，これら構造を踏まえ，薬害をなくすための具体的提言がなされる。（花井十伍）

**12. 片平洌彦，1997，『増補改訂版　ノーモア薬害――薬害の歴史に学び，その根絶を』桐書房。**

薬害スモンなど多くの薬害に関わった薬害研究者による著書。薬害を「受忍できない健康被害」であり，「医薬品の有害性に関する情報を，加害者側が（中略）軽視・無視した結果として，社会的に引き起こされる健康被害」と捉え，その観点からさまざまな薬害（ペニシリンショック事件から薬害ヤコブ病まで）の教訓を記している。また，薬害を防止・根絶するための国の責任，医療者および患者・市民の役割についても述べている。（佐藤嗣道）

**13. 島本慈子，1997，『砂時計のなかで――薬害エイズ・HIV 訴訟の全記録』河出書房新社。**

大阪 HIV 訴訟原告代表だった石田吉明らの活動を縦糸として，岩崎孝祥ら他の原告の生活を横糸として編み込みつつ，薬害エイズ訴訟の過程を描いたノンフィクション。血友病患者たちは，血液製剤による HIV 感染とエイズ発症によって人生を破壊され，免疫が徐々に下がって死へといたる限られた時間の中で，原因や責任の究明と裁判への道を切り開く。彼らの努力が，普段の，しかし破壊されつつある生活の中から克明に記述されている。（佐藤哲彦）

**14. 全国薬害被害者団体連絡協議会編，2000，『薬害が消される！――教科書に載らない6つの真実』さいろ社。**

「薬害根絶」を目的として結成された全国薬害被害者団体連絡協議会。通称薬被連結成の背景や経緯とともに，教育の重要性を訴え，文部省との交渉内容や各政党への質問状の回答が記録される。薬害の被害者や支援者たちが，それぞれの枠組みを超えて，薬害が生じた構造や歴史，個々の被害の経験を分かち合う一冊となっている。薬害事件とその被害者の声を教訓とし，薬害を繰り返さないための意識や制度の見直しが社会に求められている。（中塚朋子）

**15. 勝村久司，2001，『ぼくの「星の王子さま」へ——医療裁判 10 年の記録』メディアワークス。**

勝村夫妻は，陣痛促進剤の不適切な使用により第一子を，そのときの子宮破裂の影響を回避できず脳性まひとなった第三子を亡くしている。幼い２人の写真が，その現実を突きつける。本書は著者が経験した医療事故と裁判の記録である。不適切な医薬品の使用や医療者の対応，カルテやレセプトの非開示や改ざんなど，当時のさまざまな医療問題を明るみにする。薬害と呼ぶべき医療事故を教訓とし，情報公開や教育の重要性を訴える。（中塚朋子）

**16. 陣痛促進剤による被害を考える会，2003，『陣痛促進剤あなたはどうする——お産の前に一番大切なことについてきちんと説明を受けていますか？』さいろ社。**

陣痛促進剤による被害の経緯や状況を明らかにし，その原因を論じ，安全なお産のための知識について書かれている。前半は産科医療の現実について陣痛促進剤の被害を元に論じる。後半は，実際に陣痛促進剤による被害を受けた事例について論じ，「陣痛促進剤による被害を考える会」が発足するまでの経緯が記されている。最後では，これから子どもを産む人に安全なお産をしてもらうための知識を呼び掛けている。（藤田景子）

**17. 薬害ヤコブ病大津訴訟弁護団編，2003，『心の叫び——薬害ヤコブ病裁判解決へのみちのり』かもがわ出版。**

クロイツフェルト・ヤコブ病は治療法のない致死的疾患であり，裁判や運動の当事者は被害者遺族・家族である。家族を襲った病魔が薬害であることの認識や提訴を決意していく様子が当事者の証言を交えて描き出される。また，法廷でのやり取りの記述も充実しており，薬害裁判が実際上法廷でどのよう

に争われるかを垣間見ることができる。（花井十伍）

**18. 将守七十六，2006，『血にまつわる病から生まれたメトセトラ——薬害エイズ訴訟和解から十年，僕らはこんなカンジで生きてます』文芸社。**

本書は薬害エイズ訴訟の原告の一人である将守七十六の手記である。将守は1987年のエイズパニックの頃，高校生だった。和解から10年後という時代状況と石田吉明（1945年生）や草伏村生（1952年生）との年齢差などによって，草伏や石田の手記内容（9と10の書籍）とは異なっている。将守自身の被差別体験が語られ，「正史」ではまず触れられない和解前後の出来事や，また性行為によるHIV感染者増への複雑な思いもつづられていて，非常に興味深い。（種田博之）

**19. 手塚洋輔，2010，『戦後行政の構造とディレンマ——予防接種行政の変遷』藤原書店。**

予防接種は，健康被害のリスクを伴う。予防接種をしなければ，感染症のリスクが大きくなる。どちらのリスクも現実化すれば，それをつかさどる行政の責任が問われる。この条件のもと，どのように予防接種行政が構造化されてきたのかを論じたのが，本書である。戦後すぐから2000年代までの予防接種行政の変遷が，接種による健康被害の発生やそうした被害への意味づけの変化などと関係づけて描かれている。（中川輝彦）

**20. 田井中克人・和気正芳，2012，『ジフテリア予防接種禍事件——戦後史の闇と子どもたち』かもがわ出版。**

日本最初の薬害であるジフテリア予防接種禍事件の経緯を明らかにし，その原因について論じたもの。前半は被害者の一人として生死をさまよった田井中が，事件の経緯と事件当時に補償・救済が強圧的になされたことを論じている。後半は和気が，戦後の混乱期にあって原因について未解明な点が多いために，残された関連文書を再調査して，事件の原因が国の検査体制と予防接種政策にあり，米軍の軍事政策とも関係したことを指摘している。（佐藤哲彦）

**21. 医薬品医療機器レギュラトリーサイエンス財団，2012，『知っておきたい薬害の教訓――再発防止を願う被害者からの声』薬事日報社。**

レギュラトリーサイエンス財団主催で二度にわたり開講された「薬害教育基礎研修講座」を踏まえ，薬害被害者の生の声を残すために本書は編まれた。各薬害は異なる原因となった医薬品や健康被害にもかかわらず，薬害根絶の切なる願いでは一致している。姉妹本『知っておきたい薬害の知識――薬による健康被害を防ぐために』（薬事日報社，2011年）とあわせて読めば，薬害に関する基本的な知識を一通り得ることができる。（本郷正武）

**22. 片平洌彦編，2013，『イレッサ薬害――判決で真実は明かされたのか』桐書房。**

第1章では被害者の体験にもとづく被害実態が記述され，それと地続きの形でイレッサ薬害の薬害性を考察する第2章につながっていく。第3章，第4章で裁判の争点が説明されたのち，第5章で和解勧告後の厚労省と医学会の対応が批判的に考察される。最後では，抗がん剤の副作用救済制度の必要性が論じられる。（花井十伍）

**23. 薬害イレッサ訴訟原告弁護団編，2014，『薬害イレッサ訴訟戦いの記録と教訓――がん患者の命の重さを問う』日本評論社。**

第1章から第3章までは，イレッサ薬害裁判の経緯がかなり整理された形で説明されている。第4章以下では，医薬品としての評価の問題点，マスコミ報道の問題点などイレッサ薬害に特徴的な現象面が記述され，最後にイレッサ薬害の教訓を踏まえた制度面の改善の方向性が示される。付属のCD資料集も充実している。（花井十伍）

**24. 郡司篤晃，2015，『安全という幻想――エイズ騒動から学ぶ』聖学院大学出版会。**

著者は厚生省薬務局生物製剤課長として，製剤の危険性がまだ楽観視された1983年に，安部英を委員長とする「エイズ研究班」をいち早く組織する。その結果，安部英と著者が薬害エイズ事件の「犯人」であるかのように，裁判の和解前後にメディアからの攻撃にさらされる。そのときの構図は第11章で見た通りである。著者は医学がリスクを伴う「途上科学」であるという認識の下，リスク判断をおこなう人を守り，同時に判断と決定とを分けることが重要であると説く。(山田富秋)

**25. 黒川祥子，2015，『子宮頸がんワクチン，副反応と闘う少女とその母親たち』集英社。**

本書はHPV（子宮頸がん）ワクチン接種の副反応により健康被害を受けた6組の被害者——被接種者の女性（接種当時は未成年）とその家族（母親）——への取材をもとに書かれたルポルタージュである。このルポは被害者の被害の実像（実状）を詳細に描いている。これを読むと，単に身体に対する健康被害を被っただけでなく，そのことへの医療者を含む周りの無理解が被害者をさらに傷つけていることがわかる。健康被害だけが被害ではないのである。(種田博之)

**26. 宇田和子，2015，『食品公害と被害者救済——カネミ油症事件の被害と政策過程』東信堂。**

日本最大の食品公害であるカネミ油症に関する政策科学の研究書。当事者への聞き取りから事件の経緯を記録し，日本の法政策において食品公害対策が空白に置かれてきたことを論じている。そのうえで，食品公害という問題認識の必要性を指摘し，食品公害被害救済基金制度の創設を提言している。被害を語る際，環境社会学の視点から被害の社会的構造を捉え，また保健医療社会学の視点から被害者の病者としての経験を捉えようとした点が特徴。(宇田和子)

**27. 種田博之，2019，『パラドクスとしての薬害エイズ——医師のエートスと医療進歩の呪縛』新曜社。**

薬害エイズにおいて医師は非加熱濃縮製剤の使用によって血友病患者にHIV感染させた「敵役」である。本書はその医師に焦点をあて，当該製剤の使用について社会学の視点から論じたものである。当時，HIV自体が不確実であった。医師にとって血友病のリスクは既知であり，それを小さくしようとして，HIVのリスクを感じつつも，当該製剤を使ってしまった。HIV感染

は血友病をよりよく治療しようとした結果であった。この意味でパラドクスであった。（種田博之）

**28. 栢森良二，2021，『サリドマイド——復活した「悪魔の薬」』PHP エディターズグループ。**

リハビリテーション医として被害児に伴走してきた著者の『サリドマイド物語』『サリドマイドと医療の軌跡』に次ぐ著書である。サリドマイド胎芽症の説明，西ドイツのレンツ博士やアメリカのケルシー医官などの貢献者，薬剤に関する記述に加えて，事件に対する各国の対応，および著者自身が係わった近年のサリドマイド胎芽病患者の健康，生活実態に関する調査研究の成果にもとづく「サリドマイド後症候群」の問題と臨床について詳述されている。（蘭由岐子）

# おわりに

薬害に関するテキストや研究書は薬学分野で発行されているものがほとんどで，薬害の社会的側面について解説しているものとしては，宝月誠編『薬害の社会学——薬と人間のアイロニー』（世界思想社，1986年）にまでさかのぼらなくてはならない。本書は『薬害の社会学』を踏まえて，日本固有の薬害問題をどのように社会学の観点から考察するかを念頭に置き執筆したものである。

本書の副題は「新しい薬害の社会学」である。読み方は二通り。「新しい薬害」の社会学では，薬害のいわば典型例となった薬害スモン，サリドマイド薬害に続く各種の薬害問題など，21世紀になってからも続く負の連鎖を描き出すことを念頭に置いた。『薬害の社会学』にはまだ薬害エイズが登場しないことからも，「新しい薬害」を取り上げたことになる。他方，新しい「薬害の社会学」では，『薬害の社会学』の企業逸脱や産業資本主義批判といった枠組みにとどまらず，当事者へのインタビューデータをもとにした学際的かつ，従来のモデルストーリーを相対化する新しい社会学的知見を提示することを目論んだ。

とはいえ，われわれの力量や紙幅の都合などにより，現代の薬害をめぐる諸問題を汲み尽くしたわけではなく，以下のように課題がまだ残されている。

第一に，薬害概念の外延をさらに探る試みである。例えば，折しも新型コロナウイルス感染症のワクチン接種に伴う副反応をめぐって反ワクチン運動が世界的に台頭している。ワクチンによる薬害となったMMRワクチンや現在係争中のHPVワクチンなど，健康な人を対象にしたワクチンをどのように位置づけるかは，本書ではまだ十分に迫れていない（コラム3参照）。

第二に，当事者参加のあり方である。本書でも薬害の当事者が執筆している章やコラムがあるように，当事者の視点を取り入れることは事態をより鮮烈に描出することにつながるであろう。しかしその一方で，当事者に過剰な負担を課してしまうこと，各種委員会で問題の片棒を担がせてしまうことなどにも自覚的でなければならないであろう。求められるのは形式的な当事者参加ではなく，どのような形の参加なのかを検討することである。

第三に，昨今の「犠牲者非難（victim-blaming）」の考察である。新型コロナウイルスに感染した人をあぶり出したり，感染した著名人が謝罪するシーンが幾度となく繰り返された。これは，感染したのを道徳的に責めることに加えて，他の人に感染させた（可能性を持つ）感染源であることを責める論調の現れである。薬害問題でも，薬害被害を当人の不注意や落ち度として責める論調が，とくにHPVワクチン薬害で際立っている（コラム4参照）。こうした自己責任論で切って捨てる考えは，自分は薬害被害者には決してならないと高みに立ったものである。このような考えの台頭は，これまでの薬害や感染症の歴史でも議論されてきた大きな論点の1つであり，さらなる考察が必要である。

本書が上梓されるまでには，2001年に産声を上げた，養老孟司氏を委員長とする「輸入血液製剤によるHIV感染問題調査研究委員会（養老研）」から連なる調査研究の蓄積がある（研究報告書リスト参照）。当初はHIV感染にかかわった医師への聞き取り調査から問題の解明を目指したが，被害者・遺族の聞き取りや，血液事業，薬害教育，世界の薬害（とみなしうる）問題へと調査研究の対象も移り変わり，拡張していった。これらの研究成果は，『医師と患者のライフストーリー』（ネットワーク医療と人権，2009年）を「論考編」，「医師の語り編」，「患者・遺族の語り編」の三分冊で上梓した以外にも，報告書の形で公表してきた。本書の研究成果は，執筆を担当していない方も含めたこれまでに蓄積されたデータや議論が元になっている。これからも新しい世代の読者とともに，新しい薬害の社会学を創り上げていくことを誓って筆を擱く。

2022年6月

編者を代表して　本郷正武

# 参考文献


阿部正子，1995，「薬害エイズを生んだ医師たちの体質」『トリートメント』31：4-17。

秋葉敏子，1961，『初めての妊娠・お産・育児』小出書房。

天野宏，2000，『概説 薬の歴史』薬事日報社。

青木繁之，1999，『危ない血液はもういらない』都市文化社。

荒井良，1965，『タカシよ手をつなごう』文藝春秋新社。

――――，1970，『貴への手紙――サリドマイド児成長の記録』YMCA 出版。

蘭由岐子，2003，「聞き取りの方法論――相互行為としての聞き取り」輸入血液製剤による HIV 感染問題調査研究委員会『輸入血液製剤による HIV 感染問題調査研究 第一次報告書』18-21。

――――，2005，「医師は何をどう語ったか――M医師の語りを中心として」輸入血液製剤による HIV 感染問題調査研究委員会『輸入血液製剤による HIV 感染問題調査研究――第二次報告書』81-105。

――――，2009，「病気が人格をもってるじゃないですか――ある臨床医の『薬害 HIV』問題経験」輸入血液製剤による HIV 感染問題調査研究委員会，2009a，『医師と患者のライフストーリー 第１分冊 論考編』ネットワーク医療と人権，235-265。

――――，2010a，「血友病臨床医の問題経験――Ｑｄ医師の場合」種田博之・山田富秋編，『「薬害 HIV」問題経験の社会学的研究―ナラティヴ・アプローチから』平成 19～21 年度科学研究費補助金（基盤研究（B））研究成果報告書（19330122），産業医科大学，56-67。

――――，2010b，「薬害 HIV 問題」環境総合年表編集委員会『環境総合年表――日本と世界』すいれん舎，348-349。

――――，2016，「ハンセン病医療におけるサリドマイド――使用経験の語りから」山田富秋編『「薬害教育」に向けた多声的「薬害」概念の提起』平成 25 年～27 年度科学研究費補助金（基盤研究（B））研究成果報告書（25285163），松山大学，117-128。

Arrington, Celeste. L., 2016, *Accidental Activists: Victim Movements and Government Accountability in Japan and South Korea*, New York: Cornell University Press.

淡路剛久，1981，『スモン事件と法』有斐閣。

蒴昭三，1983，『なくなったカルテ——医師とスモン』あゆみ出版。

唄孝一，2002，「インフォームド・コンセント」市野川容孝編『生命倫理とは何か』平凡社，37-43。

別府宏圀，2002，『医者が薬を疑うとき』亜紀書房。

Berger, Peter L. and Luckmann Thomas, 1967, *The Social Construction of Reality: A Treatise in the Sociology of Knowledge*, New York: Anchor Books edition.（山口節郎訳，1977，『日常世界の構成——アイデンティティと社会の弁証法』新曜社。）

Best, Joel, 2017, *Social Problems, Third Edition*, New York: W. W. Norton & Company.（赤川学監訳，2020，『社会問題とは何か——なぜ，どのように生じ，なくなるのか』筑摩書房。）

Commission of Inquiry on the Blood System in Canada (Krever Commission), 1997, *Final Report Volume 3*.（血液製剤機構訳，1998，『カナダ血液事業調査委員会（クレーバー委員会）最終報告第3巻』。）

土井脩，2012，「過去の薬害事件の教訓はいかにリスクマネジメントに活かされたか」一般財団法人医薬品医療機器レギュラトリーサイエンス財団『知っておきたい薬害の教訓——再発防止を願う被害者からの声』薬事日報社，132-173。

———，2014，「薬害教育のあるべき姿」『医薬品医療機器レギュラトリーサイエンス』45(10)：846-847。

———，2015，「アンプル入り風邪薬によるショック死事件」『医薬品医療機器レギュラトリーサイエンス』46(12)：888-889。

———，2016，「ペニシリンによるショック死事件」『医薬品医療機器レギュラトリーサイエンス』47(2)：142-143。

Donaldson, Liam, 2002, "An Organization with a Memory," *Clinical Medicine*, 2: 452-457.

Durkheim, Émile, 1893, *De la division du travail social: Étude sur l'organisation des sociétés supérieures*, Paris: Presses Universitarires de France.（田原音和訳，2017，『社会分業論』筑摩書房。）

———, 1925, *L' Éducation morale*, Paris: Presses Universitarires de France.（麻生誠・山村健訳，2010，『道徳教育論』講談社。）

衛藤幹子，1993，『医療の政策過程と受益者——難病対策にみる患者組織の政策参加』信山社。

Faden, Ruth and Tom Beauchamp, 1986, *History and Theory of Informed Consent*,

Oxford: Oxford University Press.（酒井忠昭・秦洋一訳，1994,『インフォームド・コンセント――患者の選択』みすず書房。）

Feldman, E. A. and R. Bayer eds., 1999, *Blood Feuds: AIDS, Blood, and the Politics of Medical Disaster*, Oxford: Oxford University Press.（山田卓生・宮澤節生・杉山真一編，山下篤子訳，2003,『血液クライシス――血液供給とHIV問題の国際比較』現代人文社。）

藤田弘之，2006,「自生的消費者グループの環境学習――食品公害をなくす会の活動を中心として」『滋賀大学環境総合研究センター研究年報』3：27-47。

福永秀彦，2021,「新型コロナワクチン接種をめぐる社会心理と報道――インターネット調査から考える」『放送研究と調査』71(7)：2-27。

福島統，2014,「英国での Fitness to Practise（FtP）の活動について」『日本内科学会雑誌』103(8)：1956-1961。

福武直，1966,「公害と地域社会」大河内一男編『公害（東京大学公開講座 7）』東京大学出版会，195-221。

源田浩一，2012,「国内新薬における創出企業の国籍と治験実施国」『政策研ニュース』37：44-46。

郡司篤晃，2015,『安全という幻想――エイズ騒動から学ぶ』聖学院大学出版会。

花井十伍，2012,「薬害再発防止のために――薬害エイズの教訓」レギュラトリーサイエンス財団『知っておきたい薬害の教訓――再発防止を願う被害者からの声』薬事日報社，56-68。

長谷川公一，1989,「『現代型訴訟』の社会運動論的考察――資源動員過程としての裁判過程」『法律時報』61(12)：65-71。

鳩飼きい子，2001,『不思議の薬――サリドマイドの話』潮出版社。

鳩飼きよ子，1971,「その瞳，いつまでも清く」平沢正夫編『ママ，テレビを消してサリドマイド――母と子の記録』祥伝社，124-131。

林邦彦，2012,「医薬品市場における日本の製薬企業の存在感」『政策研ニュース』37：47-50。

日笠聡，2016,「薬害エイズ――現在の医療安全的視点から」山田富秋編『「薬害教育」に向けた多声的「薬害」概念の提起』平成25～27年度科学研究費補助金・学術研究助成基金助成金（基盤研究（B））研究成果報告書（25285163），松山大学，5-16。

平沢正夫，1965,『あざらしっ子――薬禍はこうしてあなたを襲う』三一書房。

――――，1971,「サリドマイド裁判の原点」増山元三郎編『サリドマイド――科学者の証言』東京大学出版会，145-175。

平沢正夫編，1971，『ママ，テレビを消して サリドマイド――母と子の記録』祥伝社。
広河隆一，1995，『薬害エイズ』岩波書店。
本郷正武，2007，『HIV/AIDSをめぐる集合行為の社会学』ミネルヴァ書房。
―――，2017，「〈薬害〉経験伝承のための医療社会学的検討」『保健医療社会学論集』27(2)：18-26。
本郷正武編，2020，『何が「被害者」の連帯を可能にするのか――「薬害HIV」問題の日英比較』平成29～31年度（令和元年度）科学研究費補助金（基盤研究（B））研究成果報告書（17H02595），桃山学院大学。
星野芳郎，1957，「付・サークル活動覚え書」武谷三男編著『自然科学概論 第1巻 科学と日本社会』勁草書房，342-350。
星三枝子，1997［1977］，『春は残酷である――スモン患者の点字手記』大空社。
堀田恭子，2008，「食品公害問題の被害構造――カネミ油症事件を事例に」『立正大学文学部論叢』141：91-120。
飯田進，1976，「被害者の訴え 飯田進証言 昭和46年2月18日第1回口頭弁論」全国サリドマイド訴訟統一原告団・サリドマイド訴訟弁護団『サリドマイド裁判 第二編 証言 一』サリドマイド裁判記録刊行委員会 総合図書，2-45。
―――，2003『青い鳥はいなかった――薬害をめぐる一人の親のモノローグ』不二出版。
飯島伸子・舩橋晴俊，2006［1999］，『新版 新潟水俣病問題――加害と被害の社会学』東信堂。
飯島伸子・園田恭一・三浦文夫，1976，「スモン患者・家族の生活保障の必要性と早急にとられるべき施策」『厚生省特定疾患スモン調査班 昭和50年度版 研究業績（班長 重松逸造）』，278-284。
飯島伸子，1976，「わが国における健康破壊の実態――国民・患者サイドから」『社会学評論』26(3)：16-35。
―――，1979，「公害・労災・薬害における被害の構造――その同質性と異質性」『公害研究』8(3)：57-65。
―――，2000，『環境問題の社会史』有斐閣。
池田恵理子，1993，『エイズと生きる時代』岩波書店。
池田房雄，1992，『白い血液――エイズ感染と日本の血液産業（増補版）』潮出版社。
井上尚英，2011，『緑の天啓――SMON研究の思い出』海鳥社。
IOM（Institute of Medicine，米国医学研究所），1995，*HIV and the Blood Supply: An Analysis of Crisis Decisionmaking*, National Academies Press.（清水勝・新見育文監訳，1998，『HIVと血液供給――危機における意思決定の分析』日本評論

社。)
医薬品医療機器総合機構，2022,「HIV 感染者、エイズ発症者に対する健康管理費用等の受託給付業務」，独立行政法人医薬品医療機器総合機構ホームページ，(2022年4月1日取得，https://www.pmda.go.jp/relief-services/hiv-positives/0002.html)。
医薬品医療機器レギュラトリーサイエンス財団，2011,『知っておきたい薬害の知識——薬による健康被害を防ぐために』薬事日報社。
————，2012,『知っておきたい 薬害の教訓——再発防止を願う被害者からの声』薬事日報社。
————，2013,『日本の薬害——薬事規制と社会的要因からの考察』薬事日報社。
————，2016,『知っておきたい薬害訴訟の実際——企業リスクの最小化を目指して』薬事日報社。
石田佐恵子，2010,「メディア表現は〈当事者〉の敵なのか」宮内洋・好井裕明編，2010,『〈当事者〉をめぐる社会学』北大路書房，141-161。
石居昭夫，1999,『FDA 巨大化と近代化への道』薬事日報社。
伊藤美樹子，2017,「看護系研究者としての薬害 HIV 感染者との調査経験のリアリティ」『保健医療社会学論集』27(2)：35-37。
泉博，1996,『空前の薬害訴訟——「スモンの教訓」から何を学ぶか』丸ノ内出版。
陣痛促進剤による被害を考える会，2003,『陣痛促進剤あなたならどうする』さいろ社。
実川悠太編，1990,『グラフィック・ドキュメント　スモン』日本評論社。
景山茂・久保田潔編，2016,『薬剤疫学の基礎と実践 第2版』医薬ジャーナル社。
梶井正，1963,「サリドマイド禍防ぐために」『朝日新聞』1963.9.18 夕刊。
兼松顕・山川浩司，1998,「日本における薬学教育の変遷と学位問題」『学位研究』7：3-41。
肝炎情報センター，2022,「C型肝炎」(2022年9月20日取得，https://www.kanen.ncgm.go.jp/cont/010/c_gata.html)。
金光克己・水野肇・我妻栄・宮澤俊義・鈴木竹雄，1970,「食品公害1」『ジュリスト』442：15-22。
片平洌彦，1995,『ノーモア薬害——薬害の歴史に学ぶ』桐書房。
————，1997,『増補改訂版　ノーモア薬害——薬害の歴史に学び，その根絶を』桐書房。
————，2000,「薬害教育の推進を」『薬害オンブズパーソン会議』7 (2022年3月21日取得，https://www.yakugai.gr.jp/bulletin/index.php?no=7)。
勝村久司・西野隆雄・松島哲久，2014,「薬害被害者の声を聴く」『大阪薬科大学紀要』

8：95-106。
川上美由紀，1981，『わたしは負けない――サリドマイド少女のひたむきな青春 川上美由紀とその母の記録』角川書店。
川俣修壽，2010，『サリドマイド事件全史』緑風出版。
川村佐和子，1979，『難病に取り組む女性たち――在宅ケアの創造』勁草書房。
川名英之，1989，『薬害・食品公害（ドキュメント日本の公害3）』緑風出版。
川西正祐・小野秀樹・賀川義之編，2017，『図解 薬害・副作用学（改訂2版）』南山堂。
栢森良二，2013，『サリドマイドと医療の軌跡』西村書店。
血液凝固異常症全国調査運営委員会，2022，『先天性凝固異常症全国調査 平成30年度厚生労働省委託事業報告書』公益財団法人エイズ予防財団。
研究総合開発機構，1999，『薬害等再発防止システムに関する研究（NIRA研究報告書No. 19990118）』。
木田盈四郎，1971，「サリドマイドと奇形」増山元三郎編『サリドマイド――科学者の証言』東京大学出版会，125-144。
――――，1974「薬禍のなかの医学――サリドマイドをめぐって」藤木英雄・木田盈四郎編『薬品公害と裁判――サリドマイド事件の記録から』東京大学出版会，25-50。
Kleinman, Arthur, 1988, *The Illness Narratives: Suffering, Healing and the Human Condition*, New York: Basic Books.（江口重幸・五木田紳・上野豪志訳，1998，『病いの語り――慢性の病いをめぐる臨床人類学』誠信書房。）
Kleinman, Arthur Veena Das, and Margaret M. Lock, 1997, *Social Suffering*, Berkeley: University California Press.（坂川雅子訳，2011，『他者の苦しみへの責任』みすず書房。）
小林よしのり，1996，『新・ゴーマニズム宣言スペシャル――脱正義論』幻冬舎。
公益財団法人ひかり協会，2022，「ひかり協会会報ふれあい」179。
児玉庸夫・黒川達夫・漆原尚巳，2014，「患者・健常人で有効性や安全性を確かめるための手立て」豊島聰・黒川達夫編『医薬品のレギュラトリーサイエンス』南山堂，65-87。
古賀崇，2008，「アーカイブズの新たな地平へ――「情報を残す」ための制度と文化への戦略」，NIIオープンハウス，（2022年2月23日取得，https://www.nii.ac.jp/userdata/openhouse/h20/pdf/presentation_koga.pdf）。
小長谷正明編，2016，『スモン研究の回想』厚生労働科学研究費補助金（難治性疾患等克服研究事業（難治性疾患等政策研究事業（難治性疾患政策研究事業）））スモンに関する調査研究班。

厚生科学審議会医薬品等制度改正検討部会，2012，「薬事法等制度改正についてのとりまとめ」。

厚生労働省，2009，「検証4——薬害肝炎に対する血液製剤製造会社の責任（案）アウトプット・イメージ」，薬害肝炎事件の検証及び再発防止のための医薬品行政のあり方検討委員会第9回会議。

————，2010a，「薬害再発防止のための医薬品行政等の見直しについて（最終提言）」，薬害肝炎事件の検証及び再発防止のための医薬品行政のあり方検討委員会。

————，2010b，『平成21年度版 血液事業報告』。

————，2011，「ヒトパピローマウィルス（HPV）ワクチン作業チーム報告書」，厚生科学審議会感染症分科会予防接種部会ワクチン評価に関する小委員会第6回会議。

————，2014a，「第7回厚生科学審議会予防接種・ワクチン分科会副反応検討部会議事録」，厚生科学審議会予防接種・ワクチン分科会副反応検討部会第7回会議。

————，2014b，「桃井委員提出資料（心身の反応）」，厚生科学審議会予防接種・ワクチン分科会副反応検討部会第10回会議。

————，2015a，「薬害を学ぼう」，厚生労働省ホームページ，（2022年3月21日取得，http://www.mhlw.go.jp/bunya/iyakuhin/yakugai/）。

————，2015b，「HPVワクチン接種後に生じた症状に関する今後の救済に対する意見」，厚生科学審議会予防接種・ワクチン分科会副反応検討部会第15回会議。

————，2016，「血友病薬害被害者手帳」（2019年5月16日取得，https://www.mhlw.go.jp/seisakunitsuite/bunya/kenkou_iryou/iyakuhin/topics/dl/tp160302-01_1.pdf）。

————，2019a，「日本における輸血後肝炎発症率の推移」（2019年3月14日取得，http://www.mhlw.go.jp/new-info/kobetu/iyaku/kenketsugo/1e.html）。

————，2019b，「必要血漿量」，令和元年薬事食品衛生審議会薬事分科会血液事業部会運営委員会参考人提出資料（2022年9月22日取得，https://www.mhlw.go.jp/content/11127000/000521756.pdf）。

————，2020，『血液事業報告 令和2年度版』（2021年12月20日取得，https://www.mhlw.go.jp/content/11120000/000755203.pdf）。

————，2022a，「血液事業の現状」（2022年4月2日取得，https://www.mhlw.go.jp/stf/seisakunitsuite/bunya/kenkou_iryou/iyakuhin/kenketsugo/genjyou.html）。

————，2022b，「新型コロナワクチンの予診票・説明書・情報提供資材」（2022年6月26日取得，https://www.mhlw.go.jp/stf/seisakunitsuite/bunya/vaccine_

yoshinhyouetc.html)。
―――，2022c,「新型コロナワクチン接種の予診票」(2022年6月26日取得, https://www.mhlw.go.jp/content/000942336.pdf)。
―――，2022d,「新型コロナワクチン予防接種についての説明書」(2022年6月26日取得, https://www.mhlw.go.jp/content/000739391.pdf)。
―――，2022e,「カネミ油症 累計認定患者数」(2022年6月23日取得, https://www.mhlw.go.jp/content/11130500/000932442.pdf)。
―――，2022f,「国民医療費」, 厚生労働省統計, (2022年9月26日取得, https://www.mhlw.go.jp/toukei/list/37-21.html)。
厚生省五十年史編集委員会, 1988,『厚生省五十年史（記述篇)』中央法規出版。
厚生省食品衛生課, 1972,「食品衛生法の改正について」『食品衛生研究』22(8)：13-41。
厚生省薬務局生物製剤課編, 1990,『これからの血液事業――新血液事業推進検討委員会第一次報告の解説』中央法規出版。
香西豊子, 2007,『流通する「人体」――献体・献血・臓器提供の歴史』勁草書房。
―――，2022,「予防接種の「副反応」をめぐる論争――一九七〇年代の「種痘禍」論争から」佐藤純一・美馬達哉・中川輝彦・黒田浩一郎編『病と健康をめぐるせめぎあい――コンテステーションの医療社会学』ミネルヴァ書房, 45-66。
栗原敦, 2012,「MMRワクチン事件――おたふくかぜワクチン副作用からMMRワクチン事件へ」医薬品医療機器レギュラトリーサイエンス財団『知っておきたい薬害の教訓――再発防止を願う被害者の声から』薬事日報社, 95-111。
栗岡幹英, 2006,「研究の経過と概要」栗岡幹英編『輸入血液製剤によるHIV感染被害問題の社会学的研究――医師への聞き取り調査を中心に』平成14～17年度科研費補助金（基盤研究（B))研究成果報告書（14310076), 奈良女子大学, 1-38。
黒川達夫・加山誠・花岡英記・宇山佳明, 2014,「臨床開発の展開と目的」豊島聰・黒川達夫編『医薬品のレギュラトリーサイエンス』南山堂, 88-113。
京都府衛生部, 1950,『京都ジフテリア予防接種禍記録』。
Luhmann, Niklas, 1973, *Vertrauen: ein Mechanismus der Reduktion sozialer Komplexität*, F. Enke.（大庭健・正村俊之訳, 1990,『信頼――社会的な複雑性の縮減メカニズム』勁草書房。)
米谷民雄・齋藤博士, 2009,「L-トリプトファン製品による好酸球増多筋痛症候群（EMS）および変性ナタネ油による有毒油症候群（TOS）――EMSの大発生から20年」『食品衛生学雑誌』50(6)：279-291。
増山元三郎, 1971,「薬効検定について――サリドマイドを中心に」増山元三郎編『サリドマイド――科学者の証言』東京大学出版会。
――――, 1973,『裁かれる医薬産業――サリドマイド』岩波書店。
増山ゆかり, 2017,「薬禍の風霜――薬害のない世界を求めて」『保健医療社会学論集』27(2):12-17。
松原千恵, 2010,「治療法の過渡期を生きる――インヒビター患者からみた製剤の効用と限界」種田博之・山田富秋編『「薬害 HIV」問題経験の社会学的研究――ナラティヴ・アプローチから』平成 19～21 年度科学研究費補助金（基盤研究（B））研究成果報告書（19330122), 産業医科大学, 7-28。
――――, 2013,「医師を信じるということ――患者と家族は不確実性をどのように経験したか」種田博之編『「血液の安全性」の社会学的研究――「薬害 HIV」の多声的記述』平成 22～24 年度科学研究費補助金（基盤研究（B））研究成果報告書（22330165), 産業医科大学, 67-92。
松田政一, 1957,「森永ミルク事件を契機として食品衛生の取締を強化」『時の法令』257:15-20。
松枝亜希子, 2021,「スモン訴訟における古賀照男訴訟の位置づけについて」『立命館生存学研究』5:21-31。
松山圭子, 2015,「医薬品産業」中川輝彦・黒田浩一郎編『新版 現代医療の社会学――日本の現状と課題』世界思想社, 136-160。
南山浩二, 2008,「ある医師にとっての「薬害 HIV」――「弱み」を「語り」「聞き取る」」桜井厚・山田富秋・藤井泰編『過去を忘れない――語り継ぐ経験の社会学』せりか書房, 53-70。
宮本憲一・淡路剛久, 2014,『公害・環境研究のパイオニアたち』岩波書店。
宮本真左彦, 1981,『サリドマイド禍の人びと』筑摩書房。
水原完・宮川昭・横川洋・難波六磨・枡井貞雄・大平幸男・中井一彌・磯部満・樋口毅・種村 昌城・三井康功・玉井俊征, 1973,「千葉ニッコー油ジフェニール事件をめぐって」『生活衛生』17(5):151-156。
森永砒素ミルク中毒事件資料館, 2022,「中坊公平（元）弁護士の言説を検証する」, 森永砒素ミルク中毒事件資料館ホームページ,（2022 年 2 月 23 日取得, http://ww3.tiki.ne.jp/~jcn-o/bengosi-igi.htm)。
森永ひ素ミルク中毒の被害者を守る会, 2022,「被害者の状況について」, 森永ひ素ミルク中毒の被害者を守る会公式ホームページ,（2022 年 2 月 25 日取得, https://www.mhhm.jp/cont4/37.html)。
森山豊, 1957,『結婚と出産』主婦の友社。
――――, 1989,「妊産婦と新生児の薬の使い方」社団法人日本母性保護医協会編, 南山堂。
村中璃子，2018，『10万個の子宮――あの激しいけいれんは子宮頸がんワクチンの副反応なのか』平凡社。
長尾大，1974，「血友病および類縁疾患」『日本臨床』32(5)：963-969。
永田洋子，1982，『十六の墓標――炎と死の青春（上）』彩流社。
内藤裕史，2007，「トリプトファン」内藤裕史『健康食品・中毒百科』丸善出版，82-93。
中川素充，2012，「ある薬害肝炎被害者の闘い」薬害肝炎全国弁護団『薬害肝炎裁判史』日本評論社，8-10。
中島貴子，2005，「森永ヒ素ミルク中毒事件50年目の課題」『社会技術研究論文集』3：90-101。
中塚朋子，2016，「「薬害」を学ぶための副教材はどのようにして作られたのか――中等教育を対象とした「薬害教育」に関する討議の検討」山田富秋編『「薬学教育」に向けた多声的「薬害」概念の提起』（平成25年度～平成27年度 科学研究費補助金・学術研究助成基金助成金 基盤研究（B）研究成果報告書），松山大学，152-169。
――――，2017，「当事者による「ビジュアル・メソッド」の活用と「社会学的想像力」の可能性――キャロライン・ノウルズ，ポール・スウィートマン編（後藤範章監訳）『ビジュアル調査法と社会学的想像力――社会風景をありありと描写する』」『質的心理学研究』16：225-229。
――――，2020，「副教材における写真を用いた「薬害」の表象」『就実論叢』49：111-125。
ネットワーク医療と人権，2017a，「ネットワーク医療と人権ニュースレター」38。
――――，2017b，「薬害エイズ資料館 きみの歩いた道」（2022年3月21日取得，https://www.osakayakugaihiv.org/blank-6）。
NHK取材班・桜井均，1997，『埋もれたエイズ報告』三省堂。
日本医師会，2006，「C型肝炎について（一般的なQ＆A）平成18年3月改訂（改訂第6版）」（2020年3月25日取得，http://www.med.or.jp/kansen/bandc/cqa.pdf）。
日本科学者会議，2003，『公害・食品汚染・薬害訴訟（環境問題資料集成第8巻）』旬報社。
日本産婦人科学会・日本産婦人科医会，2020，『産婦人科診療ガイドライン 産科編』。
日本産科婦人科学会・日本小児科学会・日本婦人科腫瘍学会，2009，「ヒトパピローマウィルス（HPV）ワクチン接種の普及に関するステートメント」，日本産科婦人科学会ホームページ，（2018 年 11 月 28 日取得，http://www.jsog.or.jp/statement/pdf/HPV_20091016.pdf）。
日本製薬工業協会，2022，「くすりの情報Q＆A Q33. 1つのくすりを開発するのに、どれくらいの年月がかかりますか。」，日本製薬工業協会ホームページ，（2022 年 9 月 27 日取得，https://www.jpma.or.jp/about_medicine/guide/med_qa/q33.html）。
日本薬学会，2015，『薬学総論Ⅰ 薬剤師としての基本事項』東京化学同人。
新美育文，2001，「インフォームド・コンセントに関する裁判例の変遷」『年報医事法学』16：97-108。
西田恭治・福武勝幸，1996，「輸入血液製剤による HIV 感染に関する一考察」『日本医事新報』3775：53-55。
西田恭治，1997，「輸入血液製剤による HIV 感染に関する一考察（承前）――ジャーナリズムおよび和解所見の功罪」『日本医事新報』3802：57-60。
庭田範秋，1975，「わが国とイギリスにおける食品公害保険の検討」『三田商学研究』18(3)：14-26。
野口裕二，2002，『物語としてのケア』医学書院。
岡崎ゆり子，1977，「森永ミルク中毒事件史年表」森永砒素ミルク闘争二十年史編集委員会『森永砒素ミルク闘争二十年史』医事薬業新報社，351-380。
大久保光夫・前田平生，2018，『よくわかる輸血学 第3版――必ず知っておきたい輸血の基礎知識と検査・治療のポイント』羊土社。
大西真・日ノ下文彦編，2017，『サリドマイド胎芽症診療ガイド 2017』（平成 28 年度厚生労働科学研究費補助金・医薬品・医療機器等レギュラトリーサイエンス総合研究事業「サリドマイド胎芽病患者の健康，生活実態の諸問題に関する研究（研究代表者 日ノ下文彦）」研究成果報告書），国立国際医療研究センター。
大阪 HIV 弁護団，1998，『薬害エイズ国際会議』彩流社。
Parsons, Talcott, 1951, *The Social System*, New York: The Free Press.（佐藤勉訳，1974，『現代社会学大系 第 14 巻 社会体系論』青木書店。
Petryna, A., 2003, *Life Exposed: Biological Citizens after Chernobyl*, Princeton: Princeton University Press.（粥川準二監修・森本麻衣子・若松文貴訳，2016，『曝された生――チェルノブイリ後の生物学的市民』人文書院。）
Queiro Alicia, 2014, “Shipman effect: How a serial killer changed medical practice forever,” BBC News, Scotland: BBC,（Retrieved February 25, 2022, https://www.bbc.com/news/uk-scotland-30192721.）
ローラン・T・スキール編／古江尚ほか訳，2005，「肺癌」『癌化学療法ハンドブック第５版』メディカル・サイエンス・インターナショナル。
斎藤美也子，2004，「食品工場用潤滑剤の現状と近未来予測（2）」『食品と容器』45(12)：710-711。
桜井厚・山田富秋・藤井泰編，2008，『過去を忘れない――語り継ぐ経験の社会学』せりか書房。
櫻井よしこ，1998，『エイズ犯罪――血友病患者の悲劇』中公文庫。
――――，2001，『薬害エイズ「無罪判決」、どうしてですか？』中央公論新社。
佐藤哲彦，2016，「薬害の社会学的記述に関する考察――薬害ディスコースの分析」『関西学院大学先端社会研究所紀要』13：89-104。
――――，2017，「逸脱研究の論点とその探求可能性――ディスコース分析をめぐって」『社会学評論』68(1)：87-101。
――――，2020，「二つの保健医療社会学をめぐって――学際ジャンルをメンテナンスする多様性と継続性」『保健医療社会学論集』31(1)：32-3。
佐藤純一，2001，「抗生物質という神話」黒田浩一郎編『医療社会学のフロンティア――現代医療と社会』世界思想社，82-110。
――――，2010，「予防接種」中川輝彦・黒田浩一郎編『よくわかる医療社会学』ミネルヴァ書房，100-101。
佐藤勉，1993，「制度」森岡清美・塩原勉・本間康平編『新社会学辞典』有斐閣，863。
渋谷望，2003，「排除空間の生政治――親密圏の危機の政治化のために」斉藤純一編『親密圏のポリティクス』ナカニシヤ出版，107-129。
志鳥栄八郎，1976，『冬の旅――一音楽評論家のスモン闘病記』朝日新聞社。
清水英喜，2013，「イレッサ薬害被害者の訴え」片平洌彦編『イレッサ薬害――判決で真実は明かされたのか』桐書房，11-38。
塩野隆史，2013，『薬害過失と因果関係の法理』日本評論社。
塩田隆・平松正夫，2012，「森永ヒ素ミルク中毒事件」公害薬害職業病補償研究会『公害・薬害・職業病――被害者補償・救済の改善を求めて（制度比較レポート第２集)』，28-57。
新薬学研究者技術者集団，1973，『薬学概論――新しい薬学をめざして』汐文社。
白井のり子，2012，『典子50歳　いま，伝えたい――映画「典子は，今」あれから30年』光文社。
庄司光・宮本憲一，1964，『恐るべき公害』岩波書店。
Sjöström, Henning and Robert Nilsson, 1972, *Thalidomide and the Power of the Drug Companies*, London: Penguin Books Ltd..（松居弘道訳，1973，『裁かれる医薬産業――サリドマイド』岩波書店。）

Stephen, Trent and Rock Brynner, 2001, *Dark Remedy: The Impact of Thalidomide and its Revival as a Vital Medicine*, New York: Perseus Publishing.（本間徳子訳，2001，『神と悪魔の薬サリドマイド』日経 BP 社。）

スモンの会全国連絡協議会，1981，『薬害スモン全史　第 3 巻　運動編』労働旬報社。

砂原茂一，1967，『医者とくすり——治療の科学への道』東京大学出版会。

鈴木利廣・水口真寿美・関口正人編，2015，『医薬品の安全性と法——薬事法学のすすめ』エイデル研究所。

鈴木利廣，2015，「医薬品被害の救済」鈴木利廣・水口真寿美・関口正人編『医薬品の安全性と法——薬事法学のすすめ』エイデル研究所，348-370。

田井中克人，2005［2003］，『69 人目の犠牲者　京都ジフテリア予防接種禍事件』新風舎。

田井中克人・和気正芳，2012，『ジフテリア予防接種禍事件——戦後史の闇と子どもたち』かもがわ出版。

高橋晄正，1970，『9000 万人は何を飲んだか——疑惑の保健薬＝ 0 とマイナス』医事薬業新報社。

————，1971，「都立筑地産院でのサリドマイド処方の分析——その処方の消退と奇形の出生との時期的関係」増山元三郎編『サリドマイド——科学者の証言』東京大学出版会，209-232。

————，1993，『薬害食品公害の二〇年——『薬のひろば』活動の記録』松籟社。

高橋晄正・佐久間昭・平沢正夫，1968，『保健薬を診断する』三一書房。

高橋昇，1957，「技術者の自主的な組織」武谷三男編著『自然科学概論 第 1 巻 科学技術と日本社会』勁草書房，181-194。

高橋幸春，1983，『翔べ！浩——あるサリドマイド児の青春』桐原書店。

高野哲夫，1972，『くすりと私たち——現代日本の薬害問題』汐文社。

————，1979a，『日本の薬害』大月書店。

————，1979b，『スモン被害——薬害根絶のために』三一書房。

種田博之，2009，「医師はどのように捉えていたのか——医学論文が記述した HIV／AIDS」輸入血液製剤による HIV 感染問題調査研究委員会，2009a，『医師と患者のライフストーリー　第 1 分冊　論考編』ネットワーク医療と人権，23-134。

————，2019，『パラドクスとしての薬害エイズ——医師のエートスと医療進歩の呪縛』新曜社。

————，2021，「HPV ワクチン接種後の有害事象／健康被害をめぐる係争——スティグマの視点より」『関西学院大学先端社会研究所紀要』18：1-16。

谷奥喜平，1960，『薬禍——あなたが使っている薬の恐しさ』隆鳳堂書店。

手嶋豊，2016，『医事法入門（第 4 版)』有斐閣。

手塚洋輔，2010，『戦後行政の構造とディレンマ――予防接種行政の変遷』藤原書店。

戸田清，1992，「検証・昭和電工食品公害事件――組換え DNA 技術製品による初の健康被害」『技術と人間』21(12)：74-88。

徳岡孝夫，1988，「サリドマイド報道・二十五年後」『「昭和」の瞬間』文藝春秋，223-226。

東京 HIV 訴訟原告団，1995，『薬害エイズ――原告からの手紙』三省堂。

友澤悠季，2014，『「問い」としての公害――環境社会学者・飯島伸子の思索』勁草書房。

豊島聰・黒川達夫編，2014，『医薬品のレギュラトリーサイエンス』南山堂。

津田敏秀，2003，『市民のための疫学入門――医学ニュースから環境裁判まで』緑風出版。

辻川郁子，2012，「スモン＝キノホルム薬害事件」レギュラトリーサイエンス財団『知っておきたい薬害の教訓』薬事日報社。

宇田和子，2015，『食品公害と被害者救済――カネミ油症事件の被害と政策過程』東信堂。

若生治友，2009，「輸入血液製剤による HIV 感染問題調査の目指したもの」輸入血液製剤による HIV 感染問題調査研究委員会，2009a，『医師と患者のライフストーリー　第 1 分冊　論考編』ネットワーク医療と人権，505-522。

渡部沙織，2016，「難病対策要綱体制による公費医療の展開――研究医の役割に関する分析」『年報社会学論集』29：104-115。

渡辺理恵子，1975，『愛と闘いの序章――スモンと共に歩んだキャンパスの青春』立風書房。

薬害エイズ帝京大学病院事件第一審判決文，2001，『判例時報』1763，判例時報社，17-194。

薬害イレッサ訴訟原告弁護団編，2014，『薬害イレッサ訴訟――闘いの記録と教訓』日本評論社。

薬害肝炎全国弁護団，2020，「原告になるためには」，薬害肝炎全国弁護団ホームページ，(2020 年 2 月 13 日取得，http://www.hcv.jp/plaintiff.html)。

薬害肝炎全国弁護団，2012，『薬害肝炎裁判史』日本評論社。

薬害根絶フォーラム編，1996，『薬害エイズはなぜ起きたか――二度と悲劇を繰り返さないために』桐書房。

山田兼雄編，1990，『平成 2 年度 HIV 感染者発病予防・治療に関する研究班研究報告書』。

山田富秋，2008，「「薬害 HIV」問題のマスター・ナラティブとユニークな物語」桜井厚・山田富秋・藤井泰編『過去を忘れない――語り継ぐ経験の社会学』せりか書房，71-94。

――――，2011，『フィールドワークのアポリア』せりか書房。

――――，2015，「映像資料における「当事者性」の問題――被害者の物語における「映像」の流用」『社会学評論』65(4)：465-485。

――――，2017，「〈薬害〉のナラティヴ――その共有と継承」『保健医療社会学論集』27（8）：8-11。

山村伊吹，2012，「薬害ヤコブ病について」一般財団法人医薬品医療機器レギュラトリーサイエンス財団『知っておきたい薬害の教訓――再発防止を願う被害者からの声』薬事日報社，123-131。

吉村良一，2013，「「薬害イレッサ」における製薬会社の責任」『立命館法学』350：137-188。

要田洋江，1999，『障害者差別の社会学――ジェンダー・家族・国家』岩波書店。

横田恵子，2008，「「薬害エイズ問題」調査の6年間――批判的省察の試み」好井裕明編『被害当事者・家族のライフヒストリーの社会学的研究――薬害 HIV 感染被害問題を中心に』平成17～19年度科学研究費補助金（基盤研究（B））研究成果報告書（17330109），筑波大学，239-246。

吉田勉，1974，「食品中の有害物質と食品工業生産食品」『PCB 汚染と油脂――公害と日本の科学』8：29-34。

――――，1975，「食品公害と新聞報道」『新聞研究』286：20-24。

吉原賢二，1975，『私憤から公憤へ――社会問題としてのワクチン禍』岩波書店。

好井裕明，2008，「医師と患者のあいだにある「信頼」をめぐる語りについて」好井裕明編『被害当事者・家族のライフヒストリーの社会学的研究――薬害 HIV 感染被害問題を中心に』平成17～19年度科学研究費補助金（基盤研究（B））研究成果報告書（17330109），筑波大学，29-47。

吉森こずえ，1981，『旅立とう，いま――こずえ20歳の青春』NHK 出版。

吉澤浩司・飯野四郎，2002，『第2版 ウイルス肝炎 診断／予防／治療』文光堂。

輸入血液製剤による HIV 感染問題調査研究委員会，2003，『輸入血液製剤による HIV 感染問題調査研究――第1次報告書』。

――――，2009a，『医師と患者のライフストーリー　第1分冊　論考編』ネットワーク医療と人権。

――――，2009b，『医師と患者のライフストーリー　第2分冊　資料編　医師の語り』ネットワーク医療と人権。

―――――，2009c，『医師と患者のライフストーリー　第3分冊　資料編　患者・家族の語り』ネットワーク医療と人権。
全国サリドマイド訴訟統一原告団・サリドマイド訴訟弁護団，1976a，『サリドマイド裁判　第一編　総括』サリドマイド裁判記録刊行委員会　総合図書。
―――――，1976b，『サリドマイド裁判　第三編　証言二』サリドマイド裁判記録刊行委員会　総合図書。
―――――，1976c，『サリドマイド裁判　第四編　証言三』サリドマイド裁判記録刊行委員会 総合図書。
全国薬害被害者団体連絡協議会，2000，『薬害が消される！――教科書に載らない6つの真実』さいろ社。
―――――，2016，『第18回薬害根絶フォーラム　資料集』。
―――――，2017，『第19回薬害根絶フォーラム　資料集』。
―――――，2018，『第20回薬害根絶フォーラム　資料集』。
全大阪消費者団体連絡会，1985，「消費者運動ニュース」247。

**輸入血液製剤によるHIV感染問題調査研究委員会（2001年9月～2009年3月）による成果報告書一覧**

輸入血液製剤によるHIV感染問題調査研究委員会，2003，『輸入血液製剤によるHIV感染問題調査研究　第一次報告書』。
―――――，2005，『輸入血液製剤によるHIV感染問題調査研究　第二次報告書』。
―――――，2009a，『医師と患者のライフストーリー　第1分冊　論考編』ネットワーク医療と人権。
―――――，2009b，『医師と患者のライフストーリー　第2分冊　資料編　医師の語り』ネットワーク医療と人権。
―――――，2009c，『医師と患者のライフストーリー　第3分冊　資料編　患者・家族の語り』ネットワーク医療と人権。

**科学研究費補助金による成果報告書一覧**

栗岡幹英編，2006，『輸入血液製剤によるHIV感染被害問題の社会学的研究――医師への聞き取り調査を中心に』平成14～17年度科研費補助金（基盤研究（B））研究成果報告書（14310076），奈良女子大学。
好井裕明編，2008，『被害当事者・家族のライフヒストリーの社会学的研究――薬害HIV感染被害問題を中心に』平成17～19年度科学研究費補助金（基盤研究（B））研究成果報告書（17330109），筑波大学。

種田博之・山田富秋編，2010，『「薬害 HIV」問題経験の社会学的研究――ナラティヴ・アプローチから』平成 19～21 年度科学研究費補助金（基盤研究（B））研究成果報告書（19330122），産業医科大学。

種田博之編，2013，『「血液の安全性」の社会学的研究――「薬害 HIV」の多声的記述』平成 22～24 年度科学研究費補助金（基盤研究（B））研究成果報告書（22330165），産業医科大学。

山田富秋編，2016，『「薬害教育」に向けた多声的「薬害」概念の提起』平成 25 年～27 年度科学研究費補助金（基盤研究（B））研究成果報告書（25285163），松山大学。

本郷正武編，2020，『何が「被害者」の連帯を可能にするのか――「薬害 HIV」問題の日英比較』平成 29～31 年度（令和元年度）科学研究費補助金（基盤研究（B））研究成果報告書（17H02595），桃山学院大学。

# 薬害年表

| 年 | 出来事 | 法令・制度・学術 |
|---|---|---|
| 1874 | | 医師の調剤権を例外規定として示す医制の制定。 |
| 1889 | | 医師の調剤権を固定化した薬品営業並薬品取扱規則（薬律）の制定。 |
| 1900 | バーゼル化学工業がキノホルムを傷に対する塗り薬（商品名「ヴィオホルム」）として販売開始。 | |
| 1933 | アメリカ・カリフォルニア医大のN・デービッドら，キノホルムがアメーバ赤痢に有効と報告。 | |
| 1934 | バーゼル化学工業がキノホルムを含む内服薬「エンテロ・ヴィオホルム」販売開始（日本へも輸入開始）。 | |
| 1948 | **2月**輸血による梅毒感染事件。**11月12日**ジフテリア予防接種禍事件（京都府・島根県）。 | **7月**予防接種法施行。 |
| 1955 | **10月**抗マラリア薬としてクロロキン販売開始。**8月24日**森永ヒ素ミルク中毒の被害報道。 | |
| 1956 | **5月**ペニシリン・ショック事件。 | |
| 1957 | **10月**西ドイツグリュネンタール社，サリドマイド製剤「コンテルガン」販売開始。**10月12日**大日本製薬がサリドマイド剤の製造承認を受ける。 | **6月**添加物の規制強化，罰則の強化等を盛り込んだ改正食品衛生法公布。 |
| 1958 | **1月**大日本製薬がサリドマイド製剤「イソミン」販売開始。**6月28日**第63回近畿精神神経学会において後のスモンが初の学会報告（症例報告）。 | |
| 1959 | | **10月**医学誌*Lancet*にクロロキン網膜症報告が掲載。 |
| 1960 | **8月**大日本製薬サリドマイド配合剤胃腸薬「プロバンM」販売開始。**9月**メレル社がアメリカ食品医薬品局（FDA）にサリドマイドの承認申請。**11月**FDA（F・ケルシー担当官）がメレル社のサリドマイド製 | **10月**医薬品による健康被害に関する初の著書『薬禍』刊行（谷奥 1960）。 |

| | | |
|---|---|---|
| | 剤申請に対して不適格という通達。**12月**飯田進氏の投書「生まれた子供には親指がない」が朝日新聞に掲載。 | |
| 1961 | **1月**クロロキンが腎疾患に適応拡大。**11月18日**レンツ警告（西ドイツ）。**11月25日**グリュネンタール社「コンテルガン」販売中止と回収を発表。**12月**厚生省がレンツ警告について協議するも販売続行を決定。 | |
| 1962 | **5月**厚生省が大日本製薬にイソミンの製造と出荷を中止させる。**9月**大日本製薬「イソミン」「プロバンM」の回収を発表。**9月23日**中野彊（慶應義塾大学）がクロロキン網膜症を国内ではじめて報告。**12月15日**「サリドマイド禍奇形児救済両親連盟」（会長・中迫茂楠氏）発足。 | **7月**医学誌 *Lancet* に梶井正医師のサリドマイド製剤による障害児出生報告が掲載。 |
| 1963 | **3月**「先天性異常児父母の会」発足。「サリドマイド禍奇形児救済両親連盟」も合流（のち「子どもたちの未来をひらく父母の会」に改称）。**6月**中迫茂楠氏が名古屋地裁に提訴（サリドマイド訴訟）。**10月**中森黎悟氏，中迫茂楠氏ら「サリドマイド被害児救済会」（中森氏会長）発足。興和株式会社社員に対してキセナラミンの臨床試験（17名入院，1名死亡）。 | |
| 1964 | **3月**ライシャワー事件。**5月7日**第61回日本内科学会シンポジウムにおいて病名「SMON」提案。**6月**フィブリノゲン製剤の製造承認。**11月21日**小児病院建設をめざす「青い鳥十字運動」（マッチ募金）について朝日新聞に掲載。**12月**中森黎悟氏が京都地裁に提訴（サリドマイド訴訟）。 | **8月**「献血の推進について」閣議決定。 |
| 1965 | **2月**アンプル事件（千葉県におけるアレルギー・ショック死事件）報道。**3月**キセナラミン事件報道。**11月**被害者28家族（のち26家族）が東京地裁に集団提訴（サリドマイド訴訟）。 | |
| 1967 | **3月**「全国ヘモフィリア友の会」発足。 | **3月**副作用モニター制度開始。**9月13日**薬務局長通知「医薬品の製造承認等に関する基本方針について」発出。医薬品の製造承認等に関する基本方針制定。 |
| 1968 | **10月10日**カネミ油症の被害報道。 | **5月30日**消費者保護基本法（現・消費者基本法）公布。 |

| | | |
|---|---|---|
| 1969 | **3月28日**朝日新聞で「食品公害」の連載開始。**9月2日**スモン調査研究協議会（スモン協）発足。**11月26日**「全国スモンの会」結成大会（東京）。 | |
| 1970 | **2月**朝日新聞がスモン・ウイルス説を報道。**8月**クリオ製剤（AHF）製造承認。全国予防接種事故防止推進会発足。**8月6日**椿忠雄（新潟大），キノホルム服用とスモン発生率に相関関係ありと厚生省に報告。 | |
| 1971 | **2月**サリドマイド裁判第1回口頭弁論。**5月28日**スモン訴訟，東京地裁に初提訴。**11月6日**医薬品による健康被害を初めて「薬害」と表記（朝日新聞）。 | |
| 1972 | **3月**クロロキン被害者の会結成。**3月13日**スモン調査研究協議会総会においてキノホルム原因説を支持。非加熱濃縮製剤（第Ⅸ因子製剤）販売開始。 | **6月30日**営業者責任の強化を盛り込んだ改正食品衛生法公布。**10月**高野哲夫『くすりと私たち』刊行。 |
| 1973 | 薬害ヤコブ病の原因となるヒト乾燥硬膜の輸入開始。**12月23日**森永ヒ素ミルク中毒の被害者が国・森永と「三者会談確認書」締結。 | **10月**新薬学研究者技術者集団『薬学概論』刊行。 |
| 1974 | 日本母性保護医協会（現・日本産婦人科医会）が冊子「産婦人科医療事故防止のために」を配布，陣痛促進剤の使用に関する注意喚起。**3月31日**スモンの会全国連絡協議会（ス全協）結成大会（東京）。**5月24日**森永ヒ素ミルク中毒の民事訴訟で原告が訴えを取り下げ。**5月26日**筋短縮症の子どもを守る全国連絡協議会結成。**8月**大腿四頭筋短縮症の子供を守る京滋協議会を被害児の親たちで結成。**9月**クロロキン製造中止も，製薬企業は回収せず。**10月26日**サリドマイド裁判和解成立。**12月22日**サリドマイド福祉センター財団法人「いしずえ」設立。 | |
| 1975 | **12月**クロロキン薬害第一次提訴。 | |
| 1976 | **6月**注射による筋短縮症から子供を守る京滋協議会に名称変更。**7月**再評価結果で腎疾患へのクロロキンの有用性認められず，後に日本薬局方から削除。 | **6月19日**健康被害救済制度の法制化（改正予防接種法公布）。 |
| 1977 | **10月29日**スモン訴訟，東京地裁において全国初の和解成立。**12月**FDAがフィブリノゲン製剤の製造承認取り消し。 | |

| | | |
|---|---|---|
| 1978 | **1月**非加熱濃縮製剤（第Ⅷ因子製剤）販売開始。薬害筋短縮症提訴（京都地裁）。**3月1日**スモン訴訟，金沢地裁において原告勝訴判決（ウイルス説を否定せず）。**8月3日**スモン訴訟，東京地裁において原告勝訴判決（キノホルムを原因として特定）。**10月**フィブリノゲン製剤の再評価すり抜け。厚生省薬務局長だった松下廉蔵氏，ミドリ十字副社長に（1983年に社長）。 | |
| 1979 | **9月15日**スモンの会全国連絡協議会，厚生省・製薬3社と和解確認書に署名。 | **2月19日**高野哲夫『日本の薬害』刊行。**10月**医薬品副作用被害救済基金法・薬事法改正（薬事二法）施行。 |
| 1982 | **1月**アメリカCDC（疾病予防センター）に血友病患者の最初のカリニ肺炎の症例報告。 | |
| 1983 | **2月**家庭輸注療法認可。**3月**アメリカで加熱濃縮製剤（第Ⅷ因子製剤）承認。 | |
| 1983 | **6月**厚生省内に安部英医師を委員長とするエイズ研究班が発足。WFH（世界血友病連盟）ストックホルム大会で血友病治療変更の必要を認めず。 | |
| 1984 | **10月**アメリカで加熱濃縮製剤（第Ⅸ因子製剤）承認。 | |
| 1985 | **3月**エイズ調査検討委員会で日本におけるエイズ患者認定第1号。FDAがHIV抗体検査法承認。**5月**1983年に認定を見送った男性血友病患者の帝京大症例をエイズと認定。**7月**日本で加熱濃縮製剤（第Ⅷ因子製剤）が承認。**11月**無届によるフィブリノゲン製剤の不活化処理方法変更。**12月**日本で加熱濃縮製剤（第Ⅸ因子製剤）が承認。 | |
| 1986 | **1月**日本でHIV抗体検査キット承認。**11月**松本エイズ・パニック報道。 | |
| 1987 | **1月**神戸エイズ・パニック報道。**2月**高知エイズ・パニック報道。**3月**カネミ油症の民事訴訟で原告がカネミ倉庫，カネカと和解。青森県で非A・非B型（C型）肝炎ウイルス集団感染。**4月**加熱処理による不活化したフィブリノゲン製剤の承認。**6月**エイズ予防財団設立。カネミ油症の民事訴訟で原告が国への訴えを取り下げ。**8月9日**薬害スモンの被害者が中心となり「薬害根 | |

| | | |
|---|---|---|
| | 絶フォーラム」の前身となる講演会を開催。 | |
| 1988 | C型肝炎ウイルスの発見。**2月**「陣痛促進剤による被害を考える会」発足。 | 日本医師会「第二次生命倫理懇談会」（インフォームド・コンセントについて検討）を開催（1990年まで）。**12月**後天性免疫不全症候群の予防に関する法律（エイズ予防法）成立。 |
| 1989 | **4月**MMRワクチン定期接種開始。**5月**薬害エイズ訴訟（大阪地裁）。**10月**薬害エイズ訴訟（東京地裁）。アメリカで昭和電工トリプトファン事件の被害報告。 | **1月**血液製剤によるHIV感染者の救済制度（HIV救済基金）成立。 |
| 1990 | | 欧州・米国・日本三極規制当局，医薬品規制調和国際会議（ICH3）創設。 |
| 1991 | **3月25日**厚生省がMMRワクチン定期接種継続について秘密裏に予防接種委員会開催。 | |
| 1992 | **10月**陣痛促進剤の添付文書に関する使用方法，用法・用量の改訂。**12月**ワクチン禍（種痘禍）東京高裁判決確定。 | |
| 1993 | **3月**陣痛促進剤の添付文書の再改訂。MMRワクチン定期接種見合わせ。**9月19日**皮膚病薬「ソリブジン」販売，抗がん剤との併用で死亡事故。 | 厚生省「インフォームド・コンセントのあり方に関する検討会」開催（1995年まで）。 |
| 1994 | **8月**新たな不活化処理方法を組み入れたフィブリノゲン製剤の承認。 | **6月29日**予防接種法改正により定期接種が義務接種から勧奨接種に変更。**12月**厚生省が製薬企業に対し，添付文書改訂後の副作用被害の調査を要請。 |
| 1995 | **6月23日**最高裁，クロロキン裁判原告側の控訴棄却。 | |
| 1996 | **1月～6月**薬害筋短縮症和解。**3月29日**薬害エイズ訴訟が東京・大阪地裁にて同時に和解成立。**11月20日**薬害ヤコブ病訴訟開始（大津地裁）。 | |
| 1997 | **8月9日**薬害スモンの被害者が「薬害根絶フォーラム」を開催。 | **4月1日**医薬品医療機器審査センター（現・独立行政法人医薬品医療機器総合機構：PMDA）設立。**6月**「薬害オンブズパースン会議」結成。 |
| 1999 | **5月**全国協議会の解散に伴い「京滋筋短縮症の会」発足。 | **8月24日**厚生省の前庭に「誓いの碑」の建立。**10月22日**「全国薬害被害者団体連絡協議会」（薬被連）の結成（厚生省に加え文部省と初めて交渉）。**10月23日**「薬害根絶フォーラム」が薬被連の主催となる。後天性免疫不全症候群の予防に関する法律 |

| | | （エイズ予防法）を廃止，感染症法施行。 |
|---|---|---|
| 2000 | **8月24日**薬被連が薬害根絶デーに厚生省と文部省へ要望書の提出を開始。 | **9月**「ネットワーク医療と人権」設立。**10月1日**薬被連『薬害が消される！教科書に載らない6つの真実』出版。 |
| 2001 | 特定非営利活動法人ネットワーク医療と人権が「輸入血液製剤によるHIV感染問題調査委員会（委員長：養老孟司氏）」を設置。 | **10月**市販直後調査制度開始。**11月7日**予防接種法改正により予防接種の対象疾病が1類疾病と2類疾病に分かれ，前者は勧奨接種，後者は勧奨なしの接種となる。 |
| 2002 | **3月25日**薬害ヤコブ病訴訟「和解確認書」調印。**10月**薬害肝炎訴訟。 | **7月30日**改正薬事法公布。安全な血液製剤の安定供給の確保等に関する法律（血液新法，旧・採血及び供血あっせん業取締法）公布。**12月20日**独立行政法人医薬品医療機器総合機構法公布。 |
| 2003 | | 文部科学省が「薬害問題に対する各大学の取組状況」に関する調査を開始。 |
| 2004 | **5月**「京滋筋短縮症の会」から「薬害筋短縮症の会」に名称変更。**7月15日**イレッサ薬害訴訟（大阪地裁）。 | **4月1日**生物由来製品感染等被害救済制度創設。 |
| 2005 | | **8月**「薬害対策弁護士連絡会」結成。 |
| 2006 | | **4月**薬剤師養成が6年制学部教育に移行。**6月14日**イレッサ薬害を受けて改正薬事法公布。 |
| 2007 | | **6月8日**カネミ油症事件関係仮払金返還債権の免除についての特例に関する法律公布。 |
| 2008 | **10月**サリドマイド製剤「多発性骨髄腫」の治療薬として承認。**11月**「子宮頸がん征圧をめざす専門家会議」発足。 | **1月**薬害肝炎被害者を救済するための特措法成立。 |
| 2009 | **10月**日本産科婦人科学会他3学会連名による「ヒトパピローマウィルス（HPV）ワクチン接種の普及に関するステートメント」の発表。**12月**日本においてHPVに対する2価ワクチン承認。 | **12月**厚生科学審議会感染症分科会予防接種部会（予防接種部会）の設置。高等学校学習指導要領解説（公民編）に「薬害問題」の記載を公表。**12月4日**肝炎対策基本法公布。 |
| 2010 | **11月**「子宮頸がん等ワクチン接種緊急促進事業」開始。 | **4月28日**「薬害肝炎事件の検証及び再発防止のための医薬品行政のあり方検討委員会最終提言」の公表。**7月23日**「薬害を学び再発を防止するための教育に関する検討会」の発足。 |
| 2011 | **8月**日本においてHPVに対する4価ワクチン承認。イレッサ薬害訴訟で2地裁が和解勧告，不成立。 | **4月**厚労省と文科省の連携のもと全国の中学校3年生を対象に薬害教育教材の配布開始。 |

| | | |
|---|---|---|
| 2012 | **5月**サリドマイド製剤「ハンセン病」の治療薬として承認。予防接種部会が「提言」をとりまとめ，そのなかでHPVワクチンの定期接種（勧奨接種）などを提言。 | **9月5日**カネミ油症患者に関する施策の総合的な推進に関する法律公布。 |
| 2013 | **3月**「全国子宮頸がんワクチン被害者連絡会」発足。**4月**予防接種法改正によりHPVはA類疾病に指定，HPVワクチンは勧奨接種の対象となる。**4月12日**イレッサ薬害訴訟で最高裁が国と企業の責任否定。**6月**HPVワクチン接種の副反応報告により，勧奨接種が一時停止。 | |
| 2014 | **1月**厚生科学審議会予防接種・ワクチン分科会副反応検討部会がHPVワクチン接種後の副反応に関し心身反応説を発表。**9月**「HPVワクチン関連神経免疫異常症候群」説が主張される。 | **11月25日**薬事法が改正され，薬機法として施行。 |
| 2015 | **10月17日**大阪人権博物館（リバティおおさか）で企画展「薬害を語り継ぐサリドマイド・スモン・薬害ヤコブ」開催（12月19日まで）。 | |
| 2016 | **7月**HPVワクチン薬害訴訟。 | |
| 2017 | | **10月20日**医薬品の条件付き早期承認制度開始。 |
| 2020 | **3月30日**PMDAに「薬害の歴史展示室」の開設。 | **9月28日**厚労省「医薬品等行政評価・監視委員会」設置。 |

# 索　引

（＊は人名）

## あ　行



## か　行

## さ　行



## た　行



## な　行

## は　行



## ま　行



## や　行



## ら　行



## わ　行



## A-Z

《**執筆者紹介**》（執筆順，＊は編著者）

＊佐藤哲彦（さとう・あきひこ）はじめに，第1章，コラム3

1966年　東京都生まれ
1997年　京都大学大学院文学研究科博士課程中退，博士（文学）
現　在　関西学院大学社会学部教授
主　著　『覚醒剤の社会史——ドラッグ・ディスコース・統治技術』東信堂，2006年。
　　　　『ドラッグの社会学——向精神物質をめぐる作法と社会秩序』世界思想社，2008年。

＊本郷正武（ほんごう・まさたけ）第2章，おわりに

1973年　栃木県生まれ
2004年　東北大学大学院文学研究科博士課程後期修了，博士（文学）
現　在　桃山学院大学社会学部准教授
主　著　『HIV/AIDS をめぐる集合行為の社会学』ミネルヴァ書房，2007年。
　　　　『社会運動の現在——市民社会の声』（共著）有斐閣，2020年。

花井十伍（はない・じゅうご）第3章，コラム6

1962年　長野県生まれ
1986年　京都産業大学法学部法律学科卒業
現　在　特定非営利活動法人ネットワーク医療と人権理事
主　著　『薬害が消される！——教科書に載らない6つの真実』（共著）さいろ社，2000年。
　　　　『新版 環境と人間——公害に学ぶ』（共著）東京数学社，2018年。

中川輝彦（なかがわ・てるひこ）第4章

1972年　和歌山県生まれ
2001年　大阪大学大学院人間科学研究科博士後期課程単位取得退学，修士（人間科学）
現　在　熊本大学大学院人文社会科学研究部教授
主　著　『〔新版〕現代医療の社会学——日本の現状と課題』（共著）世界思想社，2015年。
　　　　『病と健康をめぐるせめぎあい——コンテステーションの医療社会学』（共著）ミネルヴァ書房，2022年。

佐藤嗣道（さとう・つぐみち）コラム1

1962年　北海道生まれ
1995年　東京医科歯科大学大学院医学系研究科博士課程修了，博士（医学）
現　在　東京理科大学薬学部准教授
主　著　『薬剤疫学の基礎と実践（改訂第3版）』（共著）ライフサイエンス出版，2021年。
　　　　『医薬品情報学 第5版』（共著）東京大学出版会，2021年。

森戸克則（もりと・かつのり）コラム2

1959年　栃木県生まれ
1980年　群馬県立桐生女子高等学校通信制卒業
現　在　むさしのヘモフィリア友の会会長

蘭由岐子（あららぎ・ゆきこ）第5章，第8章

1958年　兵庫県生まれ
1983年　奈良女子大学大学院家政学研究科修了，博士（学術）
現　在　追手門学院大学社会学部教授
主　著　『よくわかる質的社会調査（技法編）』（共著）ミネルヴァ書房，2009年。
『「病いの経験」を聞き取る――ハンセン病者のライフヒストリー〔新版〕』生活書院，2017年。

田代志門（たしろ・しもん）第6章

1976年　山形県生まれ
2007年　東北大学大学院文学研究科博士後期課程修了，博士（文学）
現　在　東北大学大学院文学研究科准教授
主　著　『研究倫理とは何か――臨床医学研究と生命倫理』勁草書房，2011年。
『死にゆく過程を生きる――終末期がん患者の経験の社会学』世界思想社，2016年。

吉武由彩（よしたけ・ゆい）コラム4

1987年　長崎県生まれ
2018年　九州大学大学院人間環境学府博士後期課程単位修得退学，博士（人間環境学）
現　在　熊本大学大学院人文社会科学研究部准教授
主　著　『ジレンマの社会学』（共著）ミネルヴァ書房，2020年。
『シリーズ生活構造の社会学②　社会の変容と暮らしの再生』（共著）学文社，2022年。

松原千恵（まつばら・ちえ）第7章

1976年　京都府生まれ
2009年　奈良女子大学大学院人間文化研究科博士後期課程単位取得退学
現　在　奈良女子大学国際交流センター特任助教

藤田景子（ふじた・けいこ）コラム5

1978年　静岡県生まれ
2012年　神戸市看護大学大学院看護学研究科博士後期課程修了，博士（看護学）
現　在　静岡県立大学看護学部教授
主　著　『フォレンジック看護――性暴力被害者支援の基本から実践まで』（共著）医歯薬出版，2016年。
「ドメスティック・バイオレンス被害女性の周産期及び育児期を通じたDV被害に対する認識の回復過程」『日本看護科学学会誌』34巻1号，2014年。

**種田博之**（たねだ・ひろゆき）第9章，コラム7

1965年　高知県生まれ
1998年　関西学院大学大学院社会学研究科博士課程後期課程単位取得退学，博士（社会学）
現　在　産業医科大学医学部講師
主　著　『パラドクスとしての薬害エイズ――医師のエートスと医療進歩の呪縛』新曜社，2019年。
「HPVワクチンの定期接種化をめぐって審議会が果たした役割――境界作業の視点より」『関西学院大学先端社会研究所紀要』19号，2022年。

**中塚朋子**（なかつか・ともこ）第10章

1975年　神奈川県生まれ
2006年　奈良女子大学大学院人間文化研究科博士後期課程修了，博士（学術）
現　在　就実大学人文科学部総合歴史学科准教授
主　著　『医療者教育のビデオ・エスノグラフィー――若い学生・スタッフのコミュニケーション能力を育む』（共著）晃洋書房，2018年。
「副教材における写真を用いた「薬害」の表象」『就実論叢』49号，2020年。

**松岡一郎**（まつおか・いちろう）コラム8

1955年　大阪府生まれ
1982年　大阪大学大学院理学研究科博士課程修了，博士（理学）
現　在　松山大学薬学部客員教授
主　著　『パワフル・メディシンズ』（監訳/共訳）ふくろう出版，2010年。
「薬学教育の枠組みを「知る」ことからFD活動を考える」『薬学教育』2，2018年。

**山田富秋**（やまだ・とみあき）第11章

1955年　北海道生まれ
1983年　東北大学大学院文学研究科博士後期課程単位取得退学，博士（文学）
現　在　松山大学人文学部社会学科教授
主　著　『フィールドワークのアポリア――エスノメソドロジーとライフストーリー』せりか書房，2011年。
『生きられた経験の社会学――当事者性・スティグマ・歴史』せりか書房，2020年。

**宇田和子**（うだ・かずこ）第12章

1983年　神奈川県生まれ
2013年　法政大学大学院政策科学研究科博士課程修了，博士（政策科学）
現　在　明治大学文学部准教授
主　著　『食品公害と被害者救済――カネミ油症の被害と政策過程』東信堂，2015年。
『環境問題の社会学――環境制御システムの理論と応用』（共著）東信堂，2020年。

藤吉圭二（ふじよし・けいじ）コラム9

1963年　愛知県生まれ
1996年　京都大学大学院文学研究科博士課程単位取得退学，修士（文学）
現　在　追手門学院大学社会学部教授
主　著　*Archives, Accountability, and Democracy in the Digital Age*（編著），Springer, 2021年。
*Archives for Maintaining Community and Society in the Digital Age*（編著），Springer, 2021年。

若生治友（わこう・はるとも）コラム10

1965年　岩手県生まれ
1991年　東北大学大学院工学研究科修士課程修了，修士（工学）
現　在　特定非営利活動法人ネットワーク医療と人権理事長

矢崎千華（やざき・ちか）薬害年表

1983年　長崎県生まれ
2015年　関西学院大学大学院社会学研究科博士課程後期課程単位取得退学，博士（社会学）
現　在　関東学院大学社会学部現代社会学科専任講師
主　著　『「身の上」の歴史社会学――明治時代の自己物語から考える近代化と共同性』生活書院，2020年。

薬害とはなにか

——新しい薬害の社会学——

2023年 4 月20日　初版第 1 刷発行　〈検印省略〉

定価はカバーに
表示しています

編著者　本郷正武
　　　　佐藤哲彦

発行者　杉田啓三

印刷者　田中雅博

発行所　株式会社　ミネルヴァ書房

607-8494　京都市山科区日ノ岡堤谷町 1
電話代表　(075)581-5191
振替口座　01020-0-8076



創栄図書印刷・坂井製本

ISBN978-4-623-09529-2

Printed in Japan